人類vs感染症

新型コロナウイルス世界はどう闘っているのか

國井修

CCCメディアハウス

はじめに

Disease X（疾病X）――将来人類の脅威となるかもしれない、原因不明、対策もわからない新たな感染症。

２０１８年、ＷＨＯ（世界保健機関）は、エボラ熱、ラッサ熱、ＳＡＲＳ（重症急性呼吸器症候群）など既知の危険な疫病に加えて、世界が優先的に研究開発すべき疾病リストを「研究開発ブループリント（R&D Blueprint）」に追加した。

「疾病X」のXは、Unexpected（予想外）の意味である。自然界に棲息する病原体が動物から人間に漏れ出し（spillover スピルオーバーという）、突然変異をして、ヒトからヒトに感染し始めることがある。天然痘、マラリア、ペスト……。人類がこれまで闘ってきた「疫病」の多くが、もともと自然界からやってきたものだ。エボラ熱、エイズ、ＳＡＲＳなど、近年世界を騒がせてきた新たな感染症を引き起こす病原体も、自然界からの贈り物だ。

だから、「疾病X」がやってくることは、人類にとっては「予想内」、必然でもあった。

しかし、それがいまの時代にこのような形で到来し、拡大し、これほどの悲惨な結果をもたらすことになるとは、誰が予想できただろうか。

このウイルスはエボラ熱などとは違った戦法で忍び寄り、潜り込む。人間の油断に付け込み、意表を突いて奇襲攻撃をしかけ、気づいた時には驚くほどの犠牲者が生まれていた。

感染は中国で始まり、アジアに広がり、欧州に飛び火して、各地で目を疑うような感染爆発や医療崩壊を起こした。１００年前のスペイン・インフルエンザの悲劇を彷彿とさせる光景が、そこにはあった。

心配ないと高をくくっていたアメリカにも感染は広がり、患者数と死者数はうなぎ上りに急増。世界最多となった。その死亡者数は、あれほど世界を騒がせた中国の30倍近くに上り、ベトナム・アフガニスタン・イラク戦争の米国兵士の戦死者総数をも超えた。

１ミリの１万分の１の大きさの敵を相手に、世界が束になって現在も闘いが繰り広げられている。が、本稿執筆時点（２０２０年7月）でその勝利は見えていない。

ただし、新型コロナウイルスが中国・武漢市で集団発生した当初、またＷＨＯが「国際的に懸念される公衆衛生上の緊急事態」を宣言した頃、そして、イタリア・スペインで感染爆発・医療崩壊が起こった時期に比べると、この「見えない敵」に関するデータや情報は確実に増えた。敵の正体が少しずつ見えてきた。戦い方も見えはじめ、新兵器の治療薬やワクチンの研究開発も進んできている。

本書は、新型コロナウイルスに関する情報をグローバルな視点で解説し、緊急提言をしてほしいとの依頼を受けて記した。

私は現在、スイス・ジュネーブの国際機関で、世界三大感染症と呼ばれるエイズ、結核、マラリア対策を行っているが、我々が支援している100か国以上の低中所得国にも新型コロナウイルス感染が蔓延し、ある地域では今まさに爆発している。これらの三大感染症と新型コロナウイルス対策を同時進行しなければならない。これらの情報を共有したい。

また、私が住んでいるスイスや、同僚たちの母国であるイタリア、フランス、スペインなどでも新型コロナウイルスが大流行し、ロックダウン（都市封鎖）が行われた。毎日の生活の中で感じたコロナとの闘い、また同僚たちとのやり取りの中で得た情報なども伝えたい。


本書は8章構成となっている。

第1章では、新型コロナウイルスとその感染症とはどのようなものなのか、簡単に整理して解説する。

第2章では、2020年6月までの、新型コロナウイルスによる世界大流行（パンデミック）の推移や影響など全体像を説明し、併せて主要国の状況をデータで示す。

第3章では、中国、韓国、台湾、シンガポール、ニュージーランド、オーストラリアなどアジア・オセアニアの国々の事例を説明し、教訓を整理したい。

第4章では、イタリア、スペイン、イギリス、ドイツ、スウェーデン、アメリカなど、欧米の国々の事例を説明し、教訓を整理する。

第5章では、イラン、ロシア、インド、ブラジルなど、中所得国、または新興国の中で感染拡大している国々の事例を説明したい。

第6章では、多くの発展途上国を抱えるアフリカでの感染流行の現状、リスクと対策などを説明する。また、紛争などで国家が機能していない、いわゆる「脆弱国家」についても触れたい。

第7章では、ワクチンや治療薬などの研究開発、その他の対策に関する国際協力・協調について述べる。

そして第8章では、日本の対策を含め、これまでの新型コロナウイルスのパンデミックとその対策から得た教訓をまとめ、将来どうすべきかについて検討し、私見を述べたい。

著者

※「新型コロナウイルス」および「新型コロナウイルス感染症」は、本文中では基本的に「新型コロナ」と表記する。

目次

第4章 欧米諸国の感染流行と対応

第5章　新興国・中所得国の感染流行と対応…223

第8章　新型コロナ流行から得た教訓と未来…283

第1章

新型コロナウイルスとは

新型コロナウイルスに関する情報は、毎日のようにテレビ、新聞、雑誌、ＳＮＳなどに溢れている。そのため読者はすでに多くの知識を持っていると思うが、まず最初に、このウイルスとそれが引き起こす感染症について基礎知識をまとめておきたい。

どんな病原体か？

電子顕微鏡で見ると、直径約１００ナノメートル（100nm、1ミリの1万分の1）の球形で、球体の表面に多くの突起があり、それが王冠（ラテン語でコロナ）に見えることから命名された、コロナウイルス科に属するウイルスの総称である。

１９３０年代に初めてトリから分離されて以来、これまで様々な動物から約40種のコロナウイルスが発見されている。

ヒトに感染するコロナウイルスは１９６０年代から6種類確認され、今回の新型コロナウイルスは7種類目である。細胞膜を持ち、自力で細胞分裂をして生存できる細菌とは異なり、ウイルスはタンパク質の外殻と内部に遺伝子を持っただけの微生物で（非生物とされることもある）、単独では生存できず、他の細胞に侵入して増殖する。細菌に効果的な抗生物質は、ウイルスには効かない。

新型コロナの構造は、脂質二重膜のエンベロープの中にヌクレオカプシド（N）タンパクに巻きついたプラス鎖の一本鎖RNAのゲノムがあり、エンベロープ表面にはスパイク（S）タンパク、エンベロープ（E）タンパク、膜（M）タンパクが配置されている（図1）。

ちなみに、このエンベロープは、一般にアルコール消毒や界面活性剤（石鹸など）に弱いため、予防としてアルコール消毒や石鹸による手洗いが推奨されている。

ウイルスと感染症の正式名称は？

新型コロナは、SARS（重症急性呼吸器症候群）を引き起こすウイルス（SARS-CoV）にゲノム配列が類似していることから、国際ウイルス分類委員会（International Committee on Taxonomy of Viruses; ICTV）によってSARS-CoV-2と命名された（2020年2月11日発表）。

■図1　新型コロナウイルスの構造

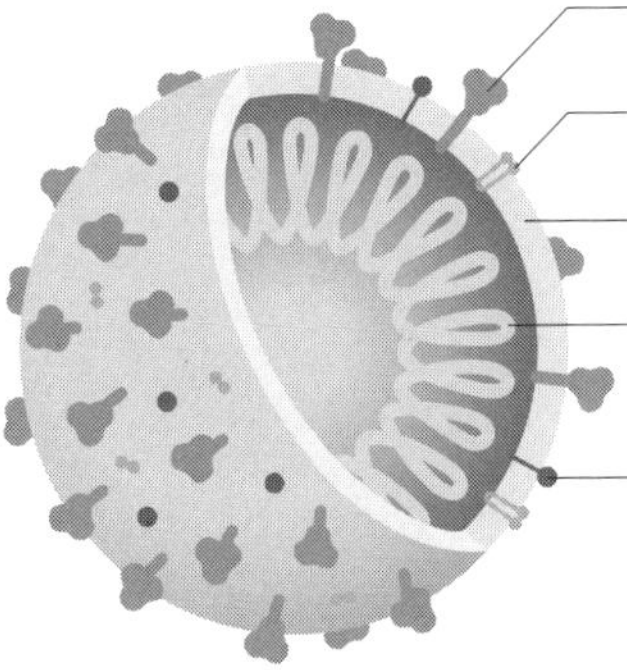

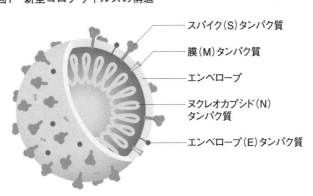

これによって起こる病気は、国際獣疫事務局（ＯＩＥ）と国連食糧農業機関（ＦＡＯ）のガイドラインに基づいて、COVID-19（コビッド・ナインティーン）と命名された（２０２０年2月11日発表）。コロナウイルス感染症（Corona Virus Disease）と、それが報告された年（２０１９）を組み合わせたものである。

以前は、エボラ熱やジカ熱など、流行地にちなんだ命名もあったが、それは偏見や誤解にもつながるため、２０１５年にＷＨＯ（世界保健機関）が「新たな感染症に関する名称決定についてのガイドライン」（Best Practices for the Naming of New Human Infectious Diseases）を策定し、地理的な位置、人名、動物や食品に関する名前、特定の文化や産業に関する名前を含まないようにしている。

日本では２０２０年1月28日に「新型コロナウイルス感染症を指定感染症として定める等の政令」で、名称を「新型コロナウイルス感染症」と定め、厚生労働省や日本感染症学会もこれに準じている。

他のコロナウイルスとの違いは？

ヒトに感染するコロナウイルス7種類のうち4種類は、１９６０年代に発見されたHCoV（Human Corona Virus）229E、OC43、２０００年代に入って発見されたNL63、HKU1である。この4種類のコロナウイルスが、のどの痛み、くしゃみ、鼻水など、いわゆる「風邪」の10~15%（流行期には35%）を引き起こす。

新型コロナを含む他の3種類による感染症は、肺炎など重症化しやすく、SARSコロナウイルス（SARS-CoV）は2002~2003年に中国南部から世界37か国に広がり、8098人が感染し、774人が死亡（致命率9・6%）、MERSコロナウイルス（MERS-CoV）は2012年から中東地域や韓国などで感染が確認され、2020年3月時点で2494人の感染者と858人の死者（致命率34・4%）が報告されている（表1）。

季節性インフルエンザとどこが違うのか？

季節性インフルエンザは、インフルエンザウイルスに感染して発症するウイルス性の疾患である。新型コロナもインフルエンザも呼吸器系の症状を示すが、インフルエンザは数日で回復し、他人に感染させる期間も短い一方、新型コロナは長く症状が続き、他人に感染させる期間も長い。重症化した場合、インフルエンザでは他の病原体、細菌によって肺炎を起こすことが多いが、新型コロナではウイルス自体による肺炎を起こすことが多い。

また、インフルエンザは子どもに流行することが多いが、新型コロナは大人で流行し、致命率は高齢者と基礎疾患がある人で高い。新型コロナによる致命率3・4%（3月初め、W

HO発表）は、季節性インフルエンザの致命率0・1%に比べ、はるかに高い。

ちなみに、インフルエンザウイルスは遺伝的変異を頻繁に繰り返し、毎年のようにマイナーチェンジ（小変異）するために、過去に感染しても免疫を十分に獲得できず、毎年のように流行する。これを季節性インフルエンザという。さらに、数十年に一度、フルチェンジ（大変異）することがあり、ヒトにとっては全く免疫がないため、世界的に流行し、病原性によっては多くの感染者・死亡者を生む可能性がある。これをパンデミック・インフルエンザといい、スペイン・インフルエンザがその例である。

どこから来たのか？

新型コロナは、「人為的に作製されたものではないか」、「中国の武漢ウイルス研究所が感染源ではないか」などという噂も広がっていたが、WHOは2020年4月23日に「研究所で操作され創出されたものではないことを示唆するあらゆる証拠がある」との見解を示した。

一連の遺伝子解析の結果では、新型コロナの遺伝子配列は、SARSコロナウイルスやMERSコロナウイルスなど既知のコロナウイルスとは明らかに異なり、コウモリやセンザンコウがもつウイルスに類似している。特にコウモリがもつウイルスと95・9%類似しているが、コウモリからヒトへ直接感染したのではなく、コウモリからセンザンコウに伝播し、そ

■表1　コロナウイルスによる感染症とインフルエンザの比較

感染症名	普通感冒（風邪）	重症急性呼吸器症候群（SARS）	中東呼吸器症候群（MERS）	新型コロナウイルス感染症（COVID-19）	季節性インフルエンザ
ウイルス名	ヒトコロナウイルス4種類	SARSコロナウイルス	MERSコロナウイルス	新型コロナウイルス	A型インフルエンザウイルス、B型インフルエンザウイルス
発生年	毎年	02年11月～03年7月（終息）	12年9月～現在	19年12月～現在	毎年
発生地域	世界中	中国広東省	アラビア半島とその周辺地域	中国湖北省	世界中
自然宿主（中間宿主）	ヒト	コウモリ（ハクビシン）	コウモリ（ヒトコブラクダ）	不明だが、コウモリ（センザンコウ）が疑われている	A型は水禽類、特にカモ B型はヒト
感染者数	普通感冒のうち10～15%	8,098人	2,494人	570万人	数億人
死亡者数	不明	774人	858人	36万8,000人	29万～65万人
致命率	極めて少ない	9.6%	34.4%	3.4%（3月初めWHO発表）	0.1%
感染経路	咳などの飛沫、接触	咳などの飛沫、接触、便	咳などの飛沫、接触	咳などの飛沫、接触	咳などの飛沫、接触
ヒト―ヒトの感染力	1人 ➡ 多数	1人 ➡ 2～5人	1人 ➡ 1人以下	1人 ➡ 2～3.5人	1人 ➡ 1.3人
潜伏期間	2～4日	2～10日	2～14日	1～14日	1～4日間
治療薬とワクチンの有無	なし	なし	なし	なし	あり

2020年5月29日現在　資料：国立感染症研究所、WHO

れが中間宿主となってヒトに感染したと考えられている。

コウモリは「ウイルスの貯水池」などとも呼ばれ、ＳＡＲＳやＭＥＲＳなどのコロナウイルス、エボラ熱やマールブルグ熱を引き起こすフィロウイルス、脳炎を引き起こすニパウイルスなど、様々な病原体の自然宿主といわれている。最近の研究では、コウモリは強い免疫系をもつため、それに順応しようとコウモリの体内に寄生するウイルスはより速く増殖するように変異・進化するので、「ウイルスの保育器・孵卵器」とも呼ばれている。コウモリは哺乳類で、洞窟や樹間で群れをなして棲息し、長距離を移動し、世界中に広範囲に分布しているため、世界に住む他の哺乳動物にウイルスを伝播し、さらなる増幅や変異を通じてヒトに感染しやすくなるのではないかとも考えられている。

どのように伝播するか？

主に、飛沫感染と接触感染でヒトからヒトに伝播すると考えられている。

「飛沫感染」とは、感染者の飛沫（くしゃみ、咳、つばなど）と一緒にウイルスが放出され、他の人がそれを口や鼻などから吸い込んで感染することである。

通常、開放された場所では、くしゃみや咳から飛散するエアロゾル（空気中で浮遊できる微小な粒子）に含まれるウイルスは、２メートルに到達する前に乾燥して感染性を失うか、落下するため、2メートル程度の距離を保てば伝播する可能性は低いと考えられている。

しかし、湿気のある密室では、空中に浮遊するエアロゾル中のウイルスは乾燥を免れるため，中には3時間ほども浮遊して感染力を保つこともあるといわれる。

唾液中にも多くのウイルスがある可能性が高いため、近距離で会話したり笑ったりすると唾などを介して伝播する可能性もあるとされている。

「接触感染」とは、感染者がくしゃみや咳を手で押さえた後、その手で周りの物に触れることでウイルスが付着し、他の人がそれを触った手で口や鼻に触れることで粘膜から感染することである。ウイルスが粘液などとともにノブや手すりについた場合、2~3日も感染力を保つともいわれている。

どのようにヒトの体内で感染・増殖するのか？

飛沫・接触感染によってウイルスがヒトの体に入っても、そのまま感染ということではない。どんな病原体が入ってきても、それが初めて遭遇する病原体であっても、ヒトにはそれを駆除したり退治したりする自然免疫があり、その病原体に感染しないことも多い。

また、ウイルスはどこでも増殖・生存できるわけではなく、それぞれのウイルスと相性の合う動物・細胞のみに侵入・増殖できる。

■図2　新型コロナウイルスの感染・増殖

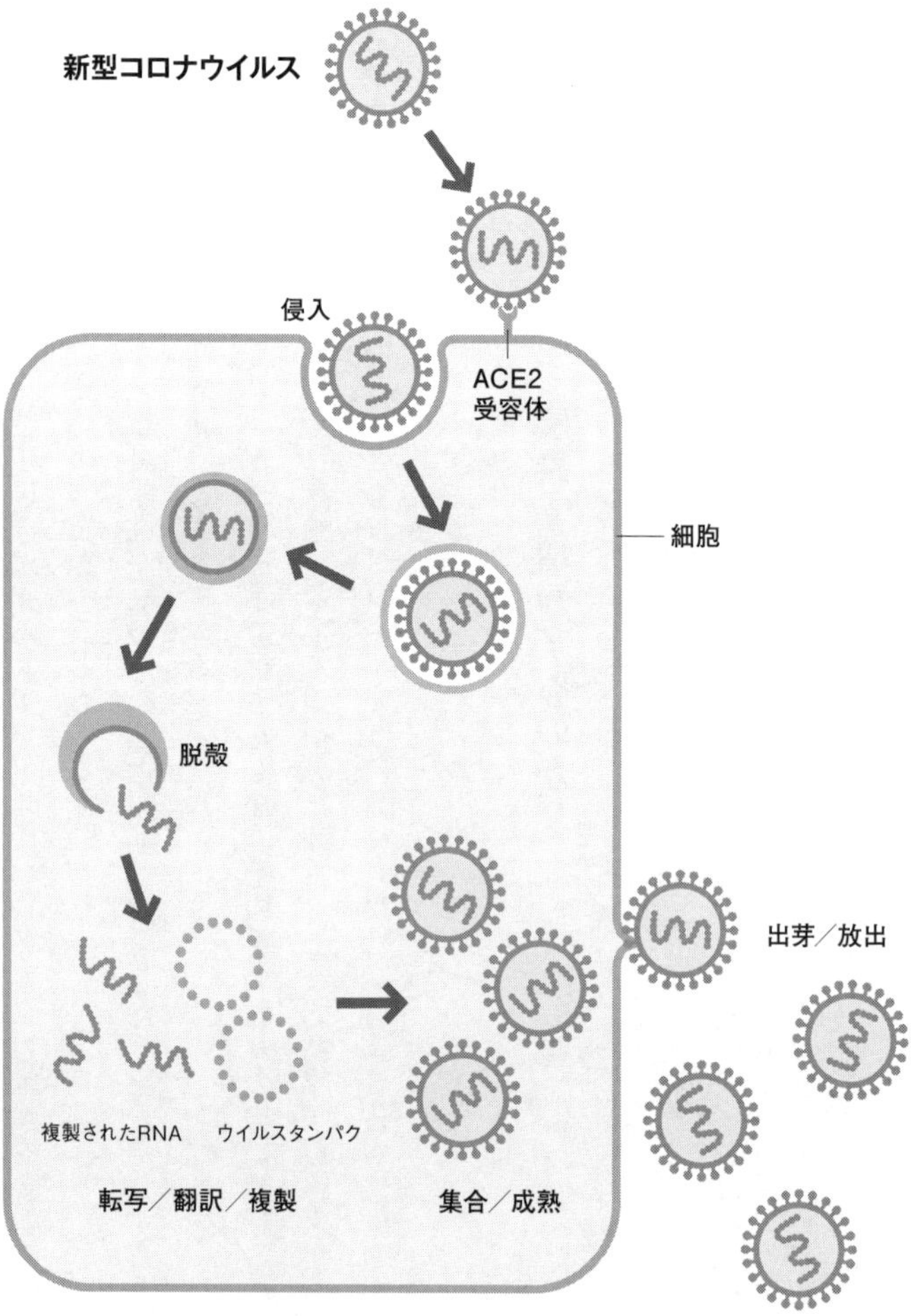

新型コロナの場合、ウイルス表面にあるスパイクに結合する受容体（ＡＣＥ２）をもつ細胞と結合する。ちょうどスパイクが鍵、受容体が鍵穴のような関係で、これらが結合して鍵穴が開くと、ウイルスはその細胞内に入ることを許される（図２）。

細胞内に侵入したウイルスは、自分自身の設計図の役割を果たす遺伝物質（ＲＮＡ）を注入することで、ヒトの細胞を「工場」として稼働させ、ウイルスの様々な部分を複製する。それを集合・成熟させてウイルスを大量に増殖させ、出芽・放出することで最終的にその細胞を破壊する。

このＡＣＥ２受容体をもつ細胞は、特に鼻や喉を含む気道や肺などにあるため、新型コロナは呼吸器症状を起こし、肺の奥にある肺胞をも損傷するといわれる。

また、舌の上皮細胞にもＡＣＥ２受容体があり、ウイルスはそこに侵入・増殖するので口中や唾液には多量のウイルスが含まれ、前述の通り会話でも伝播する可能性がある。

人々があまり話さない満員電車では感染リスクは高くないとも考えられるが、感染者が近距離で咳・くしゃみをする、感染者が触れた手すりやつり革にウイルスが付着する、最近の研究結果から感染者の呼気の中にもウイルスが含まれる可能性がある、などのリスクは考慮する必要がある。

新型コロナ特有の症状として味覚障害・嗅覚障害があるが、これはＡＣＥ２受容体の多い舌、鼻の奥の細胞にウイルスが侵入・増殖することで細胞・組織に損傷・炎症が起こるためとも考えられる。

どんな検査方法があるのか?

大きく分けて、新型コロナには3種類の検査方法(PCR検査、抗原検査、抗体検査)がある。

PCR検査とは、Polymerase Chain Reaction(ポリメラーゼ連鎖反応)の略で、検体の中に微量のウイルスしかなくとも、その遺伝子の一部であるポリメラーゼを連鎖反応で増やして検出する方法で「核酸増幅法」とも呼ばれる。鼻から綿棒を入れて、ウイルスが多く存在する鼻咽頭から検体を採取するが、症状発症から9日以内であればウイルスが多く存在するので、最近では唾液を使って検査できるようになった。抗原・抗体検査に比べると、検査に高い技術と特別な機器が必要で、検査に要する時間も1~5時間と長い(3月に米食品医薬品局〔FDA〕が緊急使用許可を与えた米アボット社の「ID NOW COVID-19」は、定性検査ではあるが〔蛍光により陽性・陰性を判断〕、検体が陽性なら5分、陰性なら13分で判定できる)。PCR検査では、感染していなければ99%の人が検査で陰性となるが、逆に感染していても3~4割の人が陰性となり感染者を見逃してしまう。これは検体を採取する時期、採取の仕方・取り扱い方、検査の技術など様々な要因があるといわれている。

抗原検査とは、ウイルスがもつ特定のタンパク質である抗原を検出するものである。特別な検査機器は必要とせず、鼻から綿棒を入れて採取した検体を使って、30分以内に結果が出るので、簡易診断として有効である。PCR検査に比べると精度が低く、より多くの感染者を陰性として見逃してしまうが、発症後2日目~9日目の症例ではウイルス量が多く、PCR検査と抗原検査の結果の一致率が高いとの分析結果もあるようである。

抗体検査とは、ウイルスに感染した時、それを体内から除去しようと身体が作り出すタンパク質である抗体を検出するものである。抗体には5種類あるが、検査では主に、感染したことを示すIgM抗体、予防する免疫の有無のIgG抗体を調べる。ただし、新型コロナ感染では2週間ほどでIgM抗体が8割の人に、3週間ほどでほぼ全ての人にIgM抗体またはIgG抗体が検出されるが、発症してしばらくは抗体は検出されない。したがって、抗体検査は過去に新型コロナに感染したかどうかは判断できても、現在、感染しているかどうかの判定には向かない。特別な検査機器はいらず、細い針を指先に刺し、数滴の血を検査キットに垂らして、約15分で迅速に結果が出るものもある。

最近、世界各地で抗体検査が行われているが、日本で6月に東京都、大阪府、宮城県の20歳以上の7950人を対象に実施した抗体検査では、抗体を保有している人の割合は、東京で0・1%、大阪で0・17%、宮城で0・03%だった。検査対象や検査キットの精度などの違いがあるため単純比較はできないが、米ニューヨーク州が実施した検査の抗体保有率は14％、スウェーデンのストックホルムでは7％、ロンドンでは17％、感染爆発をしたイタリア北部ベルガモでは57％であった。ただし、抗体は複雑な免疫システムのひとつで、新型コロナに対する免疫反応は十分に解明されていない。抗体保有＝新型コロナ感染とは限らないことを念頭に置く必要がある。

感染症対策において検査はとても重要であるが、それをどれだけ積極的に行うかについては、いくつかの留意事項がある。

1つ目は検査の精度の問題。上記の通り、PCR検査でも感染者を見逃すことが少なくないが、他の抗原または抗体検査では製品によっては精度がとても悪く、それを使うことで逆に問題が起こることもある。検査で陰性だからといって安心し、隔離をせずに外出したり、病院や介護施設などでの仕事を続けたりして、周りに感染を広げた可能性もある。

2つ目は、検査の目的や必要性。検査をして感染がわかれば、すぐに効果的な治療ができるか、また感染拡大や死亡を減らすための手段があるか、などは重要なポイントである。私が扱っている三大感染症にはとても効果的な治療薬や予防法があるため、検査によって感染がわかれば、それらを用いることで致命率を下げ、他人への感染拡大を減らすことができる。一方、インフルエンザには治療薬があるものの、劇的な効果があるとは言い難く、また発症2日以内に治療しなければあまり効果がない。発症後すぐには迅速検査で陽性にならないこともあるが、再検査をして陽性となった頃には治療薬の効果もない。また、自宅で静養していても発症から4~5日で軽快することも多いため、インフルエンザを疑った場合に検査を積極的に行う目的も必要性もあまりないといわれる。

3つ目は、検査を拡大することによる影響。十分な戦略や方針をもたずに検査を拡大すると、医療機関などに検査希望者が殺到し、スタッフが時間をとられ、そこで感染拡大を引き起こす。陽性となった多くの軽症者も医療機関に入院することで、重症者や他の疾患をもつ患者が入院できなくなるといった影響が見られた国もあった。

日本では、新型コロナ対策において手段であるべき検査が目的のように考えられたり、検査を絶対視したりする風潮もあったと聞く。検査に関する国の対応の違い、そこから得られた教訓などは後述する。

一度感染しても再感染するか?

新型コロナに一度感染して回復した後に、PCR検査で再び陽性と判定される事例が報告されており、再感染やウイルスの再活性が懸念されている。

しかし、このような人が他人に感染させた例はなく、再感染や再活性の可能性は低いと思われる。PCR検査は、感染力がないレベル、または感染力を失ったウイルスやその残骸を検出する可能性もあり、それで再び陽性反応を示したのではないかとも考えられている。

新型コロナに対する免疫システムについてはまだ十分にわかっていない。新型コロナに対して、ヒトが生まれながらにもっている自然免疫がどのくらい有効なのか、獲得免疫と呼ばれる、ヒトの体の中で新型コロナに対して特別に出動する免疫がどれほど有効なのか、またそれがどれくらい持続して再感染を防ぎ、ウイルスの変異などに対して対処できるのか、など、今後の研究に期待したい。

どのくらい死亡のリスクがあるか？

ウイルスに感染してどのくらいの人が死亡するか、その程度を示す指標には、「致命率（Case fatality rate）」と「死亡率（Mortality rate）」がある（専門用語としては「率」ではなく「割合」や「リスク」を用いる）。致命率は報告された感染者のうちどのくらいが死亡するかという割合で、死亡率は人口当たり（例えば100万人中）どのくらいが死亡するかという割合である。

新型コロナによる致命率は前述の通り、3月初めにWHOによって3・4％と発表されたが、シンガポール0・1％、日本5・3％、フランス18・1％など著しい違いがある。

死亡リスクは、高齢者、基礎疾患をもち特に十分な管理ができていない人（慢性呼吸器疾患、中程度から重度の喘息、重度の心疾患、免疫不全状態、悪性腫瘍、臓器移植、糖尿病、透析患者、肝臓疾患など）、肥満（ＢＭＩ40以上）、喫煙などによって上昇するため、これらの人々が多い国では致命率が高くなる傾向にある。

図3に示す通り、50歳未満の致命率は極めて低いが、50歳以降、年齢とともに致命率は上昇し、80歳以上では中国では14・8％、イタリアでは20・2％であった。ただし、中国の報告では新型コロナの感染者のうち69％は60歳未満が占め、若い人たちも感染はする。ただし、20歳未満の感染者は2％で、特に子どもの感染は少ない。

中国からの報告では、致命率は持病なし0・9％に対して心血管疾患をもつ人は10・5％と大きな開きがあり、イタリアでは、新型コロナによる死者の96％は何らかの基礎疾患をもっていた。フランスからの報告では、40歳未満の基礎疾患のある感染者は、基礎疾患のない感染者より死亡する確率が134倍高かった。

国別の死亡率（人口100万人当たり）は、シンガポール4、日本8、イギリス642とこれも違いが顕著である。通常、感染者数が増えれば死者数も増えるため、死亡率に関連する指標として、人口当たりどれほどの人が感染したかという「罹患率（Incidence rate）」がある。新型コロナでは「人口100万人当たり感染者数」として示され、これも国によって大きな差がある。

詳しくは後述するが、新型コロナを含む感染症対策として一般に2つの介入措置、薬剤的介入（Pharmaceutical intervention; PI）と公衆衛生的介入（Non-pharmaceutical

■図3　中国とイタリアにおける新型コロナによる年齢別致命率

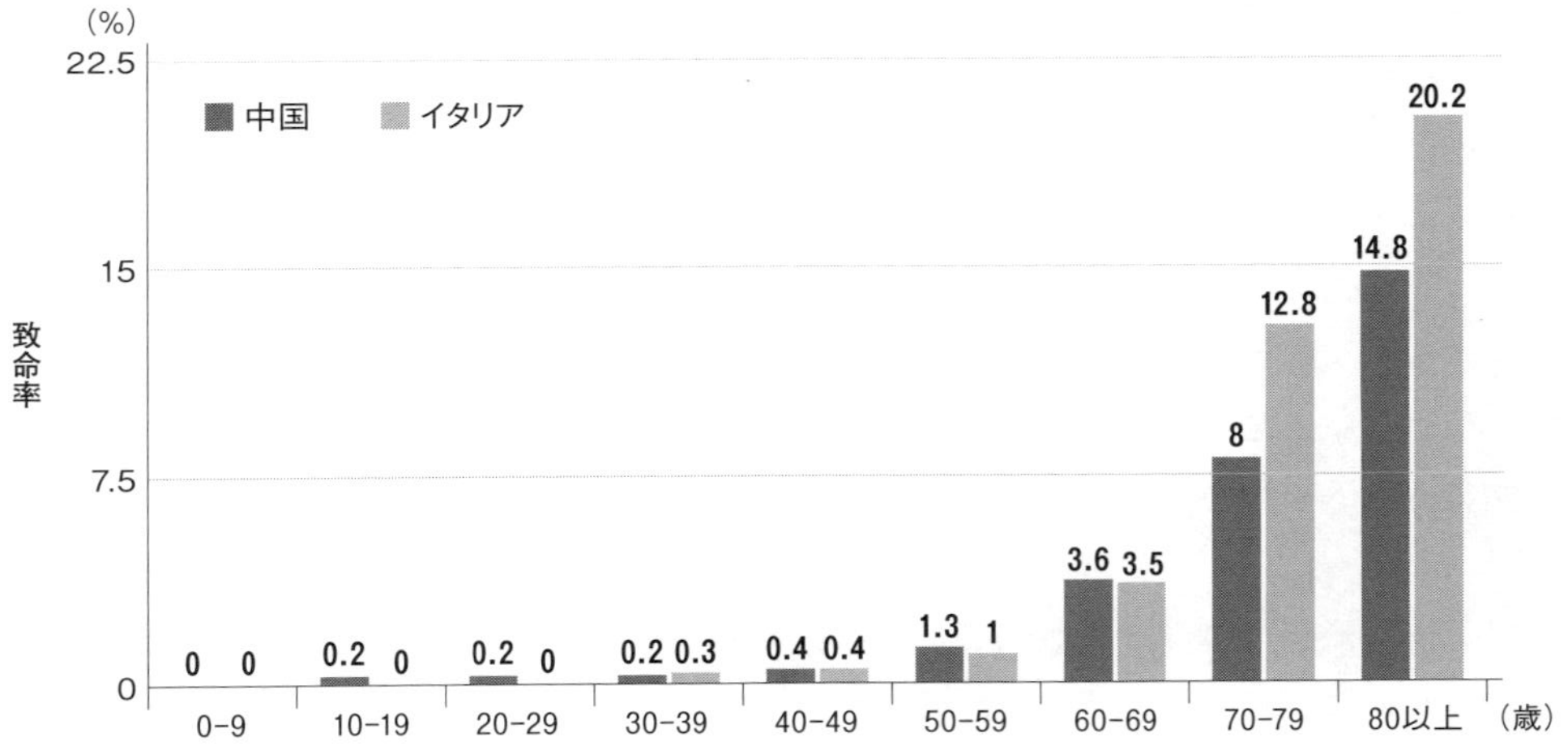

出典 : Onder G., et al. JAMA. 2020; 323: 1775-1776.

intervention; NPI）がある。

理論上、感染症対策では、感染流行のできるだけ早期に効果的な公衆衛生的介入を実施すれば、罹患率と死亡率を下げる、つまり感染者数と死者数を抑えることができる。また、適切なタイミングで効果的な薬剤的介入を行うことで致命率を下げる、つまり感染した人の中での死亡の割合を下げることができる。

しかし、新型コロナ対策においては、どの公衆衛生的介入がどれほどの効果があるかが十分にはわからぬまま、各国が手探りで公衆衛生的介入を組み合わせた。また、効果的な薬剤的介入、すなわちワクチンや治療薬がないまま、現存する療法を駆使するしかなかった。

致命率や死亡率の国際比較によってある程度、その国の介入の時期や内容などが適切だったかどうかを推測することはできるが、同じ対策をしても、基礎疾患をもつ人や高齢者の割合が高い国、その介入や対策を人々が遵守しない国などでは差がでることもある。

さらに、これらの国際比較には、感染者や死者の報告の基準などが国によって異なるため注意が必要である。報告される感染者は、ある国では検査で陽性となった入院患者のみ、ある国では希望すれば検査ができ、陽性となった者全て、と大きく異なる。報告される死者も、ある国では医療機関での死者のみ、ある国では介護施設や自宅での死亡も新型コロナ感染が疑われれば含まれる、など違っている。

感染致命率（Infection Fatality Rate）という指標もある。致命率と感染致命率の違いは、前者は「確定診断がついた感染者・患者」（Case）、後者は「すべての感染者」（Infection）のうちどのくらいが死亡するか、である。新型コロナ感染症の場合、無症状や軽症で検査をせず、報告されない例が多いので、後者を正確に求めることは難しいのだが、「感染した全ての人の中でどれだけの人を死に至らしめるのか」という数字がある意味で本当の「ウイルスの威力」を示すので、人々はこの数字に関心を寄せるのである。

推定値としては、軽症や無症状の感染者も含めて多くの住民を検査しているアイスランドのような国の致命率が感染致命率に近いものと考えられ、その値は０・６％である。これは、１０００人が感染して６人が死亡することを示す。さらに、そのような値から推計すると、感染致命率は０・０５％、つまり１万人が感染して５人が死亡する程度ではないかともいわれている。

新型コロナによる直接、または間接の死因を把握し、それを国際比較するのであれば、「超過死亡」がよりよい指標ではないかといわれている。超過死亡とは、平年と比べて増減した死者数で、新型コロナによる死亡もあれば、医療崩壊により、心筋梗塞や脳梗塞など急性期の患者が救急サービスなどを受けられずに死亡したケースもあると思われる。例えば、イタリア北部のベルガモでは４６３％、スペインのマドリードでは１６１％、平年に比べて死者が増加した。ただし、外出制限などによって、交通事故やインフルエンザなど他の感染症による死亡が減ることもあり、平年よりも死亡が減る国・地域もある。

ただ、超過死亡と新型コロナによる死者の報告数に大きな差がある、すなわち、新型コロナによる死者、特に医療機関以外の自宅や介護施設などでの死者を正確に把握していない国が多い。例えばアメリカでは、2020年3～4月に1万5400人の超過死亡があったが、新型コロナによる死者の報告数はその53％のみで、ニューヨーク州では40％、ニュージャージー州では38％であった。また、開発途上国では検査や死亡の診断・報告が十分にできず、例えばインドネシアでは新型コロナの死者の報告数は超過死亡のわずか12％であった。

逆に、ベルギーのように超過死亡よりも新型コロナの死者数の報告が多い国もある。これは、自宅や介護施設での死亡例で新型コロナを積極的に疑って過大報告した、新型コロナ対策としての外出制限などで他の要因での死亡が減った、などの理由が考えられる。

新型コロナは突然変異しているのか？感染力が強くなっているのか？

ウイルスは自分のコピーを作って何度も増殖するため、その過程で遺伝子変異を起こし、それが蓄積していく。特にコピーの設計図（遺伝子情報）としてＲＮＡ（リボ核酸）をもつ新型コロナは、ＤＮＡ（デオキシリボ核酸）をもつウイルスより変異が生じやすい。複製をするのは、ちょうどタイプをするようなもので、突然変異はタイプミスに似ているといわれる。タイプミスしたものを使ってさらにタイプミスをするので、オリジナルと比べることで、どこでどのように間違い、それが広がっていったのかがわかる。

世界中で新型コロナの遺伝子分析の結果を追跡し、突然変異の状況を把握することで、グローバルな系統樹（家系図のようなもの）を作成しているグループがいる。もともと鳥インフルエンザの対策に取り組んでいた世界の医療関係者が2006年に設立した組織で、「鳥インフルエンザに関する情報共有の国際推進機構」（Global Initiative on Sharing All Influenza Data; GISAID）という。現在は新型コロナウイルスのデータベースもここで作られ、世界中の研究機関で解析された遺伝子配列が集積されて、6月末でその数は約6万にもなっている。これにより、世界のどこからどこにウイルスが伝播し、どこで流行しているウイルスがどこのものと関連性があるのかなどがわかり、封じ込めができている場所とそうでない場所を検出するのにも役立つ。

遺伝子解析によって、3月には北京大などの研究チームが新型コロナを「L型」と「S型」に分類し、それまでに世界各地で確認された103の異なる遺伝子配列のうちL型が約7割を占めると報告した。

4月には、それとは別に、A、B、Cの3つの型に分類し、A型はコウモリのコロナウイルスに一番近いもので、一部は武漢市、アメリカやオーストラリアにも広がり、A型から変異したB型は武漢市を中心に中国や近隣諸国に蔓延、B型から変異したC型はイタリア、フランスなど欧州で流行し、シンガポール、韓国などでも確認されたと報告している。

新型コロナは平均すると14〜15日ごとに変異をするといわれるが、世界に広がる変異株が同時に変異を繰り返すので、GISAIDには世界から毎日、数百の新たな遺伝子配列が報告され、その数は増えているという。

6月末の時点でGISAIDの新型コロナの遺伝子変異の系統図を見ると、起源によって大きくG、GR、GH、O、S、L、Vに分類され、世界地図を見ると各国でどのグループの変異株が多いかが円グラフで示されている。これらから、ウイルスは世界を縦横無尽に駆け巡り、様々な場所で変異を繰り返しているのがわかる。中国やアジアで流行したものは欧州で流行したものとかなりパターンが異なるが、日本で確認されているのは、中国やアジアで流行してきたものと欧州で流行してきたものがちょうど混ざったような形になっている。もちろん、今後も世界の様々な国から日本に変異株が入ってくる可能性があるため、このパターンも変化していくものと考えられる。

ちなみに、感染力や致命力については、アジアより欧州に流行した型の方が強い、S型よりL型の方が強いなどの報道もあるが、現時点（2020年6月）で変異によるウイルスの病原性の変化は証明されていない。ただし、研究室での実験では、変異株によっては感染性や抵抗性が強くなるものもあるといわれ、特に「D614G」と呼ばれる新型コロナのスパイクに関連する変異が注目されている。現在、開発が進んでいるワクチンの多くが、新型コロナのスパイクを標的にしているため、それが変異してしまうとワクチンが開発されても効果が弱くなる可能性がある。いまだに不透明な部分が多いので今後の研究に期待したい。

ワクチンはいつになったらできるのか？

これまで史上最速で承認された風疹ワクチンでも4年以上を要し、HIVのように20年以上の長い年月と莫大な研究費を費やしてもまだワクチンが開発されないものもある。

簡単にいうと、ワクチンとは、人間が病原体に対してもつ免疫力を、病原体が侵入する前に体内で作らせるものである。ワクチンにはいくつか種類があり、微生物を生かしたまま弱毒化させる生ワクチン、熱や化学物質などによって殺した病原体を使う不活性化ワクチンなどがある。現在ではバイオ技術の発達で、病原体の遺伝子を使って病原体の一部を作り、それを人の体内に接種することでその病原体に対する抗体を作らせる試みもなされている。

この方法であれば、ワクチン製造期間を旧来のワクチン製造に比べて短縮でき、さらに認可過程を短くすることで、すべてうまくいけば12〜18か月でワクチンが開発できるとの期待もある。

ワクチンの研究開発の状況はWHOが頻繁に情報更新しており、6月29日現在、英オックスフォード大・英アストラゼネカのウイルスベクターワクチン、米モデルナのmRNAワクチン、中国カンシノ・バイオロジクス・北京バイオテクノロジー研究所のウイルスベクターワクチンなど17種類が臨床試験中で、132種類が前臨床の段階にある。

日本でも、大阪大とアンジェスがDNAワクチン、塩野義製薬が組換えタンパクワクチン、第一三共がmRNAワクチンなどを研究開発中である。

中でも米製薬会社ファイザーが開発中のワクチンは、9月の米食品医薬品局（FDA）からの緊急使用許可を目指し、順調なら2020年末までに数百万回分のワクチンを用意する計画である。

治療薬はあるのか？

現在（6月29日）開発中の新型コロナ治療薬は大きく分けて、ウイルスの増殖を抑える抗ウイルス薬と、重症患者に起こる体内の反応や症候（サイトカインストームや急性呼吸窮迫症候群〔ARDS〕など）を改善する薬剤がある。

他の病気の治療薬に効果的なものがある場合があるので、その研究開発が主流だが、新たな薬剤も研究開発中である。

抗ウイルス薬の候補の中で、エボラ熱の治療薬として開発されていたレムデシビル（製品名ベクルリー）が5月7日、日本で新型コロナ感染症の治療薬として承認され、アメリカでも5月1日にＦＤＡが緊急使用許可を出した。臨床試験の結果としては、回復までの期間を対照群に比べて31％早めた（レムデシビル群11日、プラセボ群15日）が、死亡率は改善傾向（レムデシビル群８・０％、プラセボ群11・６％）を示すも、有意差はなかった。

その他、抗ウイルス薬の候補に挙がっている既存薬は、ファビピラビル（富士フイルム富山化学の「アビガン」）、シクレソニド（帝人ファーマの「オルベスコ」）、ナファモスタット（日医工の「フサン」）、カモスタット（小野薬品工業の「フオイパン」）などがある。

また、６月中旬には英オックスフォード大学の研究チームから朗報がもたらされた。世界的規模の臨床試験により、安価で入手しやすいステロイド系抗炎症剤「デキサメタゾン」が人工呼吸器を必要とする新型コロナに感染した重症患者の死亡を3割減らし、酸素供給を必要とした患者の死亡を2割減らした。これは、イギリスで流行初期からデキサメタゾンを治療に使用していれば、最大５０００人の命が救えたことを示している。

第2章

パンデミックの全体像と世界の比較

この章では、新型コロナ・パンデミックの全体像をまずは鳥瞰したい。
経時的に、どのようなタイムラインで感染が発生し、広がっていったのか。世界全体で、どのような地域・国で感染や死亡が増加し、致命率や検査数に違いが出たのか。また、それらの数字を読むときに、どのような注意が必要なのか。本章ではそれらについて説明するとともに、主要国のデータを一覧としてまとめておきたい。

タイムライン

新型コロナはどのように感染が始まり、世界に拡大していったのか、経緯を記す。

２０１９年12月31日　中国政府は湖北省武漢市で「原因不明の肺炎」のクラスター（集団感染）が確認されたことをＷＨＯ（世界保健機関）に報告

２０２０年１月１日　中国政府、流行が始まったとされた「華南海鮮卸売市場」を閉鎖

１月７日　中国、肺炎の病原体は「新型コロナウイルス」と特定

１月８日　タイで初の感染者確認（中国以外で初）

１月９日　中国湖北省で死者確認（全世界で初）

１月11日　中国がＷＨＯに新型コロナの遺伝子配列情報を提供

1月14日　日本で初の感染者確認（中国以外で2か国目）。WHOが「限定的なヒトからヒトへの感染が起きる可能性」を指摘
1月19日　韓国で初の感染者確認（中国以外で3か国目）
1月20・21日　中国と西太平洋地域出身のWHO専門家が武漢を視察
1月21日　台湾とアメリカで初の感染者確認
1月22日　マカオで初の感染者確認。武漢視察のWHO専門家ら、「武漢でヒトからヒトへの感染が起きたエビデンスがある」が、「感染が及ぶ範囲を完全に理解するにはさらなる調査が必要」と伝える
1月22・23日　「国際的に懸念される公衆衛生上の緊急事態」に当たるかを判断するためWHOが緊急委員会を招集。合意に至らず、10日後に再招集されることになる
1月23日　中国、武漢市の都市封鎖開始。香港、ベトナム、シンガポールで感染者確認
1月24日　ネパールで感染者確認
1月25日　マレーシア、フランス（ヨーロッパで初）、オーストラリア（オセアニアで初）で感染者確認
1月27日　カンボジア、スリランカ、ドイツ（ヨーロッパで2か国目）、カナダ

で感染者確認

1月28日　テドロス・アダノム事務局長を含むWHO代表団が北京を訪問。国際専門家チームを中国に派遣することで中国政府と合意

1月29日　アラブ首長国連邦、フィンランドで感染者確認。武漢市在留の日本人を乗せたチャーター機第1便が武漢から羽田空港に到着

1月30日　WHOが「国際的に懸念される公衆衛生上の緊急事態」を宣言。フィリピン、インド、イタリアで感染者確認

1月31日　ロシア、スウェーデン、イギリス、スペインで感染者確認

2月2日　フィリピンで死者確認（中国以外で初）

2月4日　クルーズ船ダイヤモンド・プリンセス号が神奈川県の横浜港に帰港。ベルギーで感染者確認。WHOが新型コロナに対する戦略準備対応計画を発表

2月8日　新型コロナによる死者数がSARS（重症急性呼吸器症候群）の死者数を超える

2月11日　WHOが新型コロナウイルスを「COVID-19」と命名

2月13日　日本で初の死者確認（中国以外で2か国目）

2月14日　エジプトで感染者確認（アフリカで初）。日本で新型コロナ感染症を

「検疫法第34条の感染症の種類」に指定する政令が施行。フランスで死者確認（中国以外で3か国目、アジア以外で初）
2月16日　台湾で死者確認（中国以外で4か国目）
2月19日　イランで初の感染者確認。ダイヤモンド・プリンセス号の検疫期間が終了し、検査で陽性が確認されなかった乗客の下船開始
2月20日　ダイヤモンド・プリンセス号で最初の死者確認
2月21日　レバノン、イスラエルで感染者確認。韓国、新興宗教団体で集団感染が発生
2月23日　イタリア北部で欧州初の感染爆発、10都市でロックダウンへ
2月24日　アフガニスタンなど5か国で感染者確認。イランで感染爆発の兆候
2月25日　スイスなど4か国で感染者確認
2月26日　ブラジル（南アメリカで初）など7か国で感染者確認。日本政府、イベント自粛を要請
2月27日　ナイジェリアなど6か国で感染者確認。安倍首相が全国小中高校の臨時休校を要請
2月28日　ニュージーランド（オセアニアで2か国目）など6か国で感染者確認
2月29日　エクアドル（南アメリカで2か国目）など3か国で感染者確認

3月1日　アルメニアなど3か国で感染者確認
3月2日　インドネシアなど9か国で感染者確認
3月3日　チリなど4か国で感染者確認
3月4日　ポーランドなど3か国で感染者確認
3月5日　南アフリカなど3か国で感染者確認。日本政府が中韓からの入国制限を発表
3月6日　ブータンなど9か国で感染者確認
3月7日　世界全体の感染者数が10万を超える。モルディブなど4か国で感染者確認
3月8日　バングラデシュなど3か国で感染者確認。感染が確認された国・地域が100に到達
3月9日　イタリア全土でロックダウン開始。ブルネイなど4か国で感染者確認
3月10日　イタリアの感染者数が1万を超える。モンゴルなど7か国で感染者確認
3月11日　WHOがパンデミック相当との見解を示す。米国政府が英国を除く欧州からの渡航制限を発表。コートジボワールなど5か国で感染者確認
3月12日　イランの感染者数が1万を超える。スーダンなど5か国で感染者確認。

3月13日　アメリカがヨーロッパ26か国からの入国を30日間停止すると発表
3月14日　アメリカ、「国家非常事態」を宣言。カザフスタンなど11か国で感染者確認。日本で新型インフルエンザ等対策特別措置法が成立し、新型コロナ感染症にも適用
3月15日　ルワンダなど7か国で感染者確認
3月16日　ウズベキスタンなど2か国で感染者確認
3月17日　中国以外の感染者数が中国の感染者数を上回る。スペインの感染者数が1万を超える。ソマリアなど4か国で感染者確認
3月18日　フランス、ロックダウン開始。モンテネグロで感染者確認
3月19日　ドイツの感染者数が1万を超える。ザンビアなど4か国で感染者確認
3月20日　世界全体の感染者数が20万を超える。フランス、アメリカの感染者数が1万を超える。イタリアの死者数が中国を上回り、世界最多に。チャドなど6か国で感染者確認
3月21日　ウガンダなど5か国で感染者確認
3月22日　世界全体の死者数が1万を超える。東ティモールなど2か国で感染者確認
3月23日　モザンビークなど3か国で感染者確認

3月23日　世界全体の感染者数が30万を超える。イギリス、ロックダウン開始。ミャンマーなど3か国で感染者確認

3月24日　インド、ロックダウン開始。ラオスなど2か国で感染者確認

3月25日　世界全体の感染者数が40万を超える。スペインの死者数が中国を上回る。マリなど3か国で感染者確認

3月26日　世界全体の死者数が2万を超える。アメリカの感染者数が世界最多になる。イギリス、スイスの感染者数が1万を超える

3月27日　世界全体の感染者数が50万を超える。イタリアの感染者数が中国を上回る。アメリカの感染者数が10万を超える

3月29日　世界全体の感染者数が70万を超える。ベルギー、オランダの感染者数が1万を超える

3月30日　スペインの感染者数が中国を上回る。イタリアの感染者数が10万を超える。トルコの感染者数が1万を超える。世界全体の死者数が3万を超える。ボツワナなど2か国で感染者確認

3月31日　世界全体の感染者数が80万を超える。フランス、アメリカの死者数が中国を上回る。シエラレオネなど3か国で感染者確認

4月1日　世界全体の感染者数が90万を超える。アメリカの感染者数が20万を超

える。スペインの感染者数が10万を超える。オーストリアの感染者数が１万を超える。世界全体の死者数が４万を超える

4月2日　世界全体の感染者数が１００万を超える。韓国、カナダの感染者数が１万を超える。世界全体の死者数が５万を超える。イギリスの死者数が中国を上回る。スペインの死者数が１万を超える。マラウイで感染者確認

4月3日　世界全体の感染者数が１１０万を超える

4月4日　世界全体の感染者数が１２０万を超える。ドイツの感染者数が中国を上回る。アメリカの感染者数が30万を超える。ポルトガル、ブラジルの感染者数が１万を超える。世界全体の死者数が６万を超える。イランの死者数が中国を上回る。西サハラで感染者確認

4月5日　世界全体の死者数が７万を超える。南スーダンで感染者確認

4月6日　世界全体の感染者数が１３０万を超える。アメリカの死者数が１万を超える。サントメ・プリンシペで感染者確認

4月7日　世界全体の感染者数が１４０万を超える。世界全体の死者数が８万を超える。フランスの死者数が１万を超える。日本政府が７都府県を対象に「緊急事態宣言」を発出

4月8日　世界全体の感染者数が150万を超える。フランスの感染者数が中国を上回る。アメリカの感染者数が40万を超える。ドイツの感染者数が10万を超える。

4月9日　イスラエル、ロシアの感染者数が1万を超える。世界全体の死者数が9万を超える

4月10日　世界全体の感染者数が160万を超える。世界全体の死者数が10万を超える。イエメンで感染者確認

4月11日　世界全体の感染者数が170万を超える。アメリカの感染者数が50万を超える。スウェーデンの感染者数が1万を超える。アメリカの死者数が2万を超え、イタリアを上回って世界最多に。ベルギーの死者数が中国を上回る。イギリスの死者数が1万を超える

4月12日　イギリスの感染者数が中国を上回る

4月13日　アイルランドの感染者数が1万を超える。イタリアの死者数が2万を超える

4月14日　IMF（国際通貨基金）、今年の世界経済成長率はマイナス3％で「大恐慌以来の経済悪化」と予測。インド、ペルーの感染者数が1万を超える

4月15日　世界全体の感染者数が200万を超える
4月16日　日本政府が緊急事態宣言の対象地域を全都道府県に拡大し、感染の拡大が特に深刻な13都道府県を「特定警戒都道府県」に指定
4月17日　世界全体の死者数が15万を超える
4月18日　日本の感染者数が1万を超える
4月20日　サウジアラビア、チリ、エクアドルの感染者数が1万を超える
4月25日　世界全体の死者数が20万を超える
4月27日　世界の感染者数が300万を超える
4月28日　アメリカの感染者数が100万を超える
4月30日　ロシアの感染者数が10万を超える
5月2日　アフリカの感染者数が4万を超える
5月4日　日本政府が緊急事態宣言の5月31日までの延長を発表。EUほか世界各国がワクチン開発などに80億ドルの拠出を確約、アメリカは不参加
5月9日　世界の感染者数が400万を超える
5月13日　WHOが新型コロナは消滅しない可能性があると警告
5月14日　世界の死者数が30万を超える。日本政府が「特定警戒都道府県」に指定の13都道府県のうち5県と「特定警戒都道府県」でない34県の計39

県について緊急事態宣言を解除。東京都の累計感染者数が５０００人を超える

５月21日　世界の感染者数が５００万を超える

５月22日　ブラジルが感染者数でロシアを超える。南米が新たな震央になったとＷＨＯが言明。アフリカで感染者数が10万を超える

５月25日　日本政府が緊急事態宣言を全面解除

５月27日　アメリカの死者数が10万を超える

５月29日　トランプ米大統領が記者会見で、ＷＨＯへの資金拠出を停止し、加盟国から脱退すると発表

５月31日　世界の感染者数が６００万を超える

６月１日　ブラジルの感染者数が50万を超える

６月３日　インドの１日当たり新規感染者数が８９０９を記録

６月７日　世界の死者数が40万を超える。１日当たり新規感染者数が最高を記録（13万６０００）。南米、アジアを中心とする10か国が４分の３を占める

６月８日　世界の感染者数が７００万を超える

６月10日　アフリカの感染者数が20万を超える（10万人まで98日を要したが、次の10万人には18日で到達）

6月11日　アメリカの感染者数が200万を超える
6月16日　世界の感染者数が800万を超える
6月21日　アフリカの感染者数が30万を超える
6月22日　世界の感染者数が900万を超える
6月28日　世界の感染者数が1000万を、死者数が50万を超える
7月1日　アフリカの感染者数が40万を、死者数が1万を超える
7月4日　世界の感染者数が1100万を超える
7月8日　アフリカの感染者数が50万を超える
7月9日　世界の感染者数が1200万を超える

感染者数・罹患率

世界における新型コロナ感染は、中国からアジア、欧州、アメリカに広がり、現在では世界のほぼ全域、213か国・地域に広がった。累計感染者数は、2019年末に中国で初めて報告されてから50万人を超えるまでに約3か月かかったが、その後は約1週間ごとに50万人以上増え、直近では5日で100万人が増加して1200万人に達した。

図4に示す通り、現在でもその勢いは止まらず、特に南アジア、中南米、中近東の感染者

■図4　新型コロナによる累計感染者数の推移（地域別）

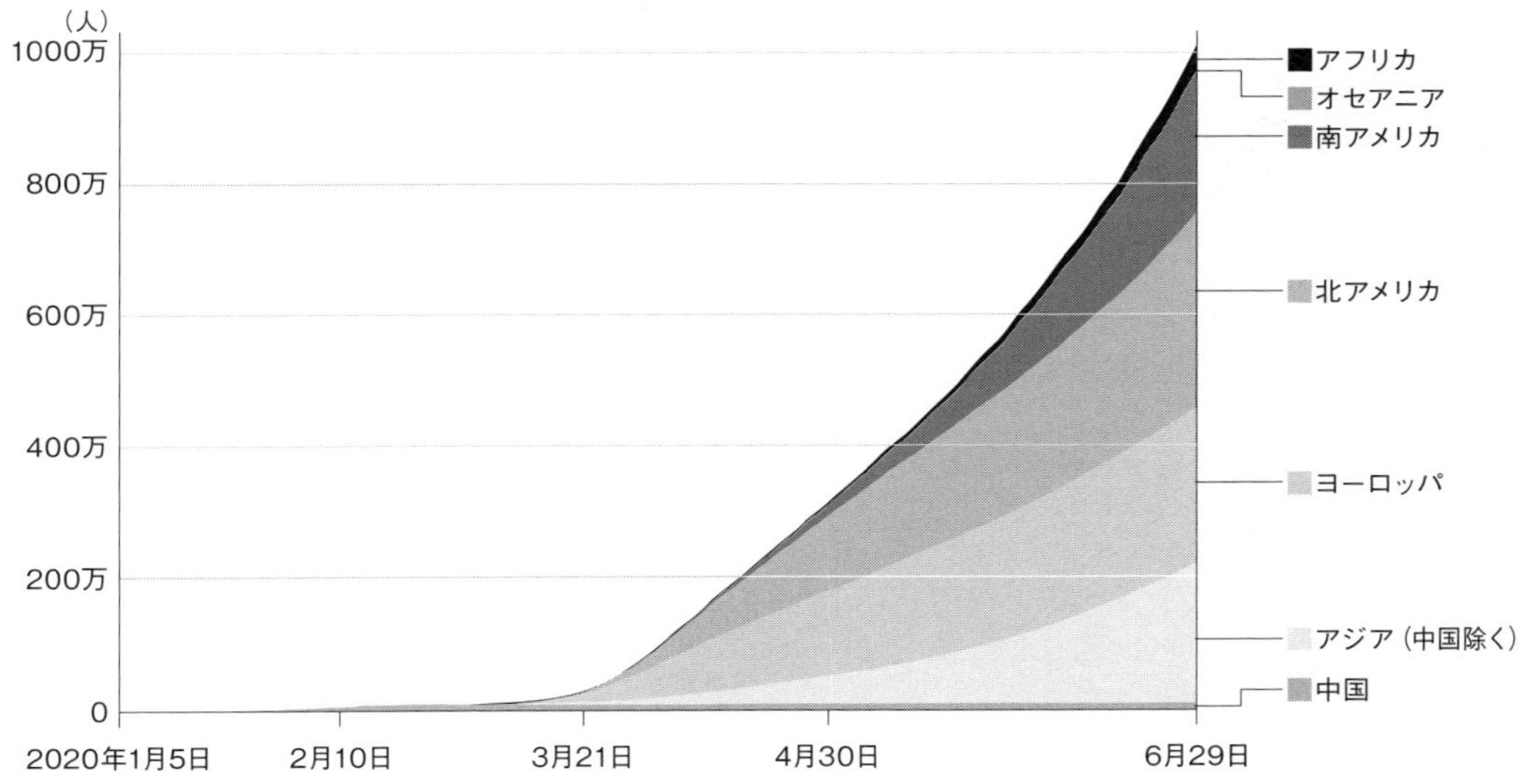

出典：Our World in Data
https://ourworldindata.org/grapher/total-covid-cases-region （6月29日現在）

数が急増している。アフリカでも全ての国で感染者が確認され、累計感染者数は50万人超となった。図5では、3月中旬から欧州を中心にいっせいに新規感染者数が増え、4月になり一時増加が収まるかに見えたが、5月下旬から毎日10万人以上となり、感染者は再び増え始めていることがわかる(7月に入ると毎日20万人以上となっている)。

表2に、6月29日現在の累計感染者数の世界トップ20の他、計31か国の感染状況指標を示す。以前はトップ20のうち17を欧州の国々が占めていた時期もあるが、現在では欧米諸国は7か国のみ、他はブラジル、ロシア、インド、南アフリカ、トルコなどの新興国、また中南米、南アジア、中近東の国々が入っている。

また、表3(人口100万人当たり感染者数の世界トップ10)を見ると、表2の累計感染者数トップ20の国々とはかなり異なる。中東や中南米の国が多いが、人口が1000万人未満と少なく、人口100万人当たり検査数が多い国が目立つ。実際に国内に感染が蔓延していると思われるが、小さな国で都市に人口が集中している、検査を積極的に行っていることも、罹患率の高さに関連している可能性もある。

図6の通り、1~3日ごとに感染者数が倍増する感染爆発を起こした中国、イタリア、アメリカなどに比べ、日本、シンガポール、台湾は感染流行がゆるやかであった。欧州でもイタリアは増加が少なくなってきたが、スウェーデンはいまだに増加が続いている。ロシア、ブラジル、インド、南アフリカなどの新興国の伸びが激しい。

■図5　新型コロナによる世界の1日当たり新規感染者数と死者数の推移

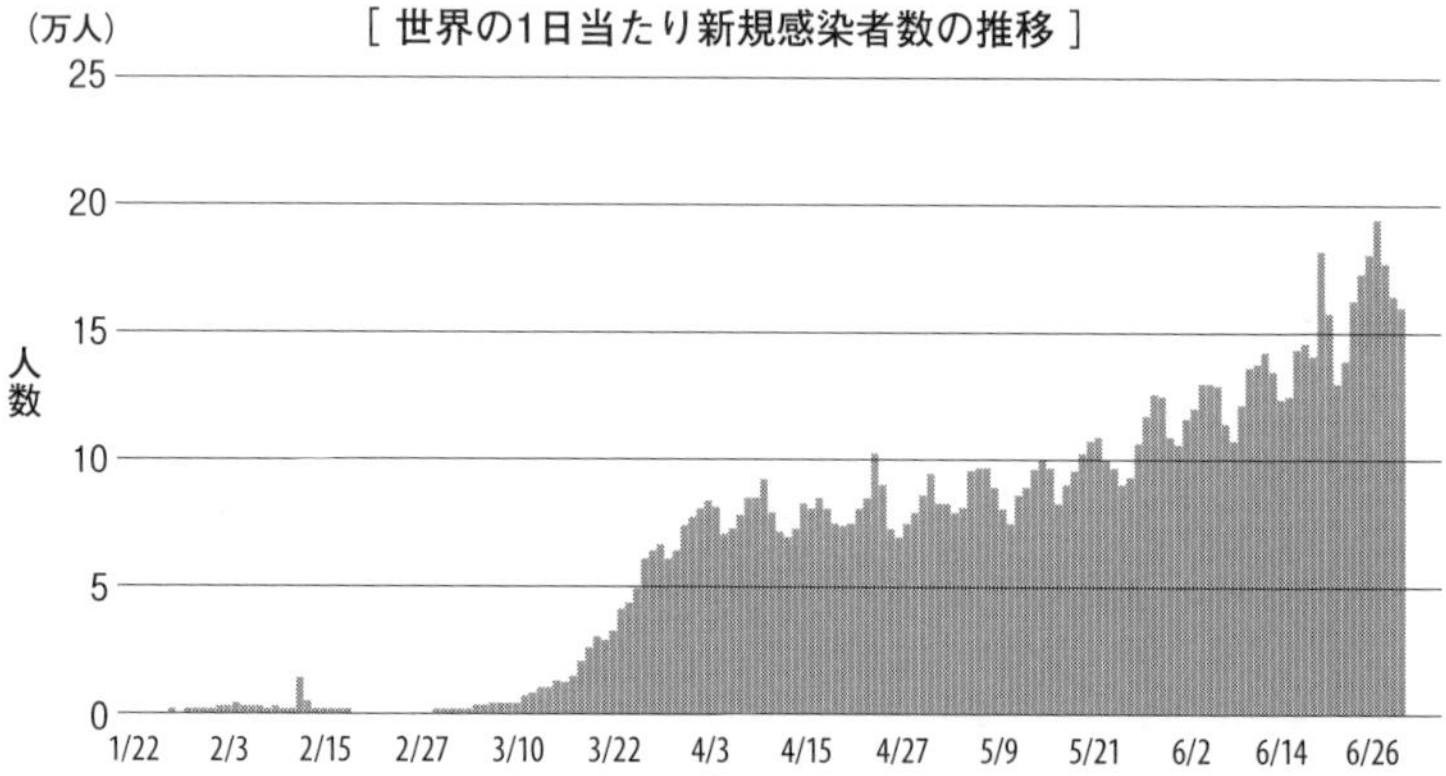

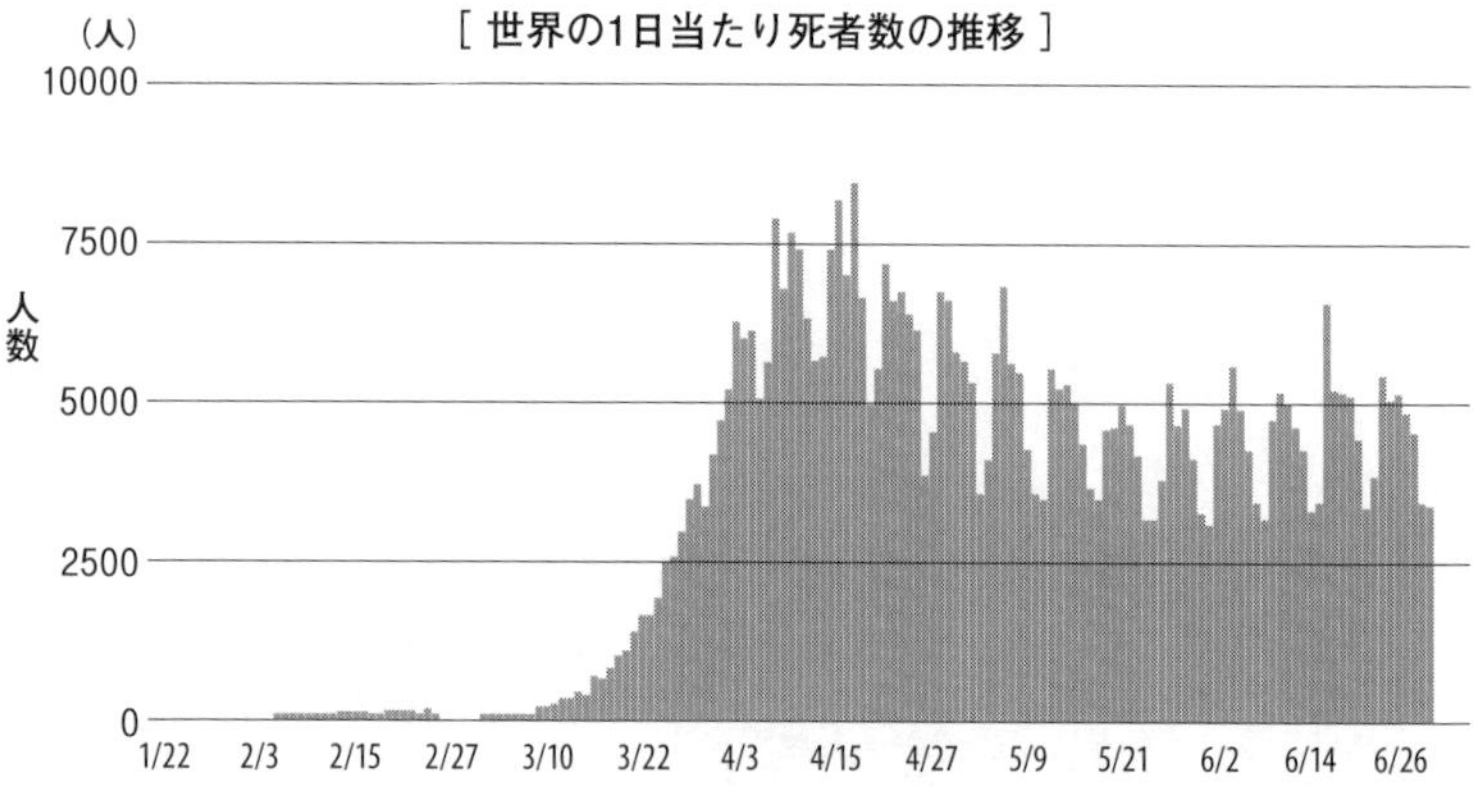

出典：Worldometer　https://www.worldometers.info/coronavirus/ より

■表2　新型コロナの報告累計感染者数・死者数・致命率、100万人当たり感染者数・死者数・検査数（31か国の比較）

順位	国	感染者数（人）	死者数（人）	致命率（%）	100万人当たり感染者数（人）	100万人当たり死者数（人）	100万人当たり検査数（件）	人口（人）
1	アメリカ	2,681,811	128,783	4.8	8,102	389	100,271	3億3099万
2	ブラジル	1,370,488	58,385	4.3	6,448	275	14,196	2億1254万
3	ロシア	641,156	9,166	1.4	4,393	63	132,487	1億4593万
4	インド	567,536	16,904	3.0	411	12	6,086	13億7994万
5	イギリス	311,965	43,575	13.9	4,595	642	136,852	6788万
6	スペイン	296,050	28,346	9.6	6,332	606	110,425	4675万
7	ペルー	282,365	9,504	3.4	8,565	288	50,391	3297万
8	チリ	275,999	5,575	2.0	14,438	292	57,359	1912万
9	イタリア	240,436	34,744	14.5	3,977	575	88,351	6046万
10	イラン	225,205	10,670	4.7	2,681	127	19,516	8399万
11	メキシコ	220,657	27,121	12.3	1,712	210	4,395	1億2893万
12	パキスタン	206,512	4,167	2.0	935	19	5,715	2億2085万
13	トルコ	198,613	5,115	2.6	2,355	61	39,500	8433万
14	ドイツ	195,392	9,041	4.6	2,332	108	64,603	8378万
15	サウジアラビア	186,436	1,599	0.6	5,356	46	45,710	3480万
16	フランス	164,260	29,813	18.1	2,516	457	21,213	6527万
17	南アフリカ	144,264	2,529	1.8	2,433	43	26,929	5930万
18	バングラデシュ	141,801	1,783	1.3	861	11	4,561	1億6468万
19	カナダ	103,918	8,566	8.2	2,753	227	72,115	3774万
20	カタール	95,106	113	0.1	33,872	40	125,600	281万
21	コロンビア	95,043	3,223	3.4	1,868	63	14,612	5088万
22	中国	83,531	4,634	5.5	58	3	62,814	14億3932万
23	スウェーデン	67,667	5,310	7.8	6,700	526	44,025	1009万
27	ベルギー	61,361	9,732	15.7	5,295	840	102,848	1159万
34	シンガポール	43,661	26	0.1	7,463	4	116,981	585万
52	日本	18,476	972	5.3	146	8	3,594	1億2648万
62	韓国	12,800	282	2.2	250	6	24,845	5127万
72	オーストラリア	7,767	104	1.3	305	4	94,690	2550万
112	アイスランド	1,840	10	0.5	5,392	29	218,101	34万
119	ニュージーランド	1,528	22	1.4	305	4	79,461	500万
155	台湾	447	7	1.6	19	0.3	3,200	2382万
合計	世界	10,408,420	508,077	4.9	1,335	65.2		

出典：Worldometer
https://www.worldometers.info/coronavirus/ より抜粋して作成（6月29日現在）

■表3　新型コロナによる人口100万人当たり感染者数の世界トップ10と日本（人口100万人未満の国・地域を除く）

国	100万人当たり感染者数（人）	累計感染者数（人）	100万人当たり死者数（人）	累計死者数（人）	致命率（%）	100万人当たり検査数（件）	人口（人）
カタール	33,872	95,106	40	113	0.1	125,600	281万
バーレーン	15,118	25,705	49	83	0.3	319,814	170万
チリ	14,438	275,999	292	5,575	2.0	57,359	1912万
クウェート	10,662	45,524	82	350	0.8	89,660	426万
アルメニア	8,480	25,127	146	433	1.7	37,314	2963万
ペルー	8,565	282,365	288	9,504	3.4	50,391	3297万
アメリカ	8,102	2,681,811	389	128,783	4.8	100,271	3億3099万
オマーン	7,652	39,060	33	169	0.4	36,887	510万
シンガポール	7,463	43,661	4	26	0.1	116,981	585万
パナマ	7,345	31,686	140	604	1.9	29,107	431万
日本	146	18,476	8	972	5.3	3,594	1億2648万

出典：Worldometer
https://www.worldometers.info/coronavirus/　より抜粋して作成（6月29日現在）

■図6　新型コロナによる累計感染者数の推移（国際比較）

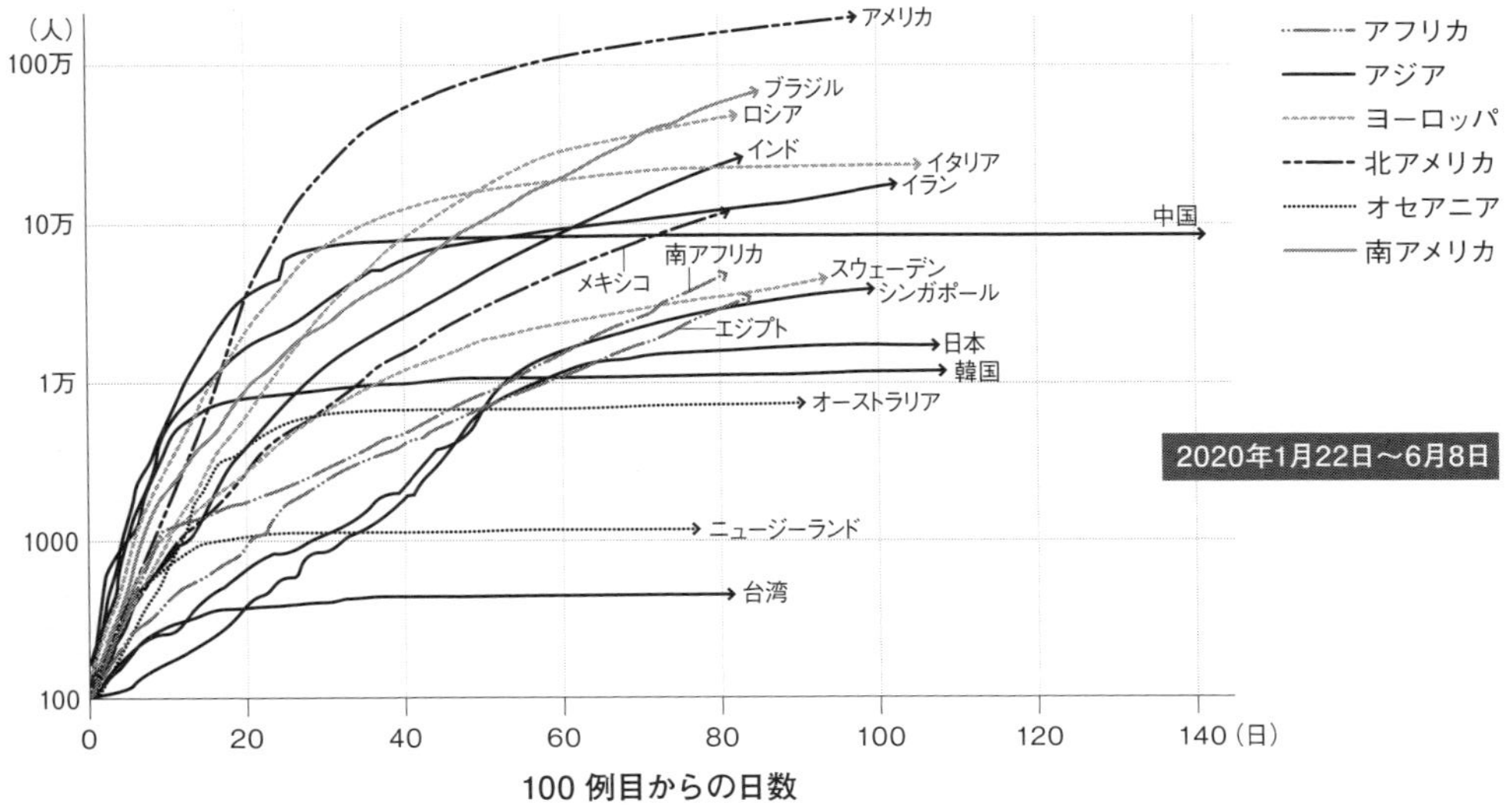

出典：Our World in Data
https://ourworldindata.org/covid-cases より抜粋

■図7　新型コロナによる１日当たり新規感染者数の推移（上位10か国）

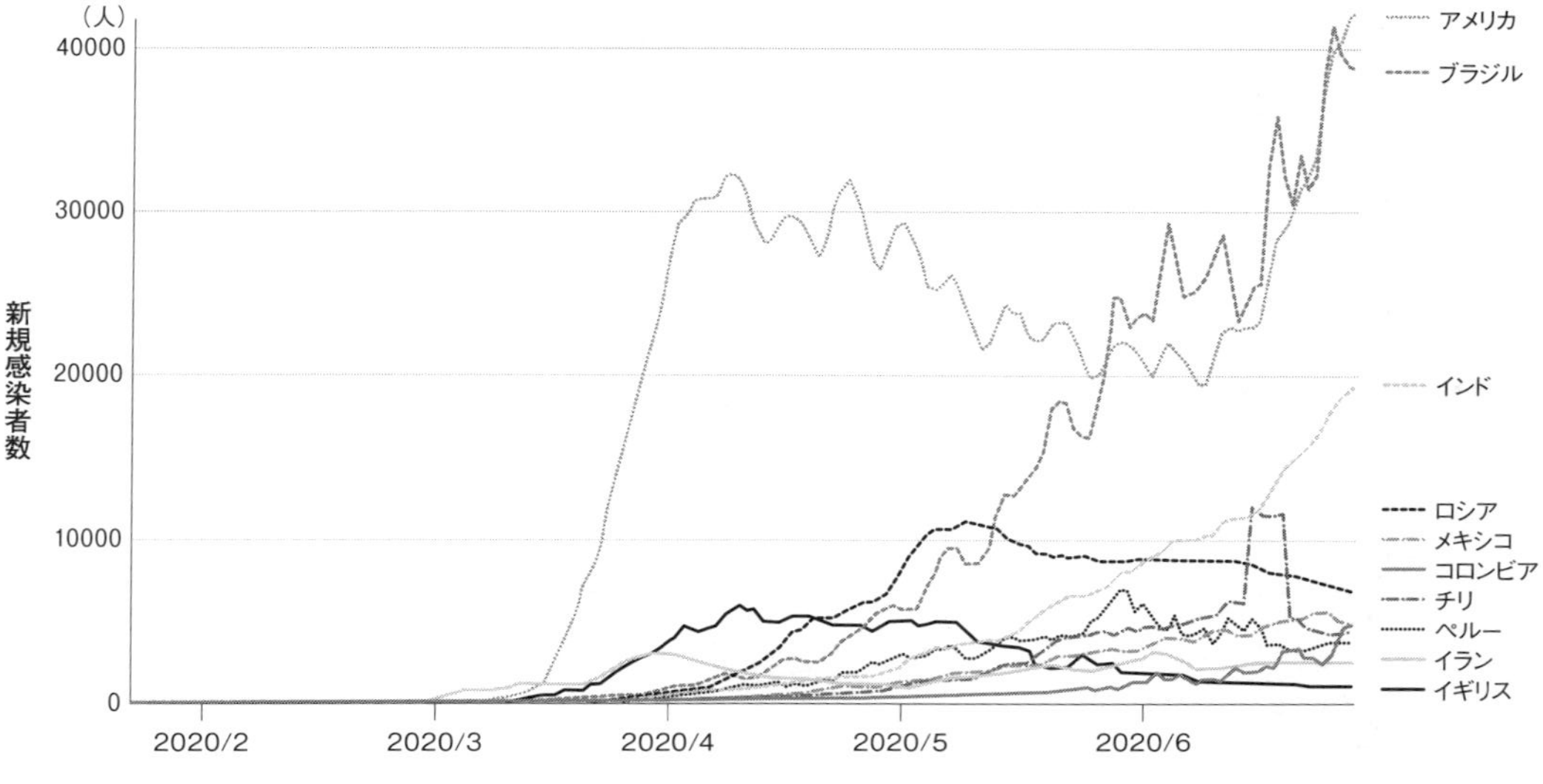

出典：Johns Hopkins University
https://coronavirus.jhu.edu/data/new-cases（６月29日現在）

図7を見ると、1日当たり新規感染者数上位10か国の推移の中で、アメリカとブラジルの感染爆発は顕著で、インドもこれに続いている。今後も感染爆発しそうな国は少なくない。ただし、繰り返すが、累計感染者数の国別比較や増加速度の解釈には注意を要する。先述の通り、国によって報告される「感染者」の数え方に違いがあること、感染している軽症者を積極的に診断して報告している国とそうでない国には大きな差があること、また検査を急速に拡大することで感染者の報告が急増することもあるためである。感染者数の国際比較は、人口当たりの検査数とその陽性率、死者数などと一緒に読む必要がある。

死者数・死亡率・致命率

世界の死者数は50万人を超え、うちアメリカの死者数が約4分の1を占める。以前はイギリス、イタリア、フランス、スペインなどの欧州勢が続いていたが、ブラジルの死者数が急増し、6月末では世界第2位である。メキシコ、インド、イランなど、中南米、南アジア、中近東の国々でも急増している。

世界の死者数は、10万人から20万人に達するまでに16日、20万人から30万人に達するまでに19日、30万人から40万人に達するまでに23日と、死者の増加ペースはやや鈍化しているようにみえたが（図8）、6月中旬頃より死者数は再び増加傾向にあり、1日当たりの死亡者は4000〜50000人台となお高水準である。

死亡率（100万人当たり死者数）が高いベルギー（840）、イギリス（642）、スペイン（606）、イタリア（575）、フランス（457）などに比べて、アメリカ（389）、ブラジル（275）、ロシア（63）は、死者数は多いが死亡率は低くなっている。それに比べると、中国（3）、日本（8）、韓国（6）、シンガポール（4）などのアジア諸国は極端に低い値になっている（表2）。

致命率は、図9に示す通り、時間の経過とともに多くの国で上昇しているが、特にその勾配が急峻な国が欧州に多い。最終的にフランス、ベルギーでは15％を超え、イギリス、イタリアでも10％超の高値を示している。一方、アジアでは日本5・3％、韓国2・2％、台湾1・6％、シンガポール0・1％と低値である。

先述の通り、これらを比較する際には「新型コロナによる死者数」を各国がどのように定義して報告しているかを知る必要がある。

例えば、ベルギーでは介護施設での原因不明の死亡なども、疑わしきは新型コロナによる死亡件数として報告しているが、イギリスでは当初、医療施設で死亡し検査で陽性と確定した例のみを報告しており、自宅や介護施設などでの死亡例は報告されていなかった。また後述するように、医療機関や地方当局が新型コロナによる死亡であることを中央政府に報告したがらない国もある。

■図8　新型コロナによる累計死者数の推移（国際比較）

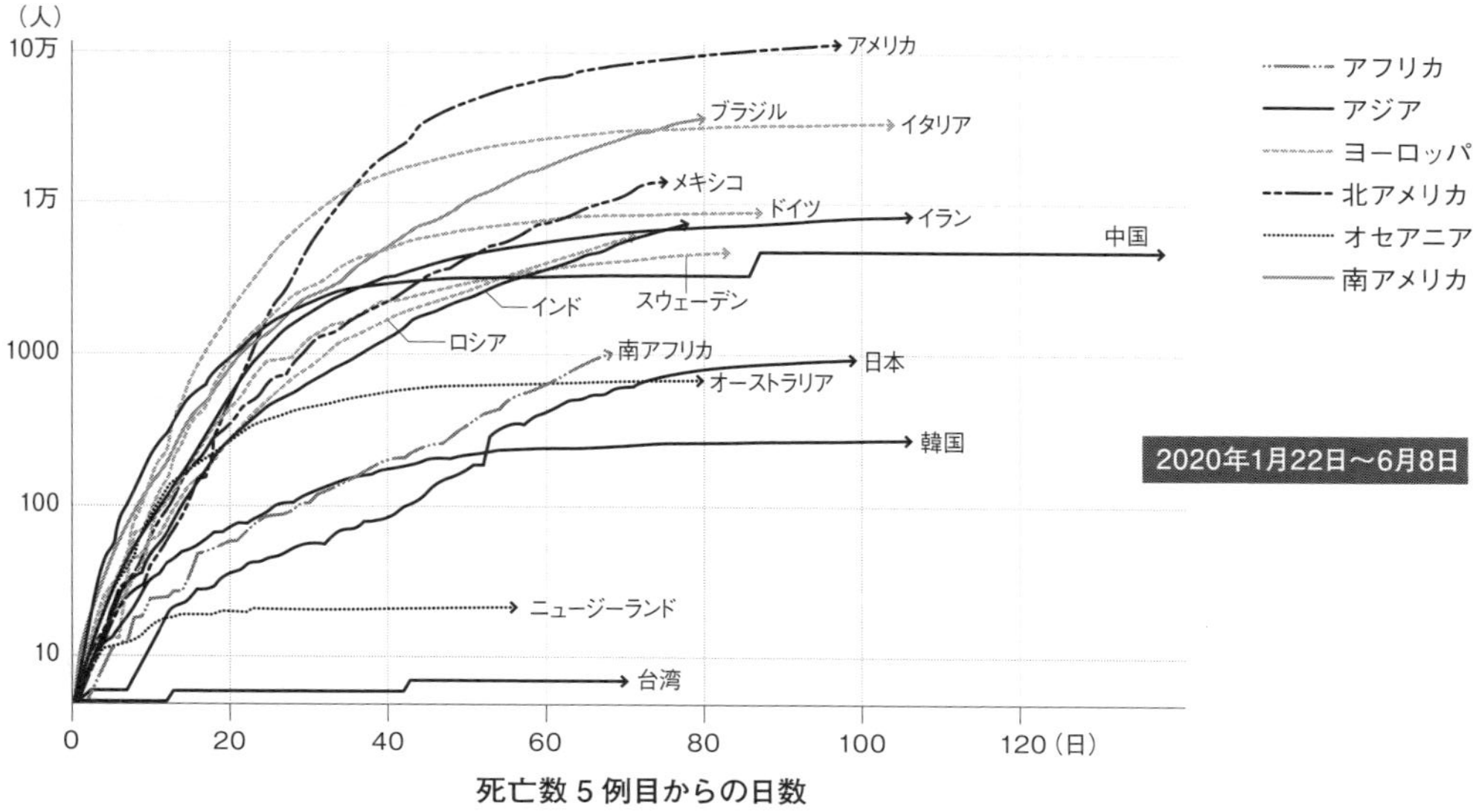

出典：Our World in Data
https://ourworldindata.org/covid-cases より抜粋

■図9　新型コロナによる致命率の推移（国際比較）

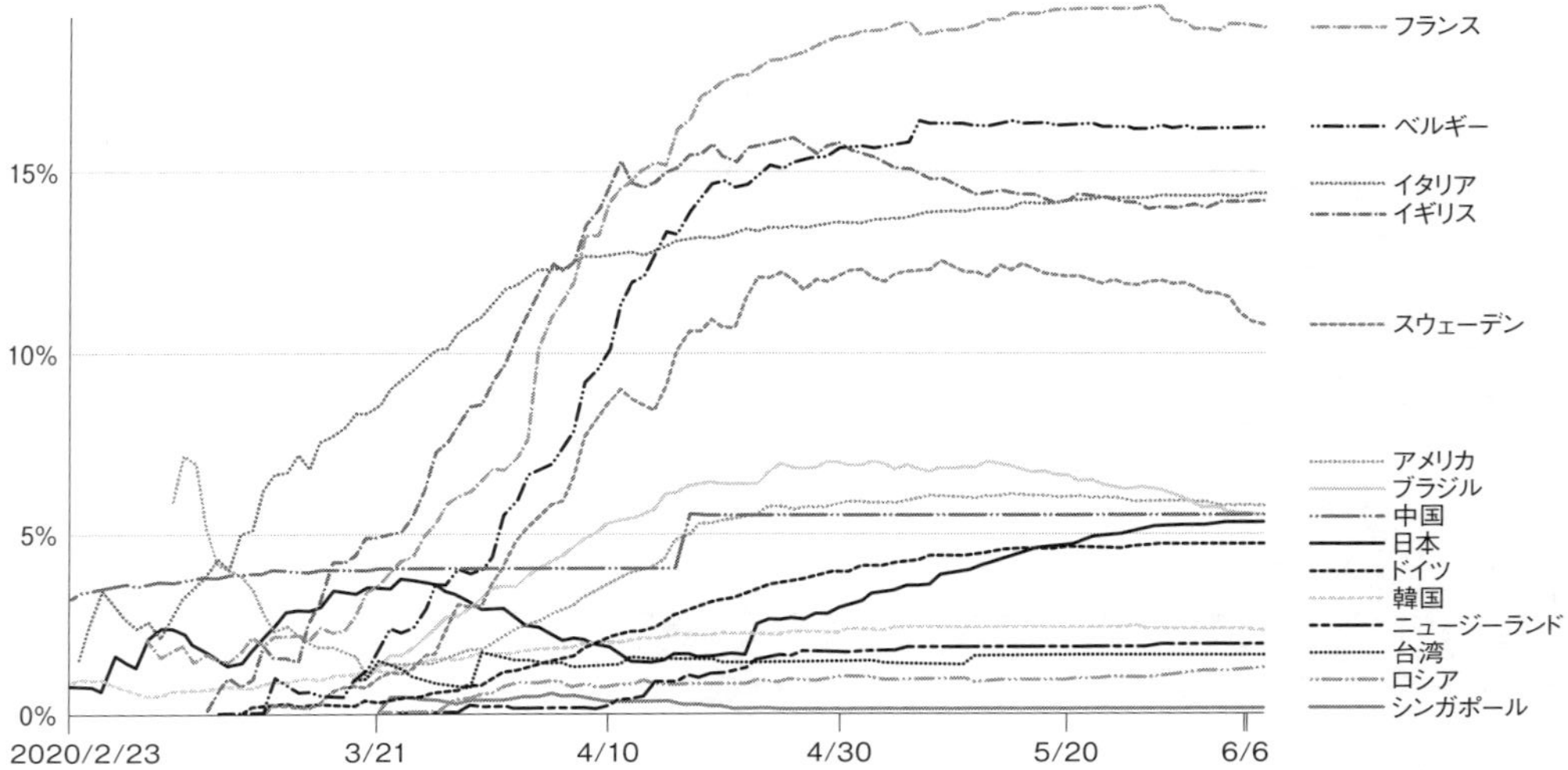

出典：Our World in Data
https://ourworldindata.org/covid-cases より抜粋

検査数・検査率

検査数および人口当たり検査数は、図10、図11の通り、国によって大きな違いがある。

検査数は、日本で45万件を超えたが、世界では約30か国が100万件超で、中でも中国は9000万件、アメリカは3000万件、ロシアは2000万件を超えている。

人口当たり（100万人）検査数は、日本と台湾は3000件台であるが、35万件のアラブ首長国連邦、20万件を超えるアイスランドをはじめ、10万件を超える国はデンマーク、ロシア、イギリス、スペインなど数多い。1万件を超える国は110以上あり、多くのアジア、中南米、アフリカなどの国々が日本の3倍以上である。

図12の通り、検査数を増やせば通常、感染者数は増えるが、同じ検査数でも多くの感染者を見つけている国とそうでない国の差がある。

図13のように、ほとんどの国では経時的に検査数が増えているが、各国の検査拡大の詳細を見ると、当初から戦略として検査を積極的に展開していった韓国やドイツのような国と、患者や死者が増えたために検査を増やさなければならなかったイタリアやスペインのように、先手で行った国と後手にまわった国とがある。

図14では、検査数を増やしても死者数を減らせるわけではないことをまず確認し、様々な

■図10　新型コロナによる検査数（国際比較）

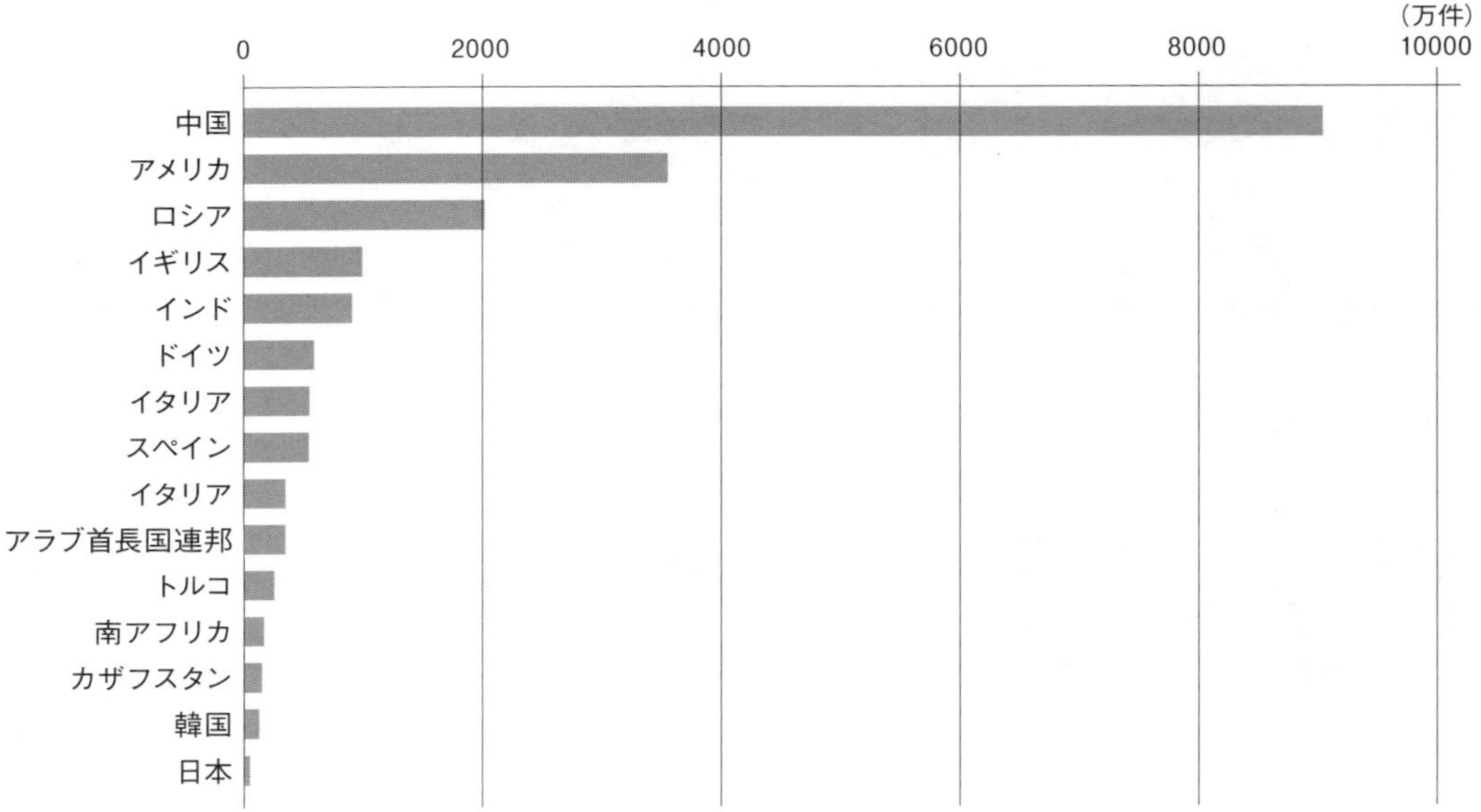

出典：Worldometer
https://www.worldometers.info/coronavirus/　より抜粋（7月1日現在）

■図11　新型コロナによる100万人当たり検査数（国際比較）

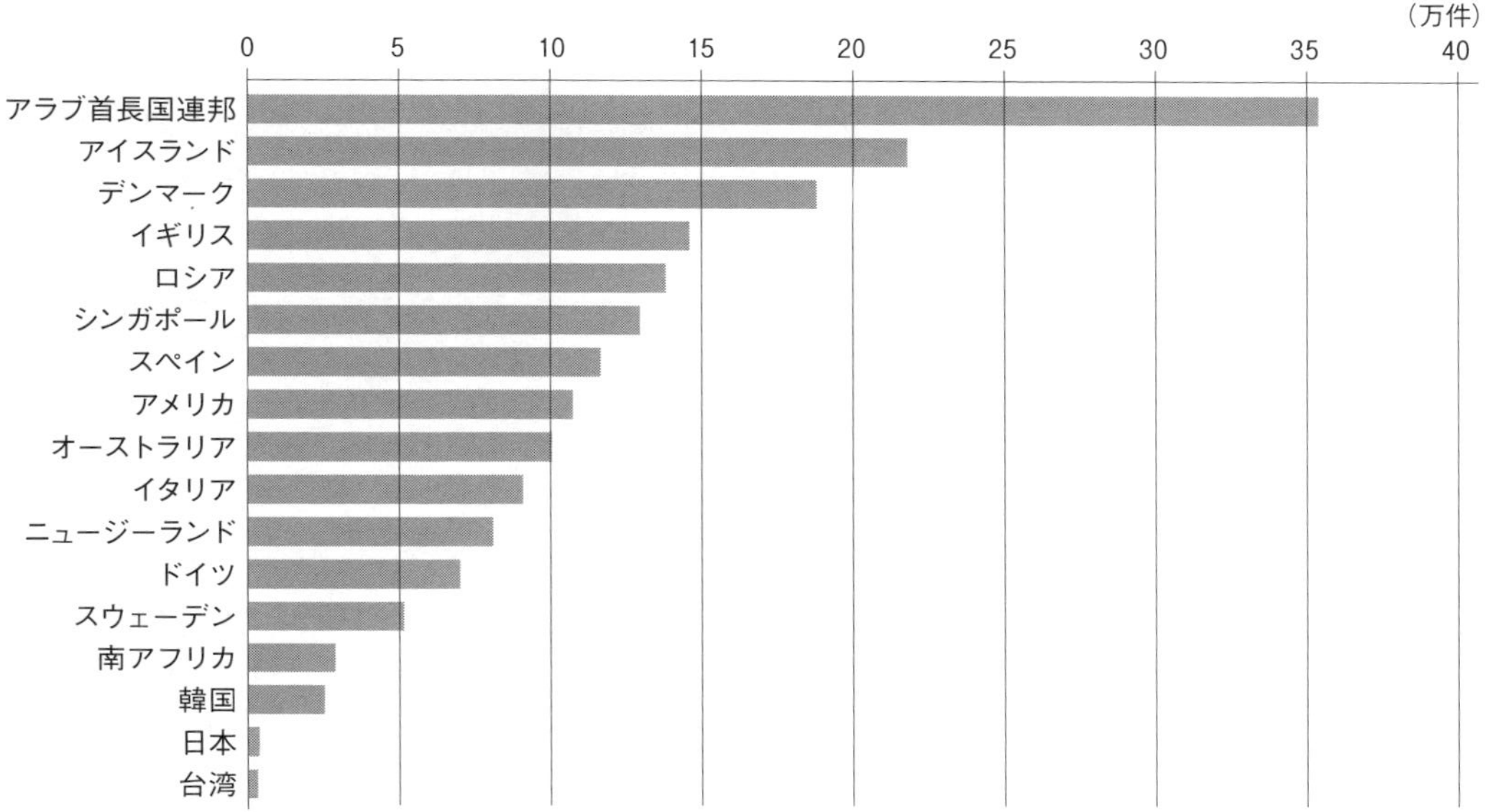

出典：Worldometer
https://www.worldometers.info/coronavirus/　より抜粋（7月1日現在）

国の検査数と死亡数の関係、日本の位置などをじっくり眺めて欲しい。

できるだけ多くの国民に検査を実施しようとの方針を立てたアイスランドのような国もあるが、人口の多い国、また感染流行が限定的と考えられる国では、予算や人員などの有効活用の観点から、戦略的に検査を実施することが求められる。1人の感染者を見つけるのにどれだけの検査を行ったか、検査を行った際にどれほどの陽性者が出たかという指標を見ながら、検査の効率やニーズを見ていく必要もある。

WHOの指針では、政府が新型コロナに対して十分な検査をしているかどうかの指標として、検査陽性率を推薦している。検査陽性率の推移を見ながら、外出制限など厳しい措置を緩和する際には、少なくとも14日間、検査陽性率が5％未満となっていることを確認する必要があるとしている（図15・16）。

発熱や咳などの有症状者を検査するのでなく、市民などを無作為に選んで検査をして高い陽性率を示した場合は、市中感染が拡大していることを示唆するため、注意を要する。

また、感染者が急増しながら検査を増やすことが困難な場合、臨床症状などで疑いながら対策を進める必要もあり、検査を絶対視したり、頼りすぎたりすることで、対策に支障をきたすこともある。

■図12　新型コロナによる累計感染者数と検査数（国際比較）

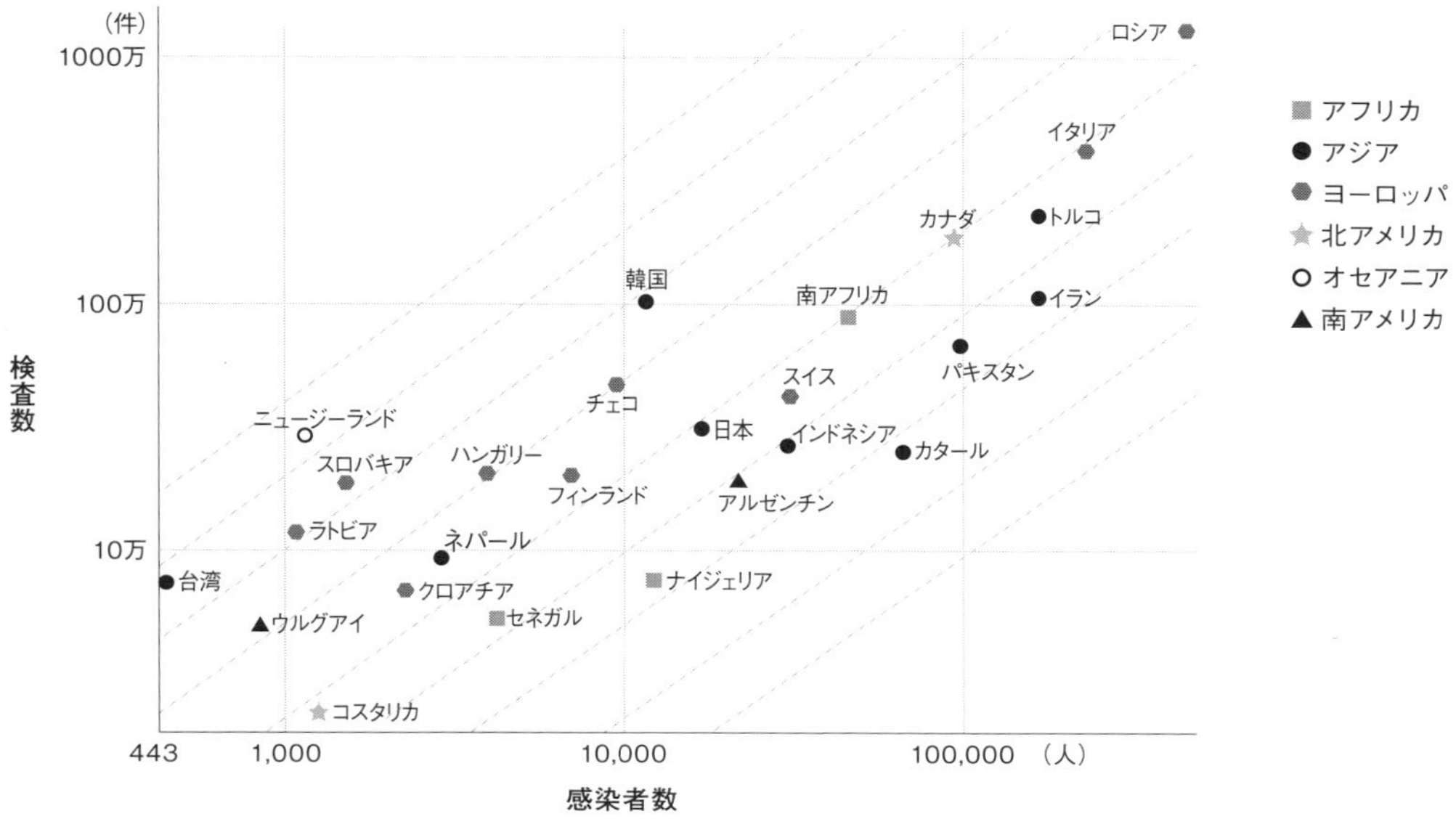

出典：Our World in Data
https://ourworldindata.org/grapher/covid-19-total-confirmed-cases-vs-total-tests-conducted（6月7日現在）

■図13　新型コロナによる１日当たり検査数（人口1000人当たり）の推移（７日間平均）

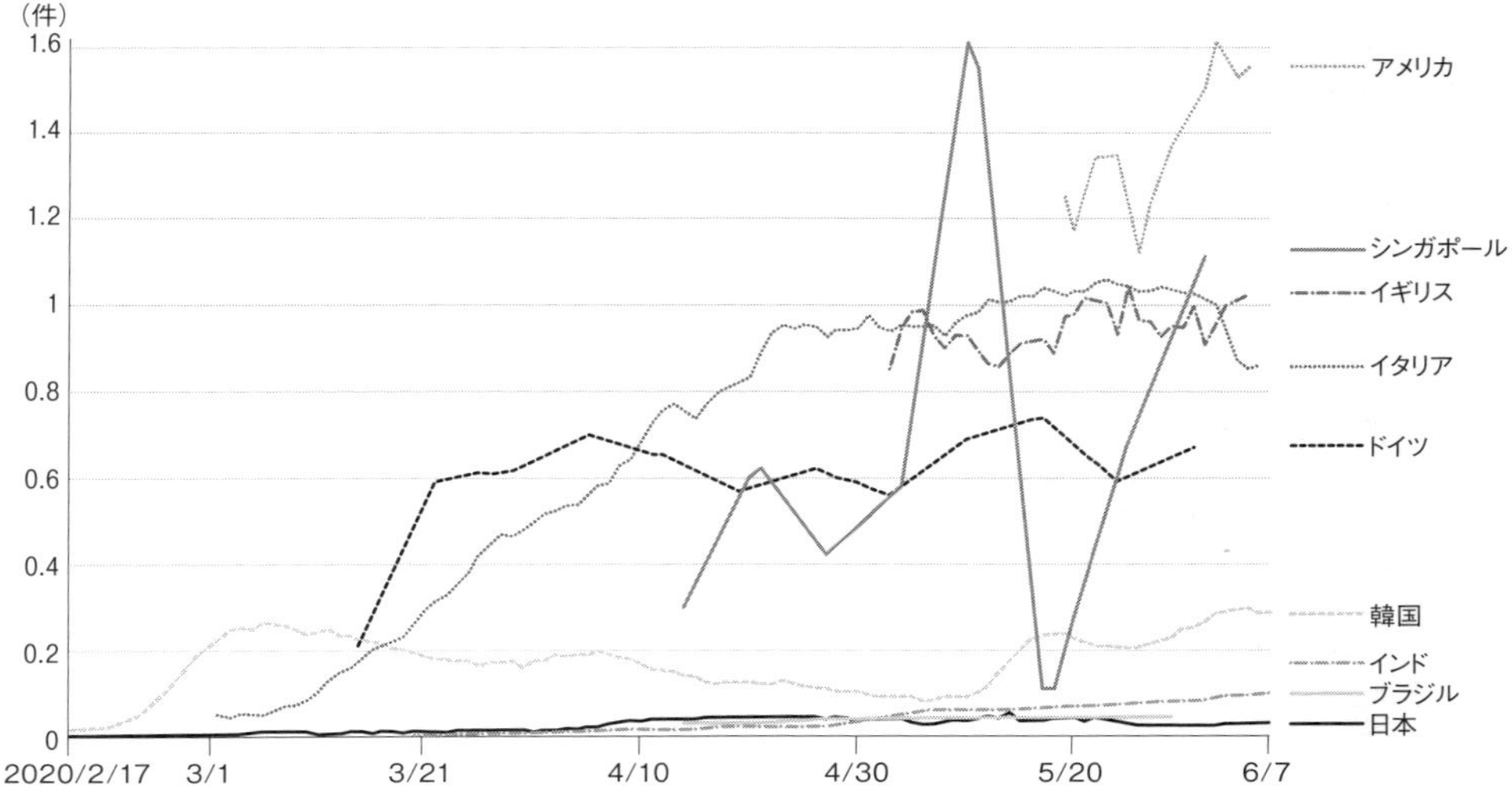

出典：Our World in Data
https://ourworldindata.org/coronavirus-data-explorer?zoomToSelecMon=true&Mme=2020-02-17..&testsMetric=true&dailyFreq=true&perCapita=true&smoothing=7&country=USA~GBR~BRA~IND~DEU~KOR~CHN~JPN~ITA~SGP

■図14　新型コロナによる人口100万人当たり検査数と死者数（国際比較）

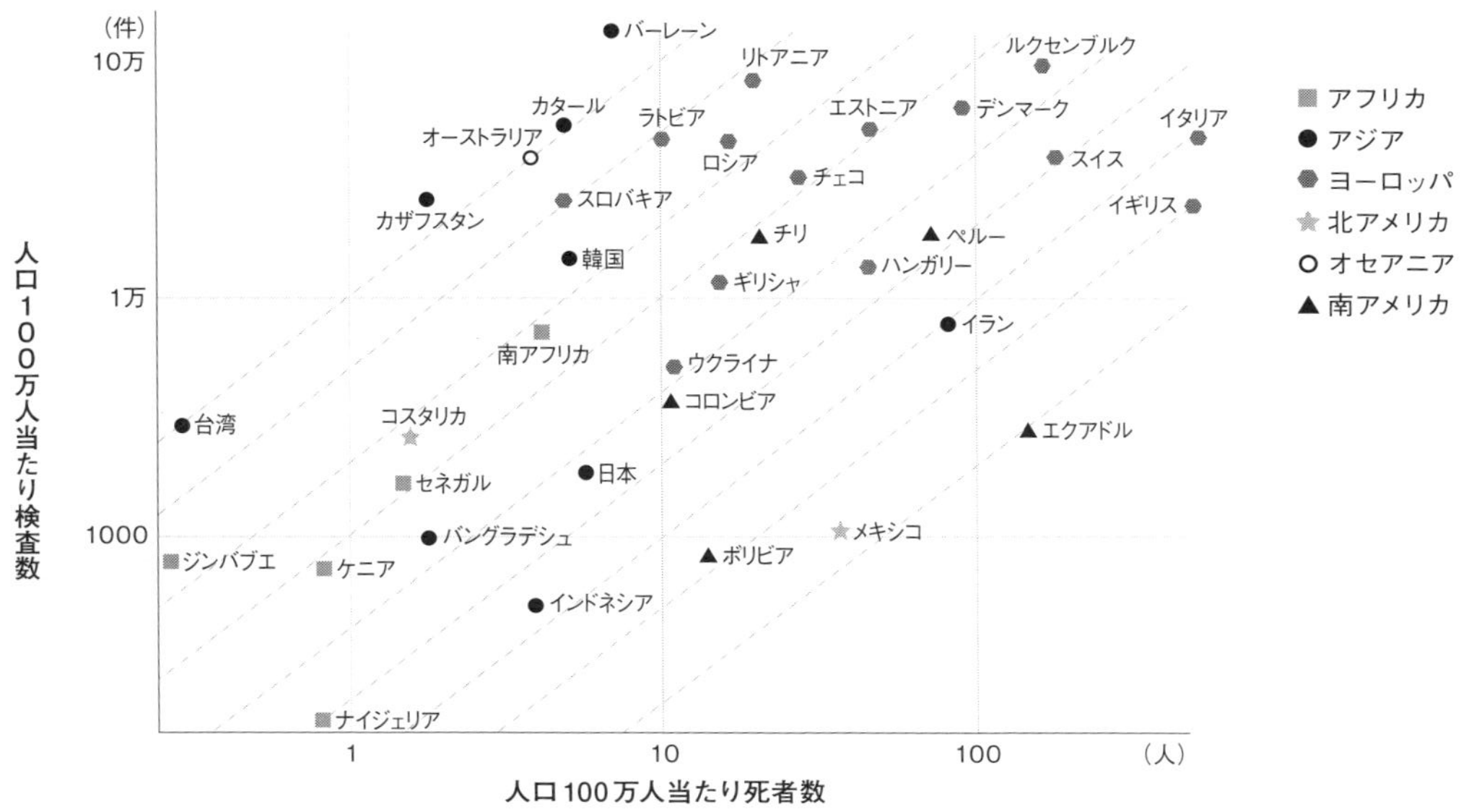

出典：Our World in Data
https://ourworldindata.org/grapher/covid-19-tests-deaths-scatter-with-comparisons（6月7日現在）

■図15　新型コロナによる検査陽性率の推移

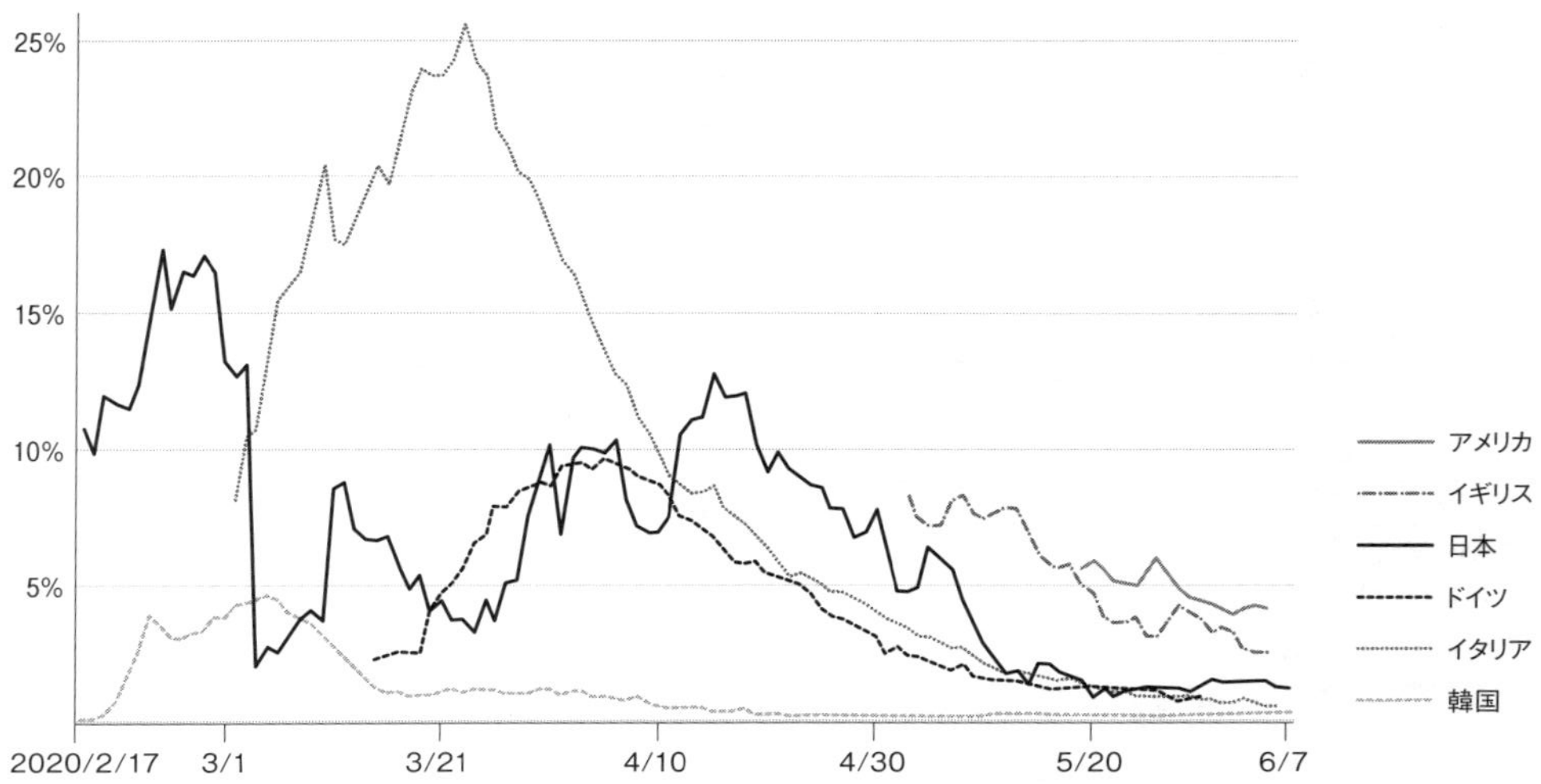

出典：Our World in Data
https://ourworldindata.org/grapher/posiMve-rate-daily-smoothed?tab=chart&Mme=2020-02-17..&country=KOR~USA~GBR~DEU~JPN~ITA

■図16　検査陽性率と人口当たり検査数（国際比較）

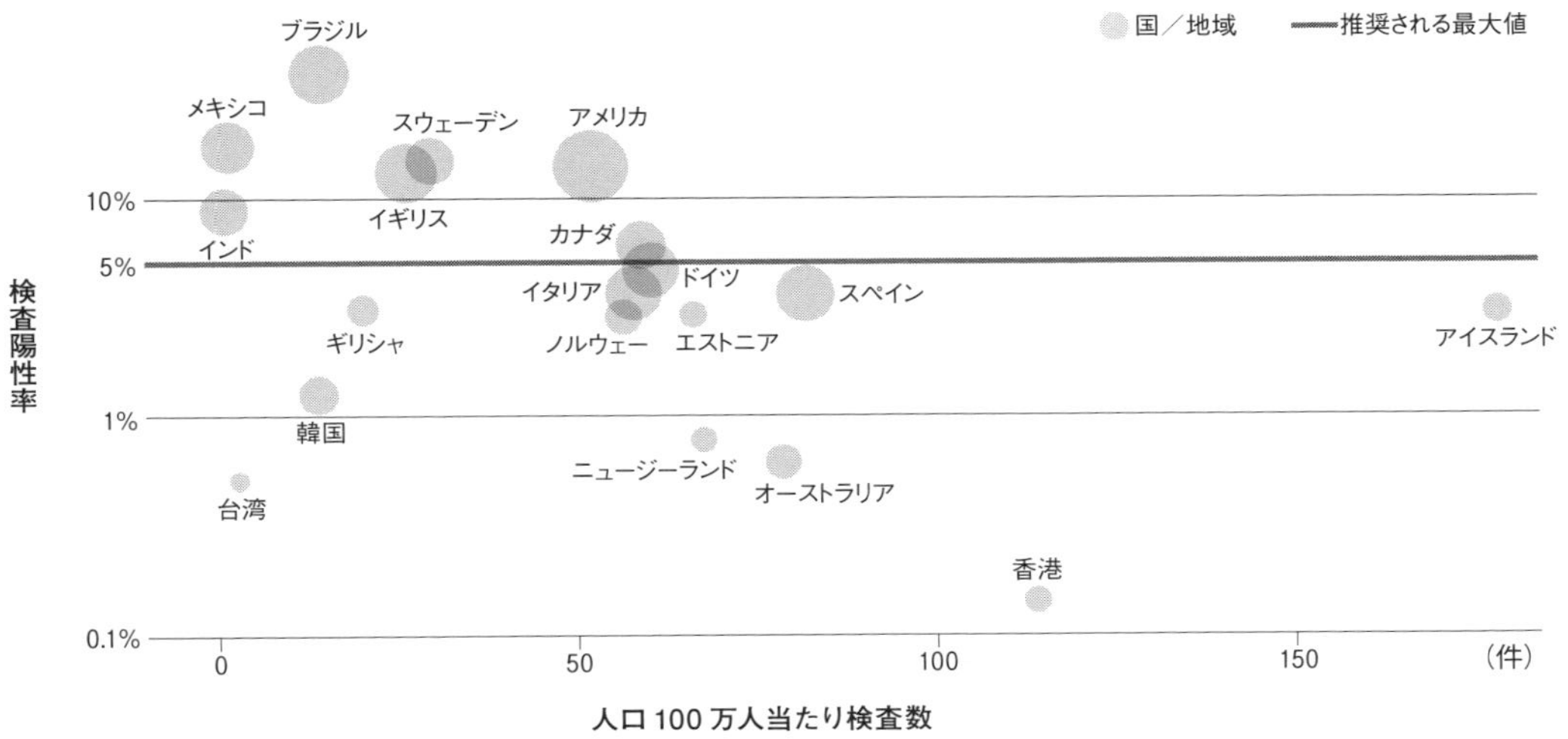

出典： Johns Hopkins University
https://coronavirus.jhu.edu/testing/international-comparison（6月14日現在）

主要国の感染流行・死亡に関するデータ

次章から、世界のいくつかの国の感染の状況と対策を紹介し、そこからの教訓を述べるので、それらの国の流行状況を図にまとめておく。

表2（057頁）も必要に応じて参照してほしい。

■図17　中国における１日当たり新規感染者数

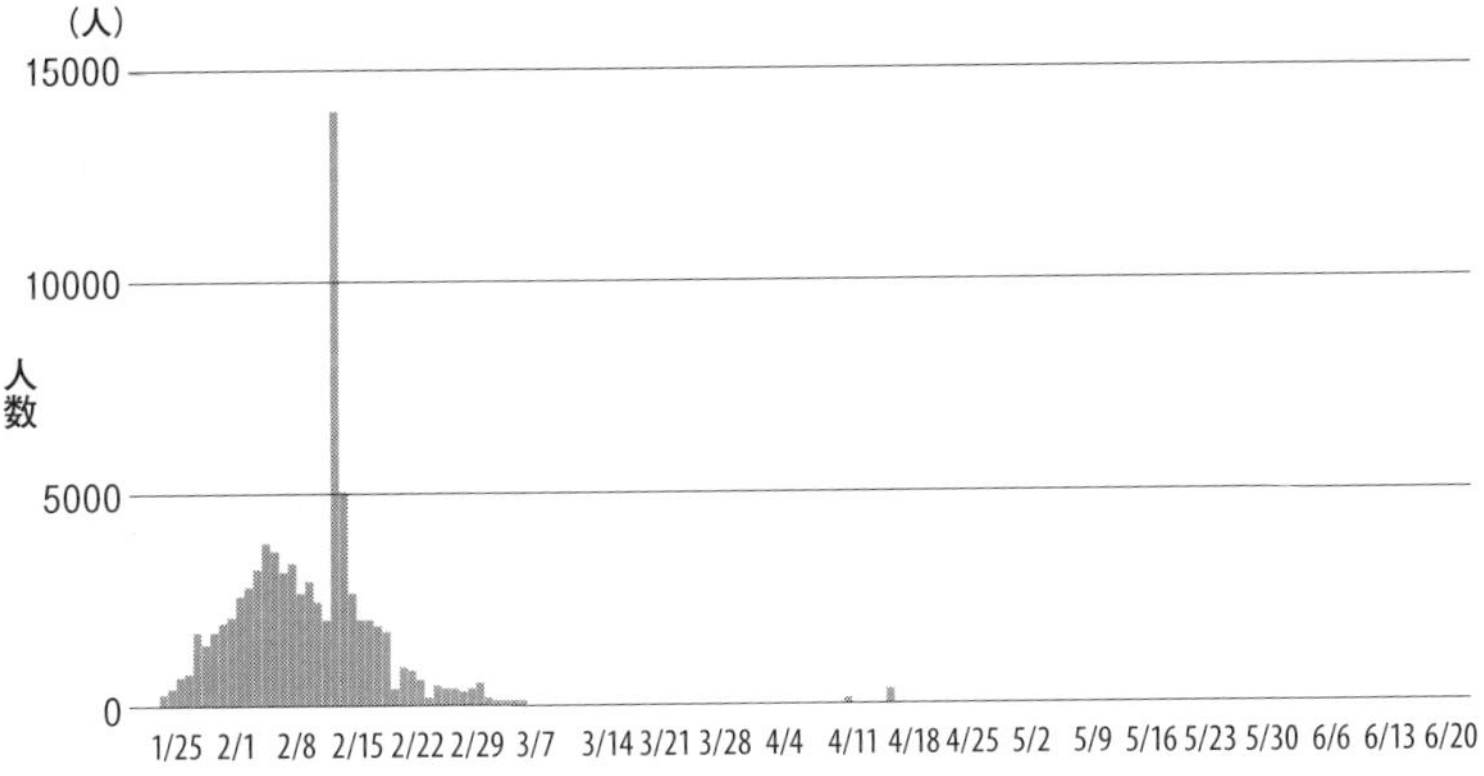

■図18　中国における１日当たり死者数

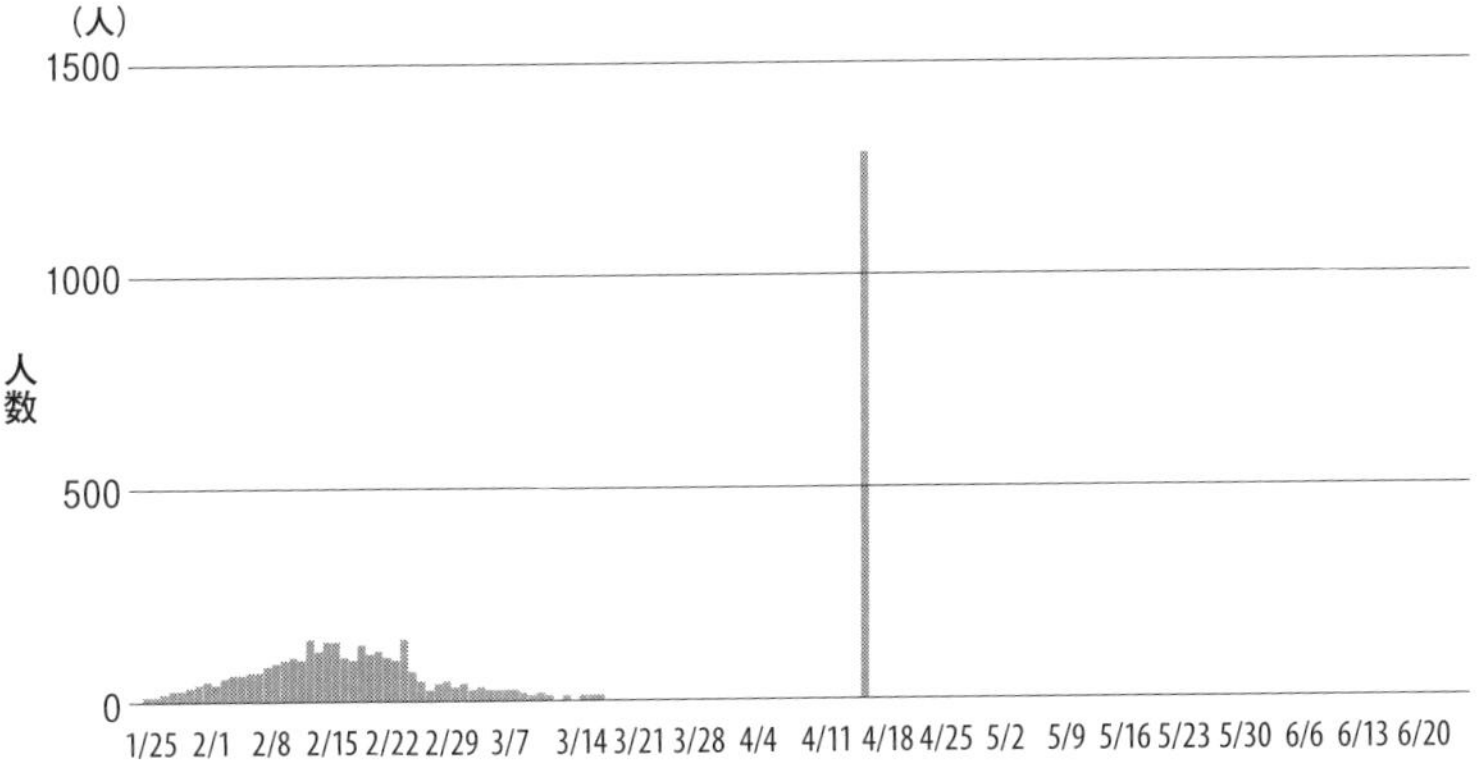

出典：図17～52は全てWorldometer　https://www.worldometers.info/coronavirus/ より

■図19　韓国における１日当たり新規感染者数

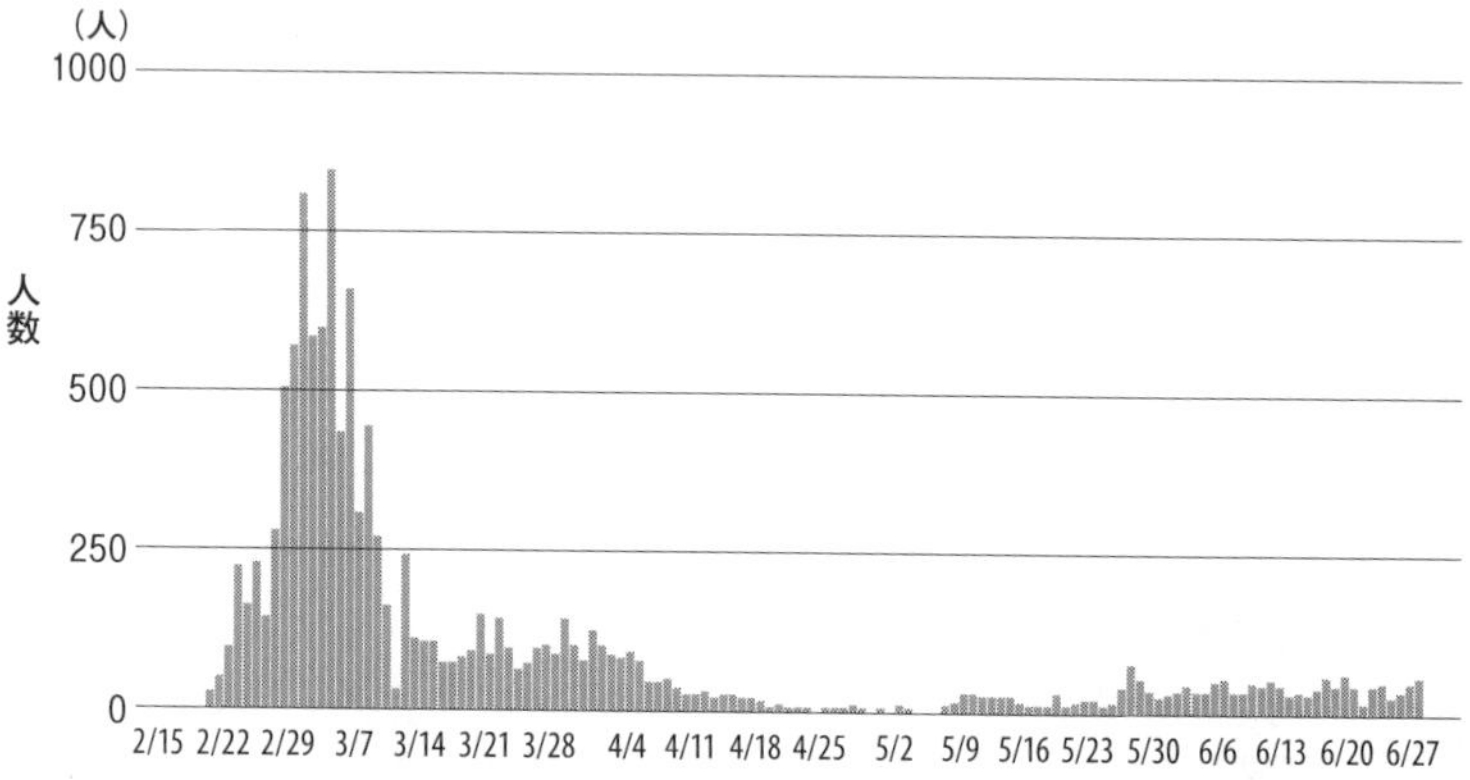

■図20　韓国における１日当たり死者数

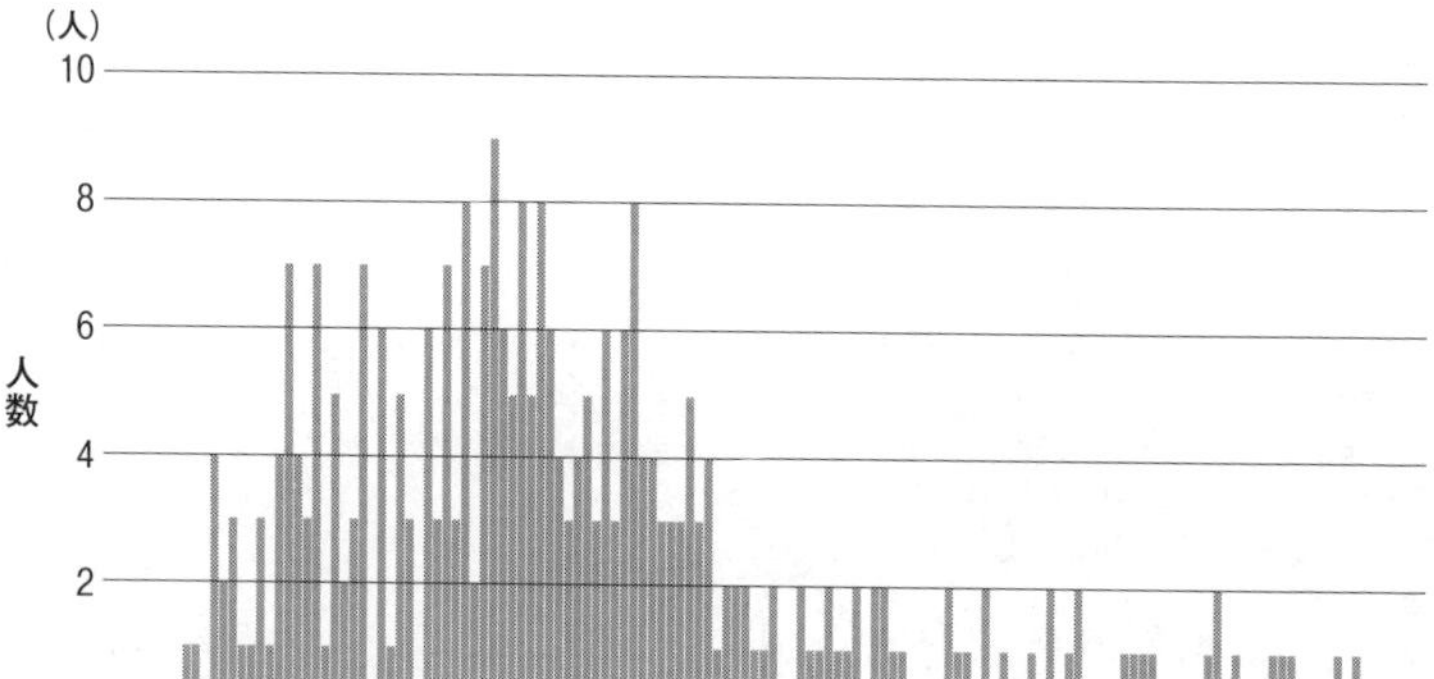

■図21　台湾における1日当たり新規感染者数

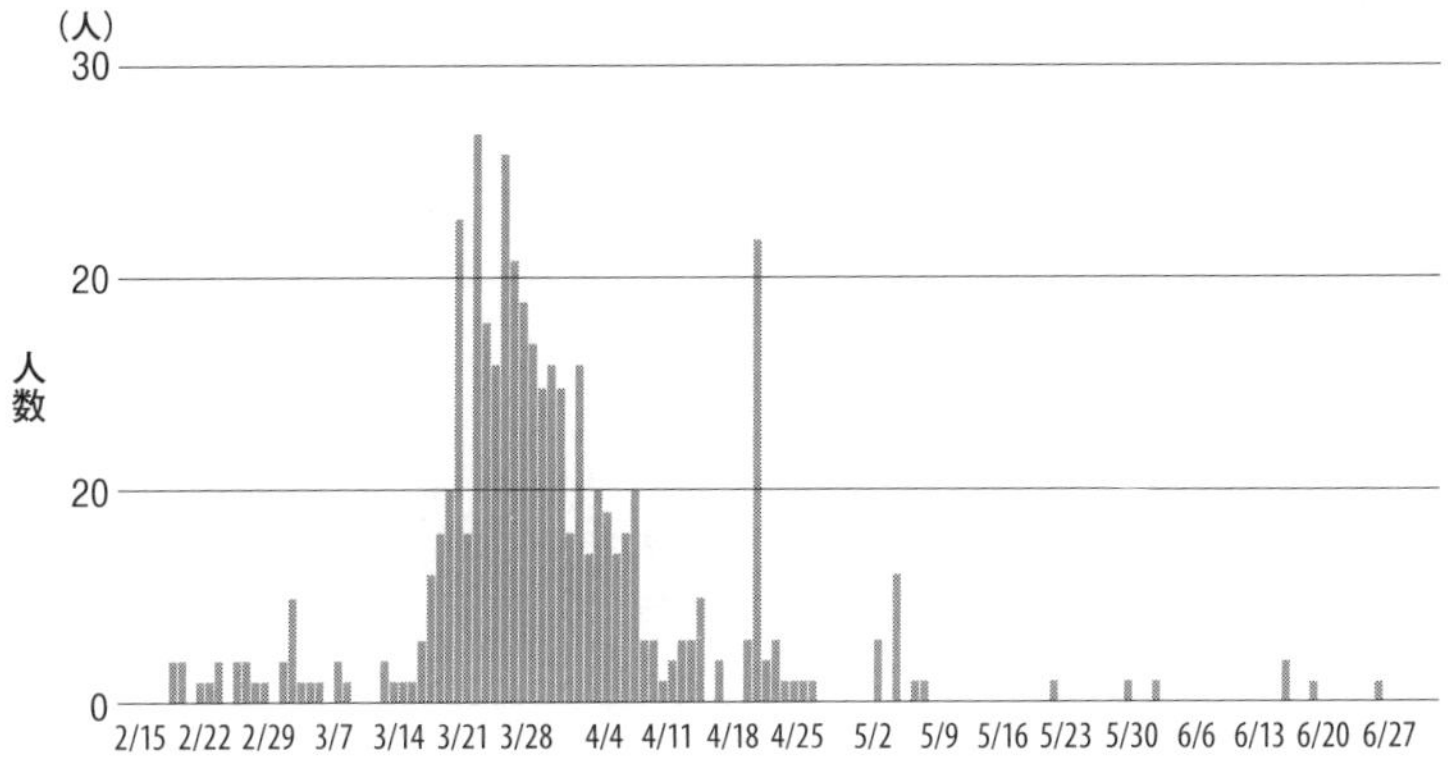

■図22　台湾における1日当たり死者数

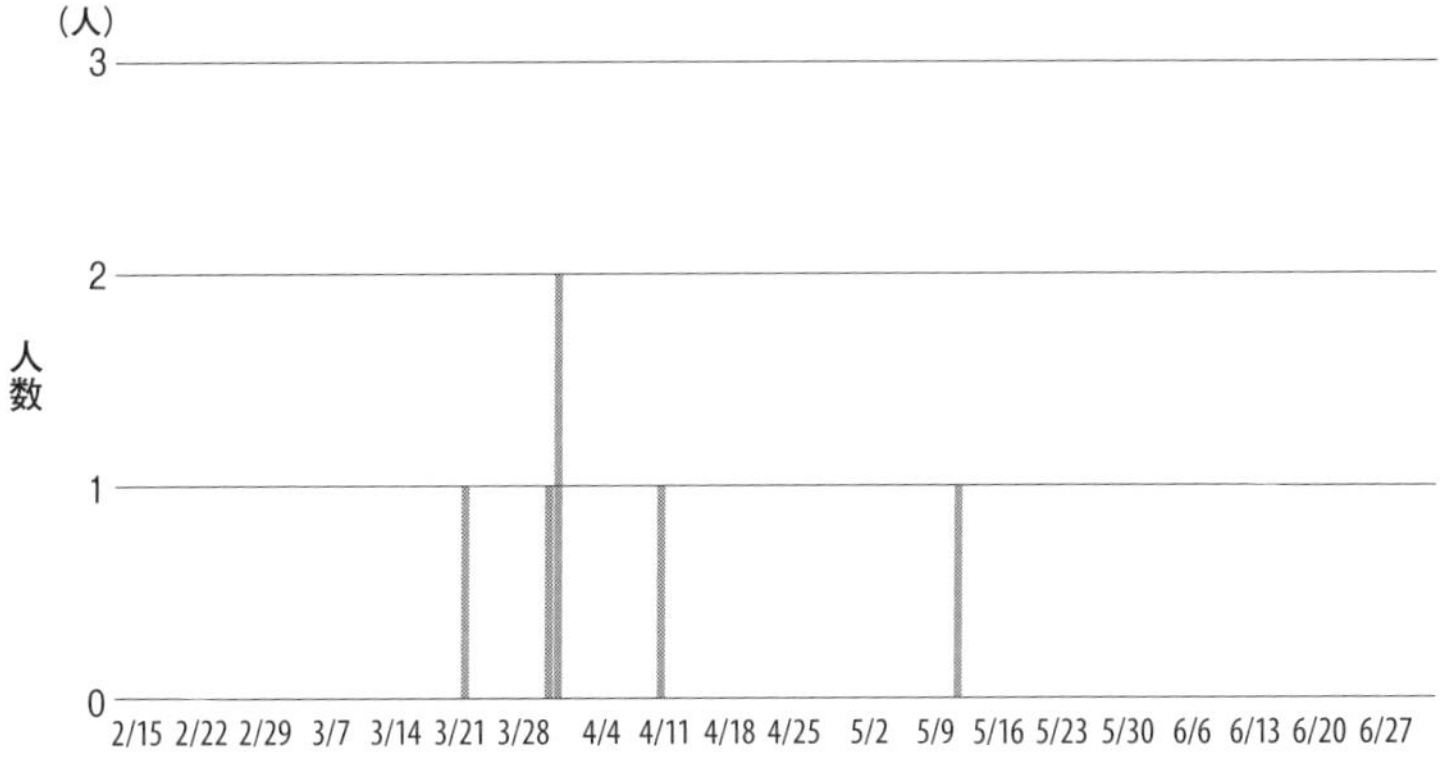

■図23　シンガポールにおける１日当たり新規感染者数

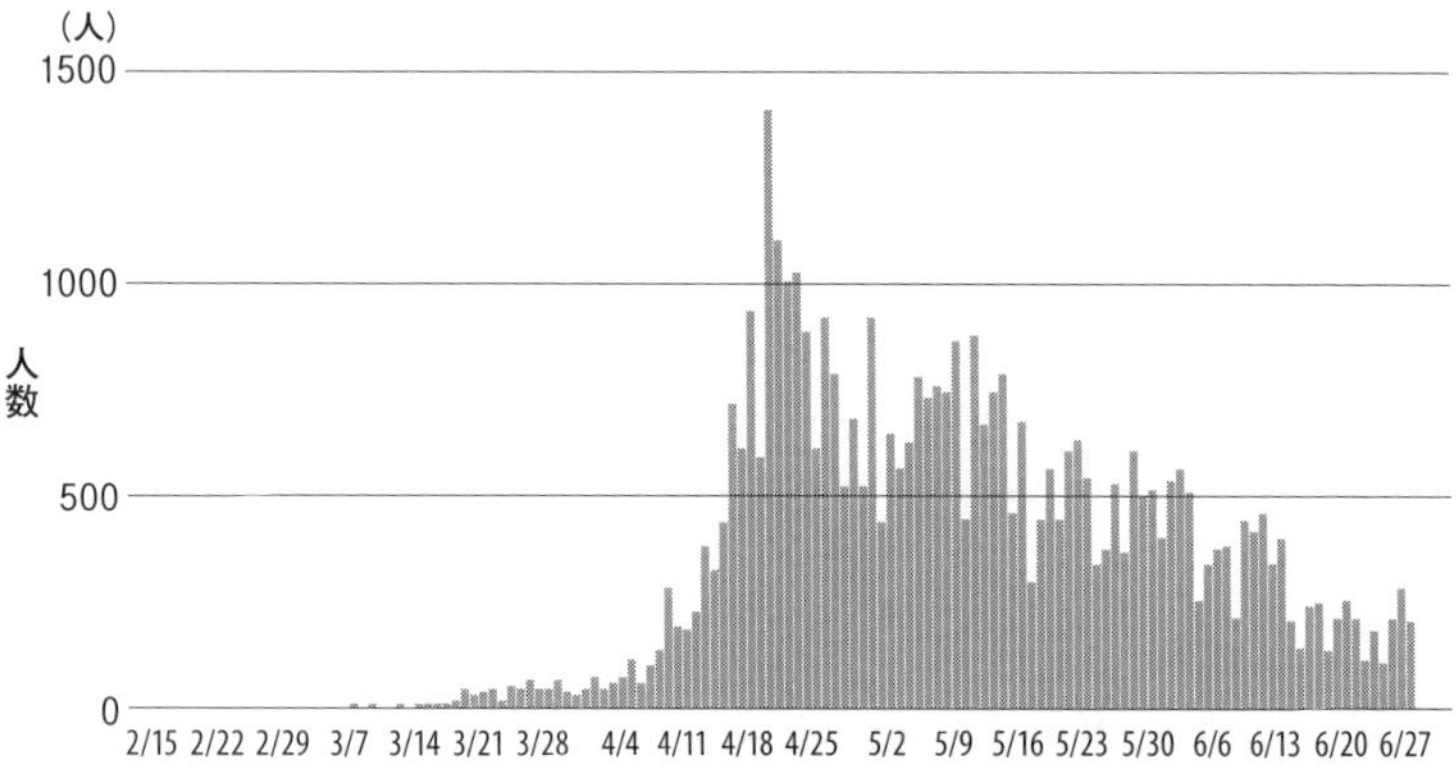

■図24　シンガポールにおける１日当たり死者数

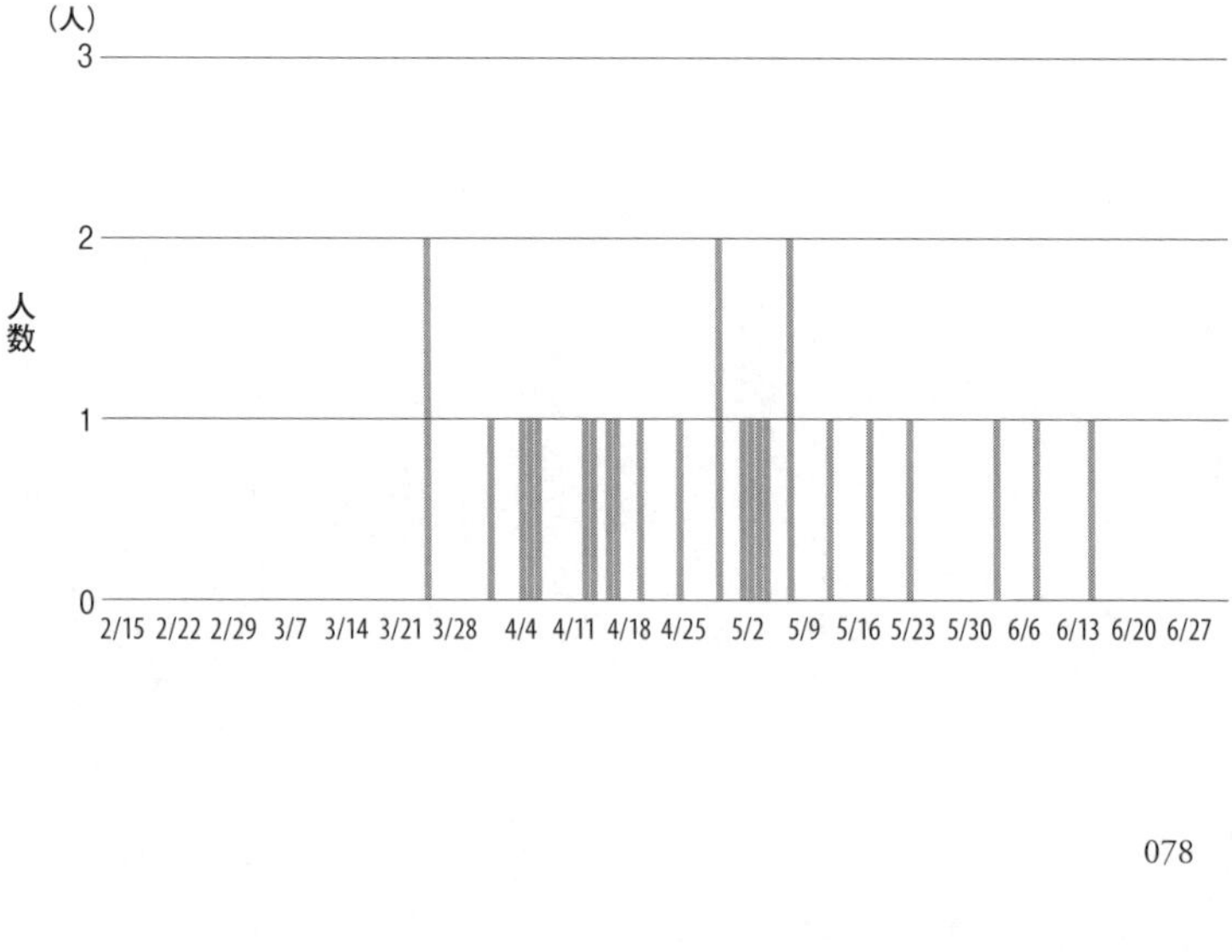

■図25　ニュージーランドにおける１日当たり新規感染者数

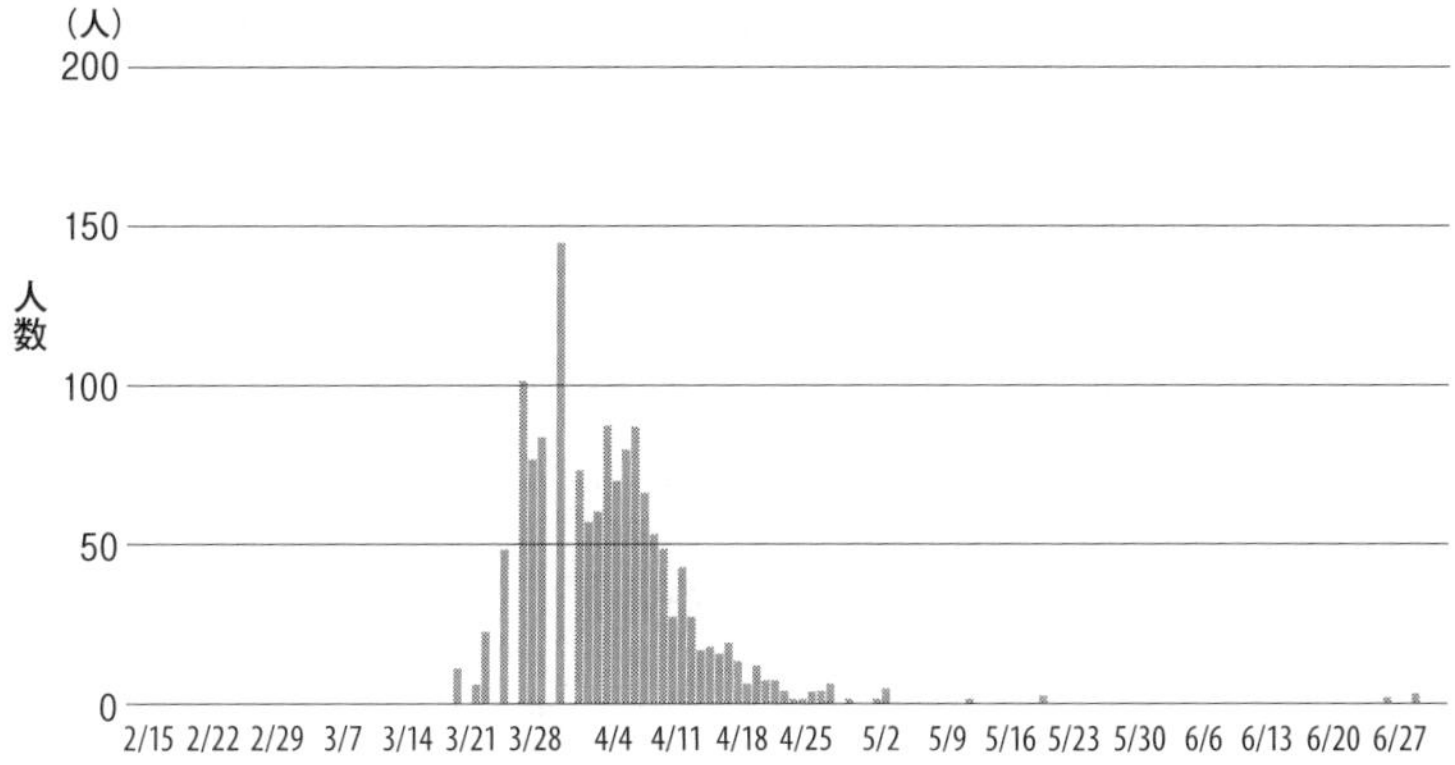

■図26　ニュージーランドにおける１日当たり死者数

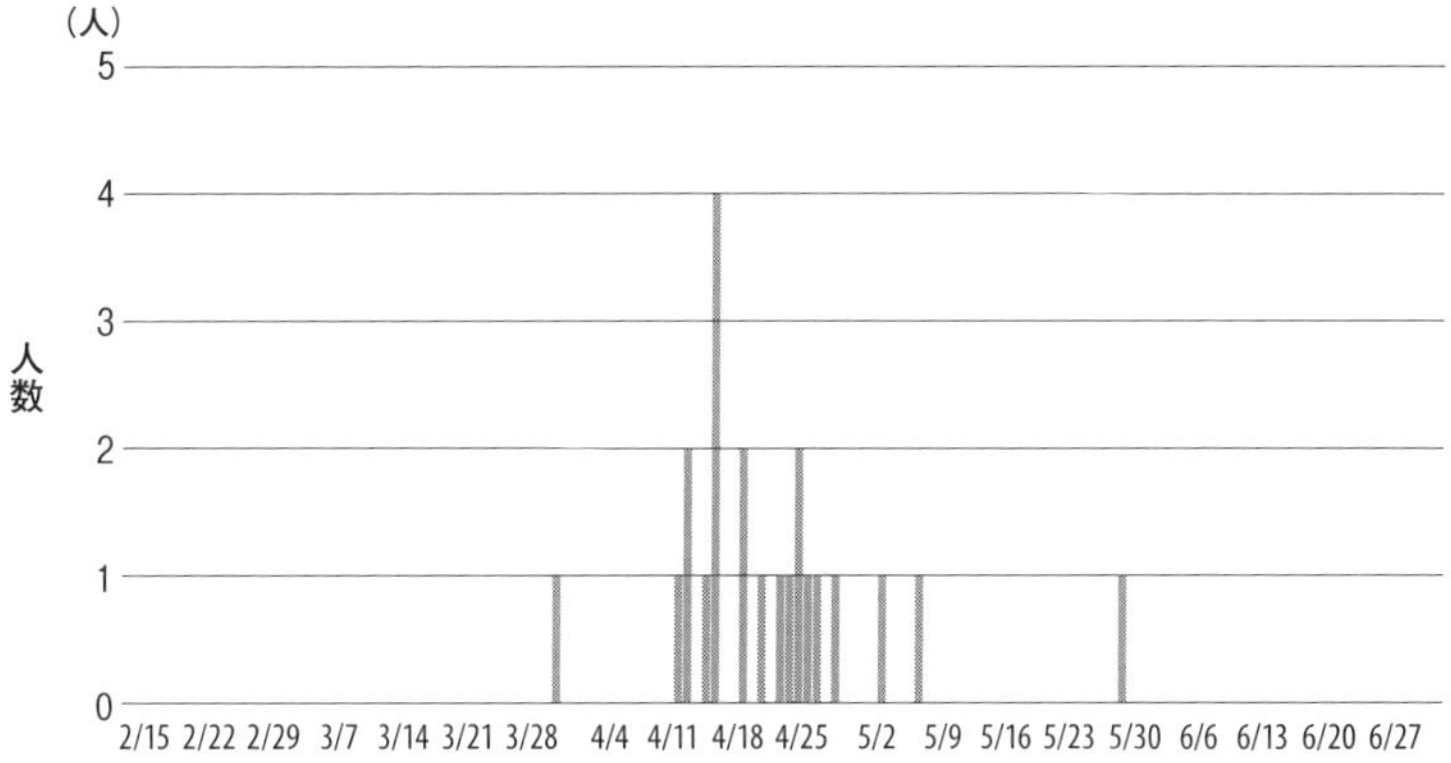

■図27　オーストラリアにおける１日当たり新規感染者数

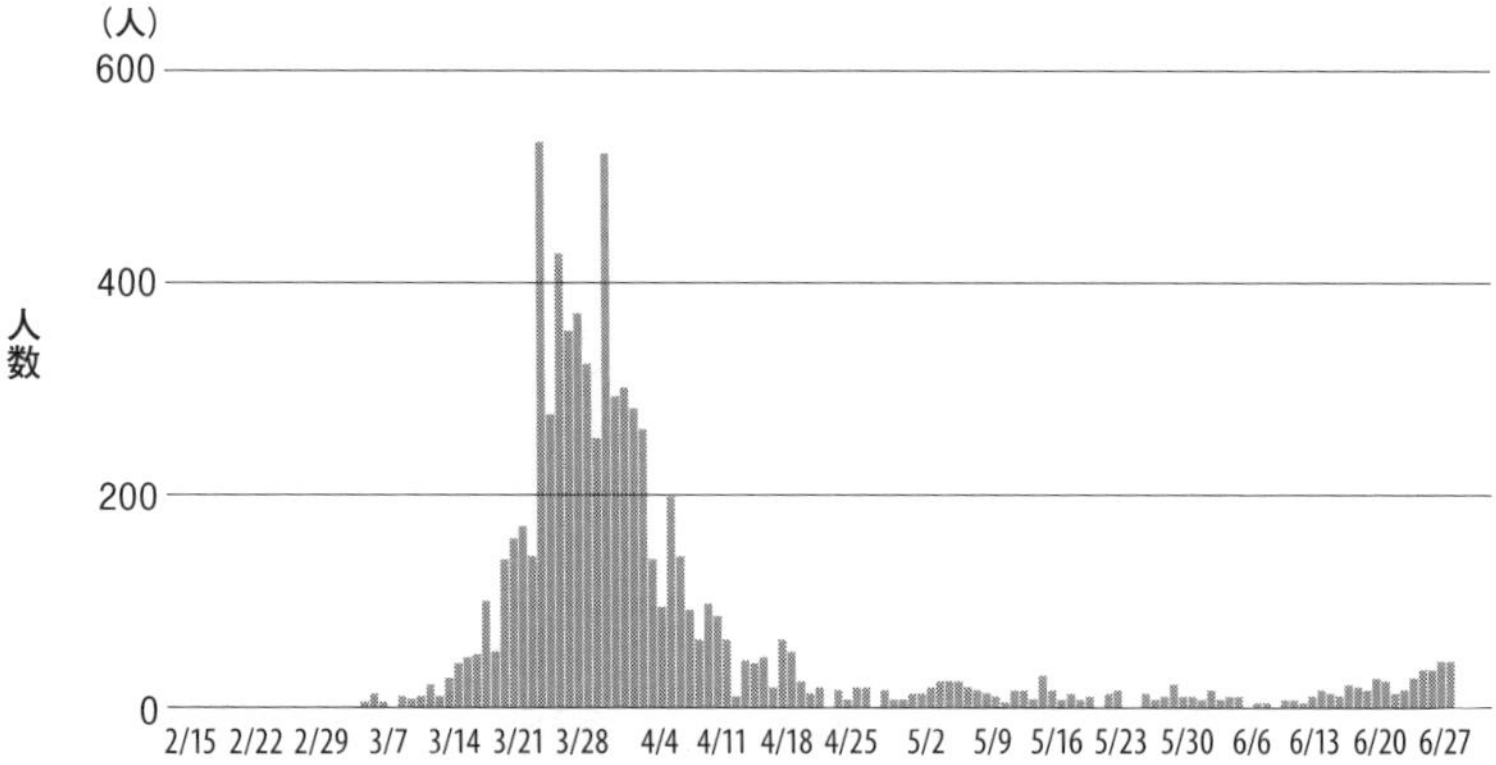

■図28　オーストラリアにおける１日当たり死者数

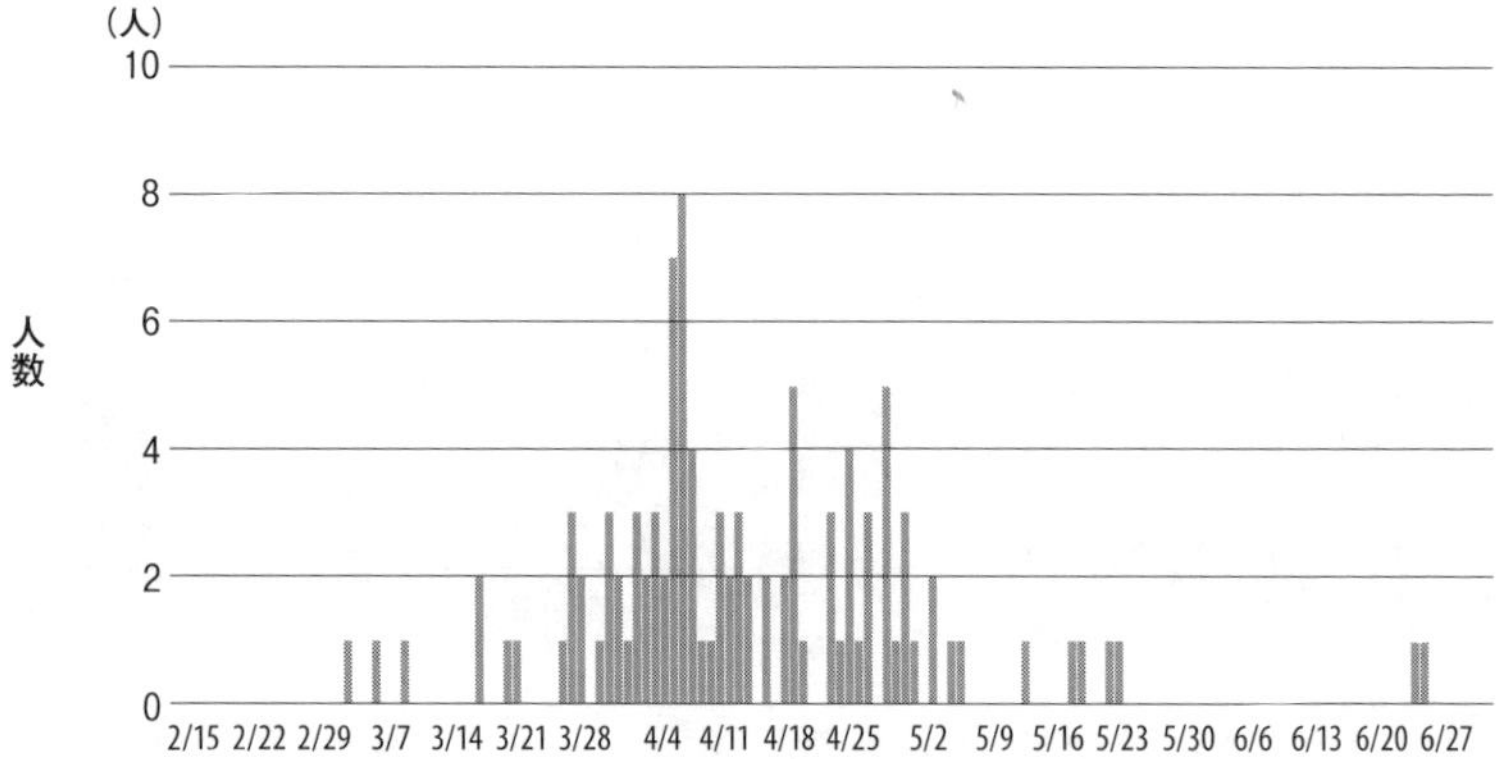

■図29　イタリアにおける1日当たり新規感染者数

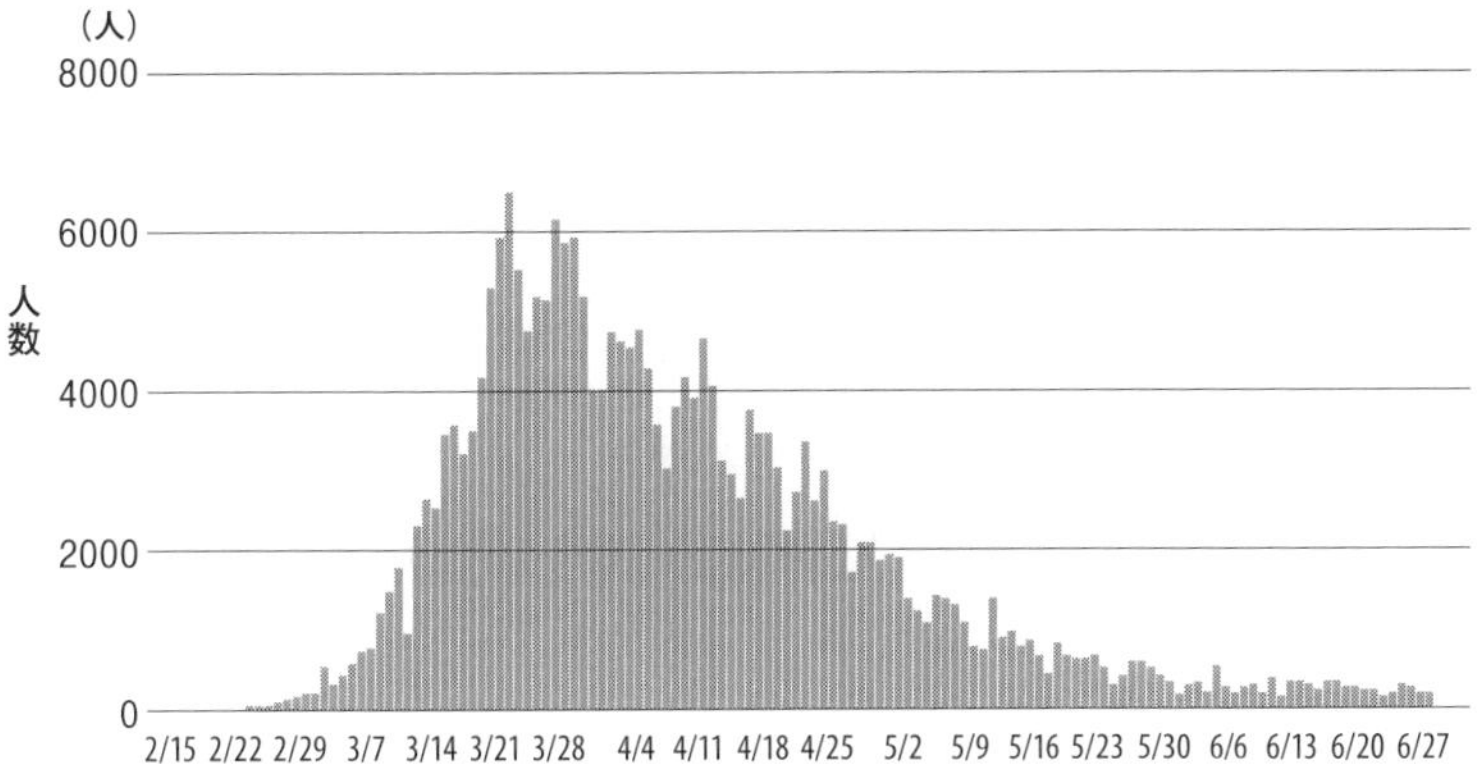

■図30　イタリアにおける1日当たり死者数

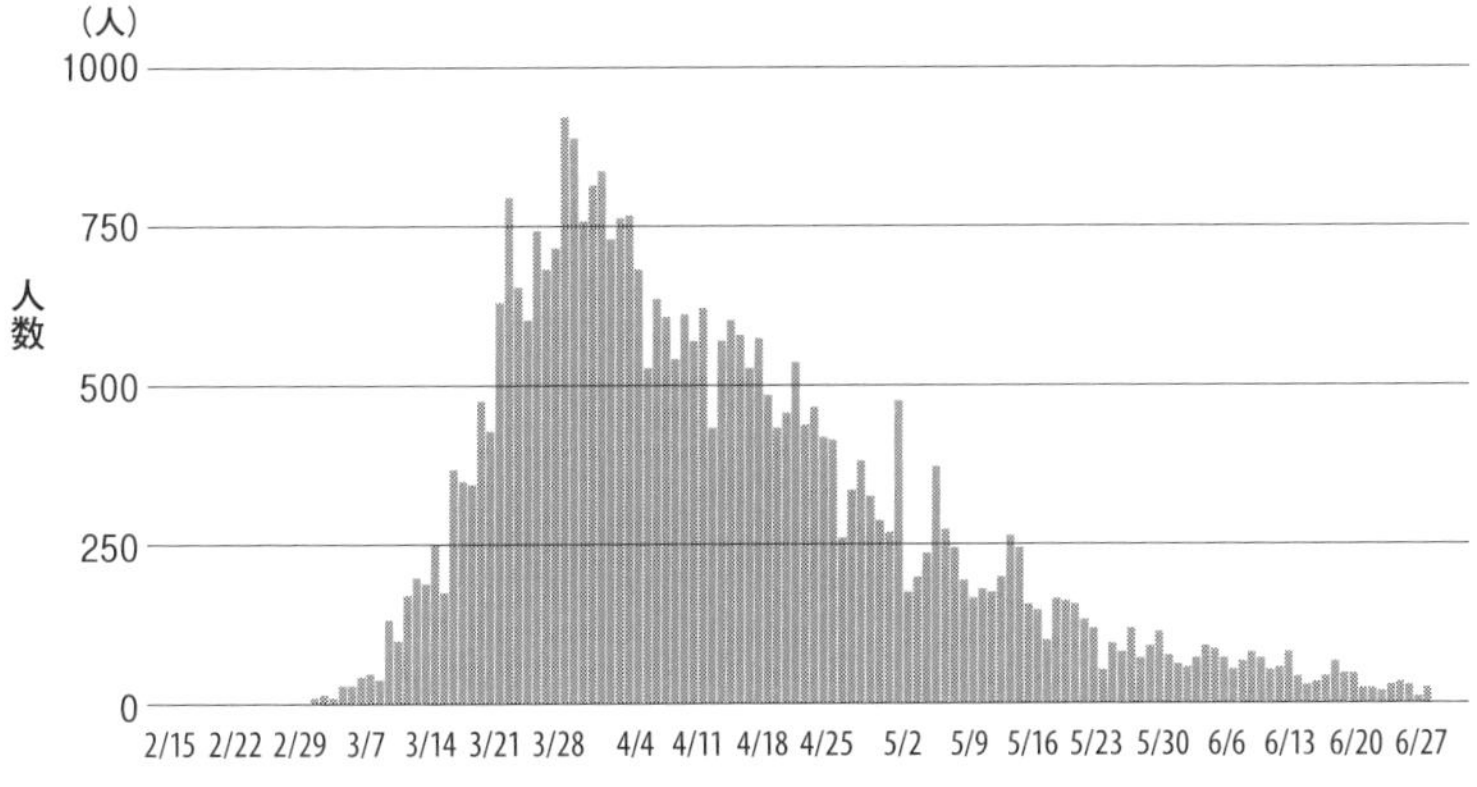

■図31　スペインにおける１日当たり新規感染者数

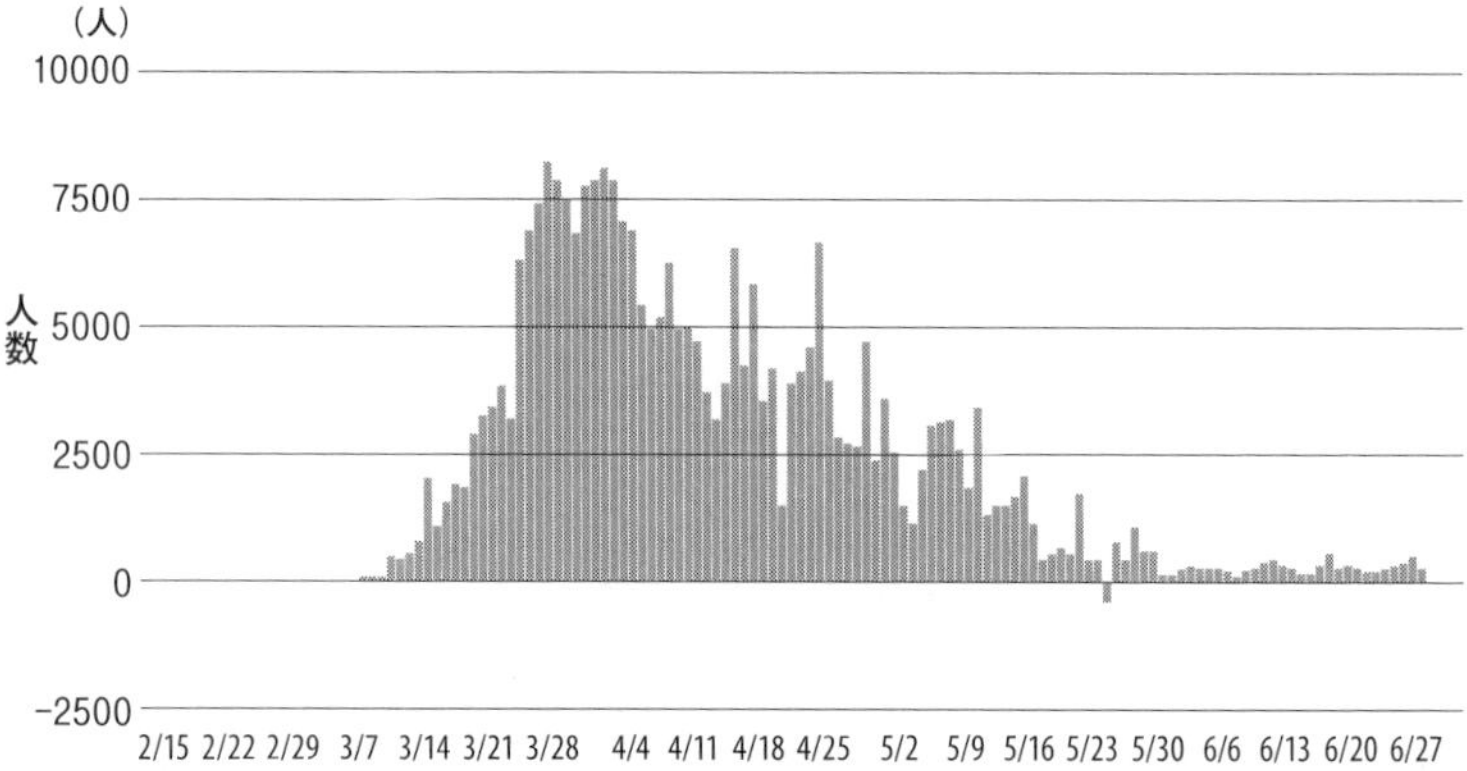

■図32　スペインにおける１日当たり死者数

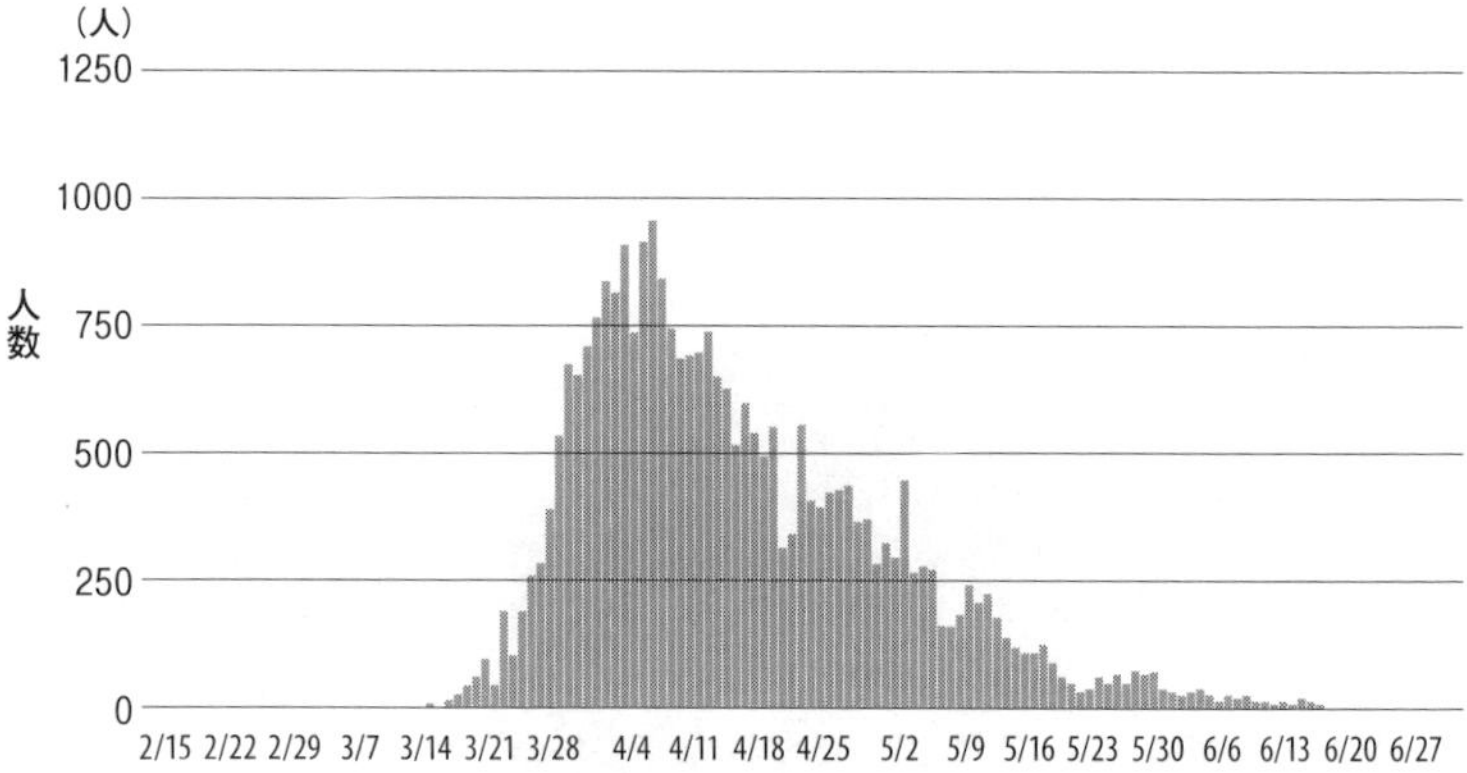

■図33　イギリスにおける１日当たり新規感染者数

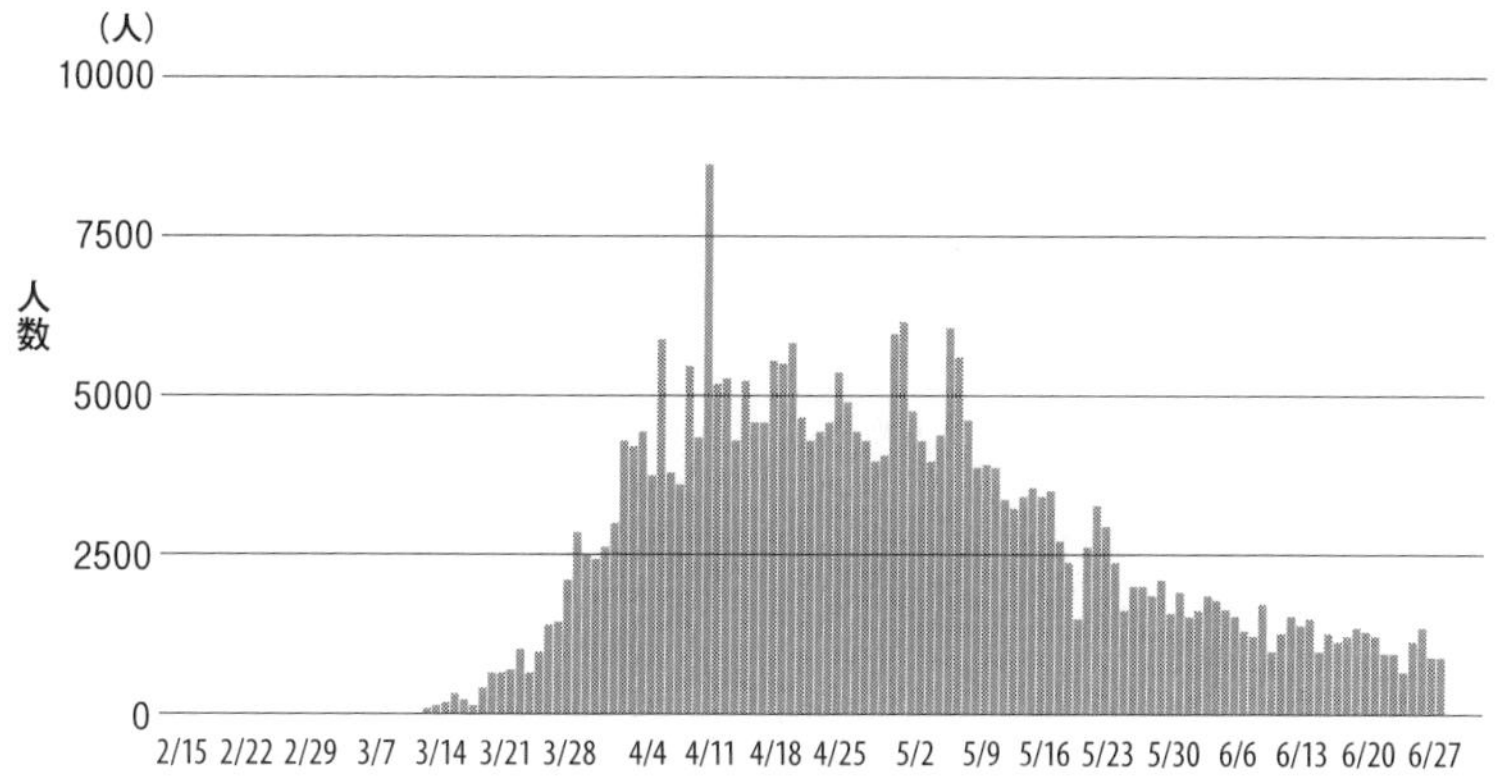

■図34　イギリスにおける１日当たり死者数

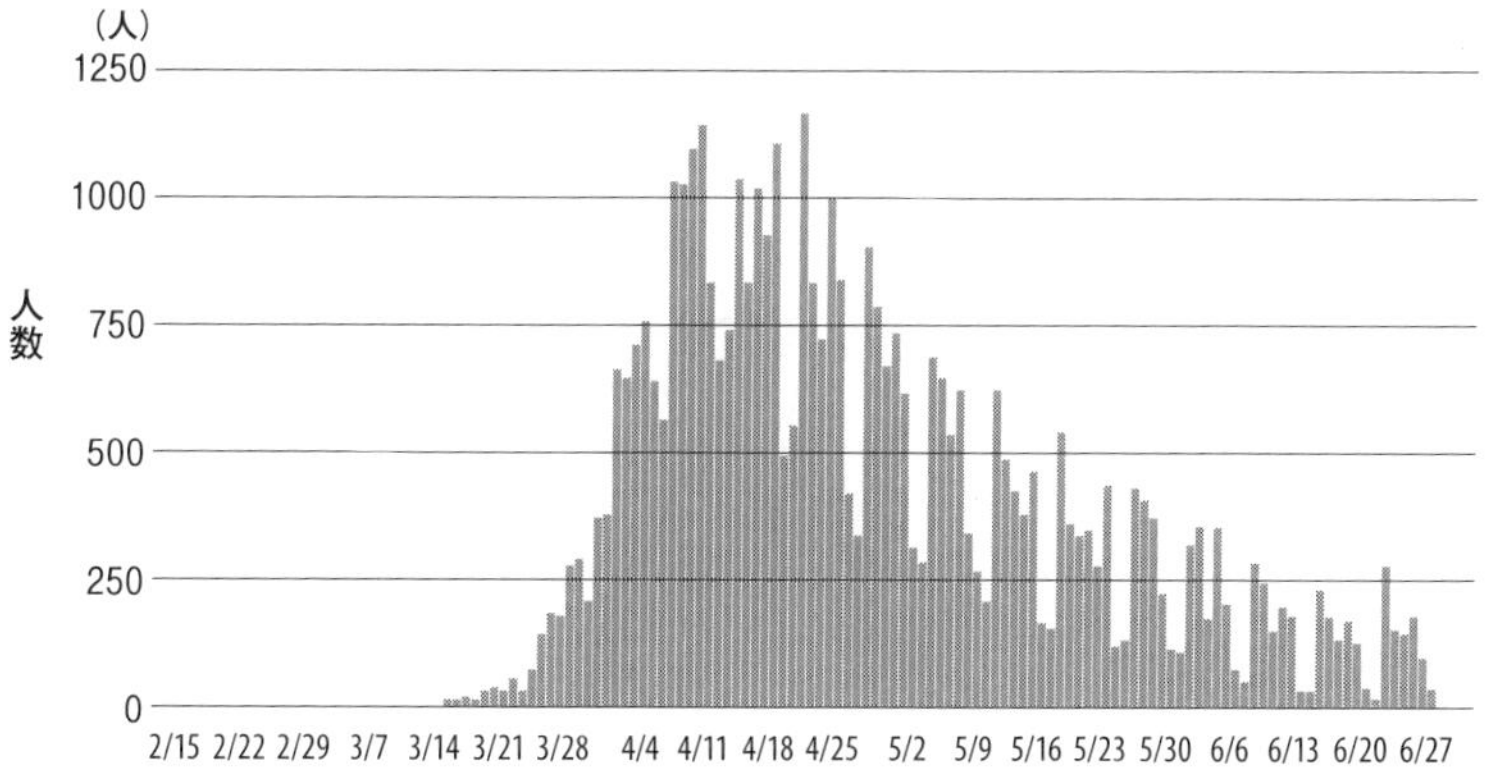

■図35　ドイツにおける１日当たり新規感染者数

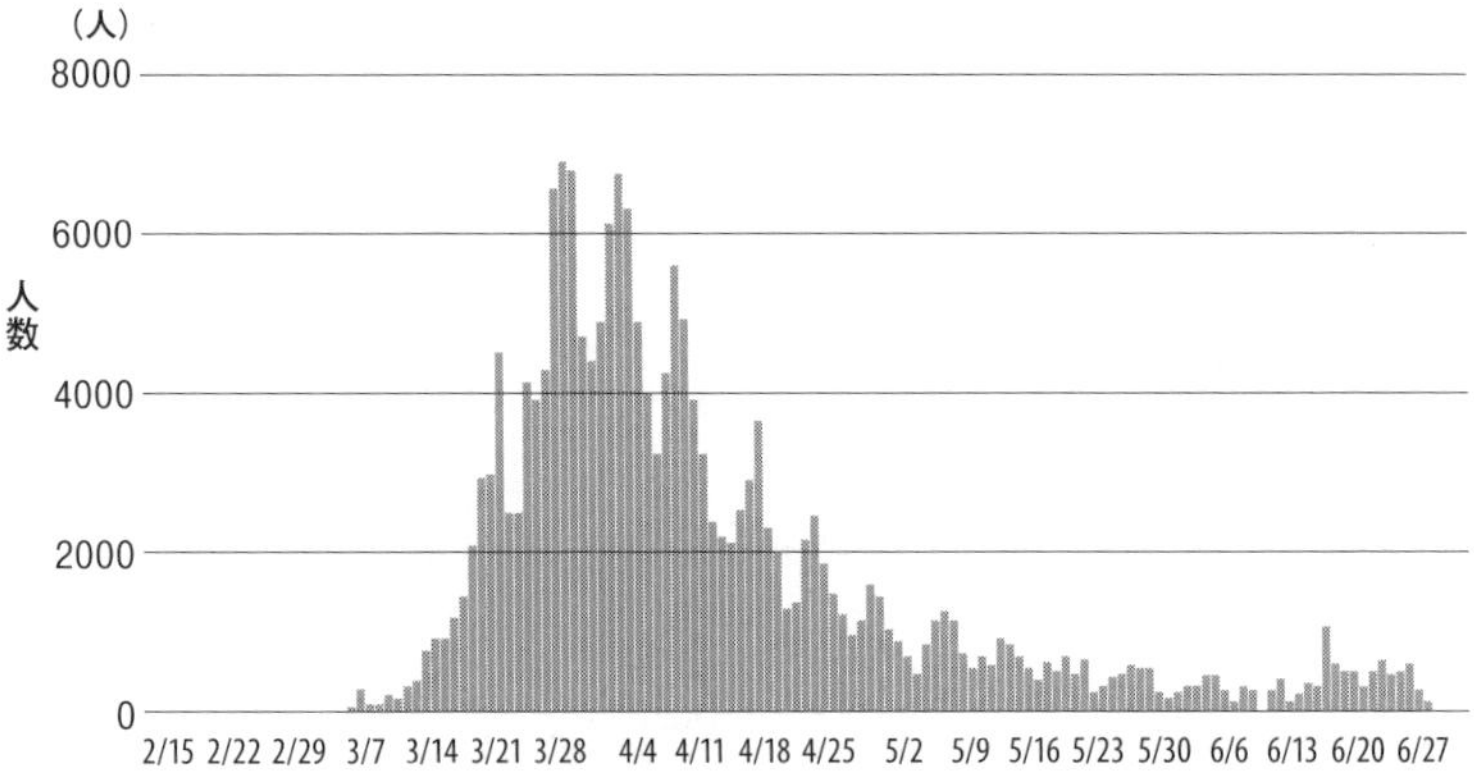

■図36　ドイツにおける１日当たり死者数

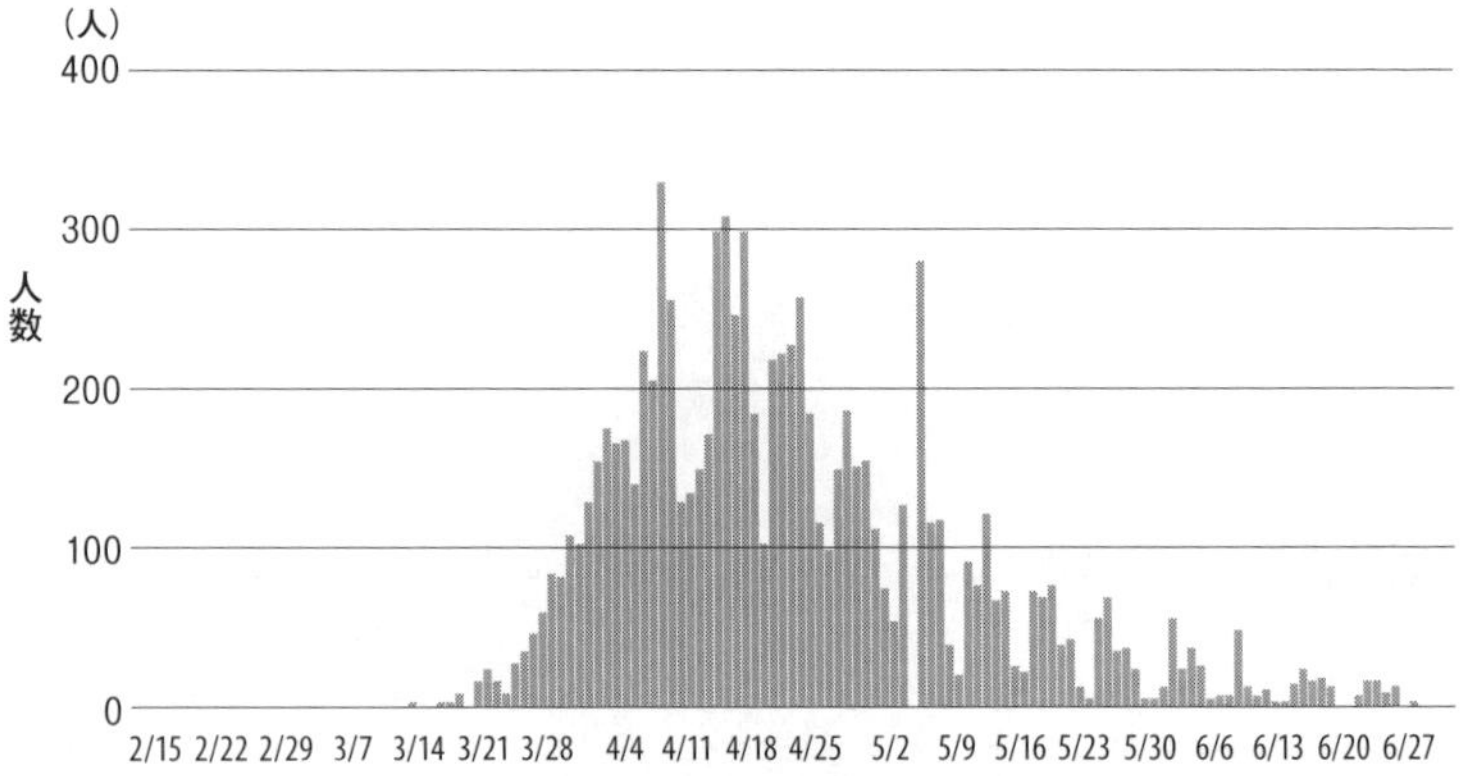

■図37　スウェーデンにおける１日当たり新規感染者数

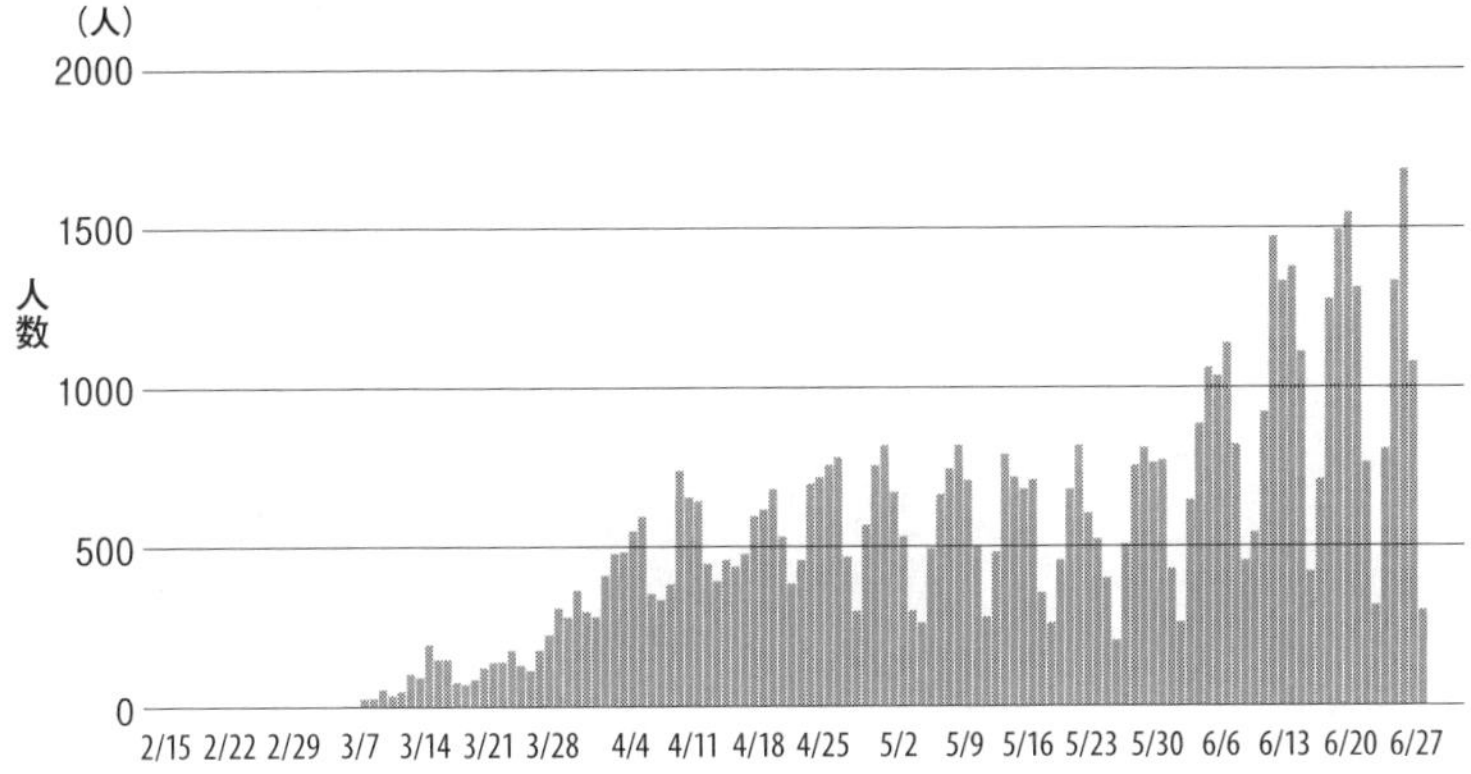

■図38　スウェーデンにおける１日当たり死者数

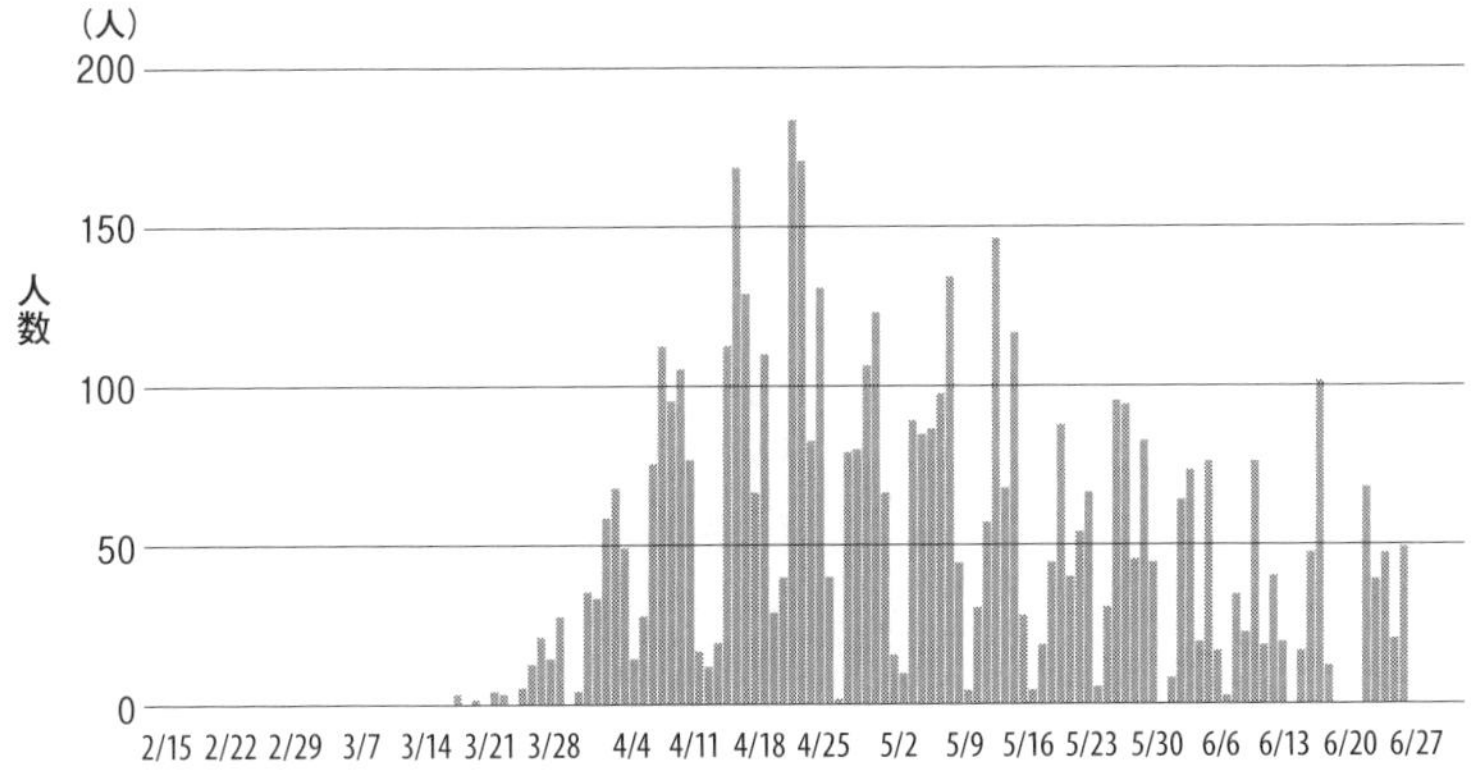

■図39　アメリカにおける１日当たり新規感染者数

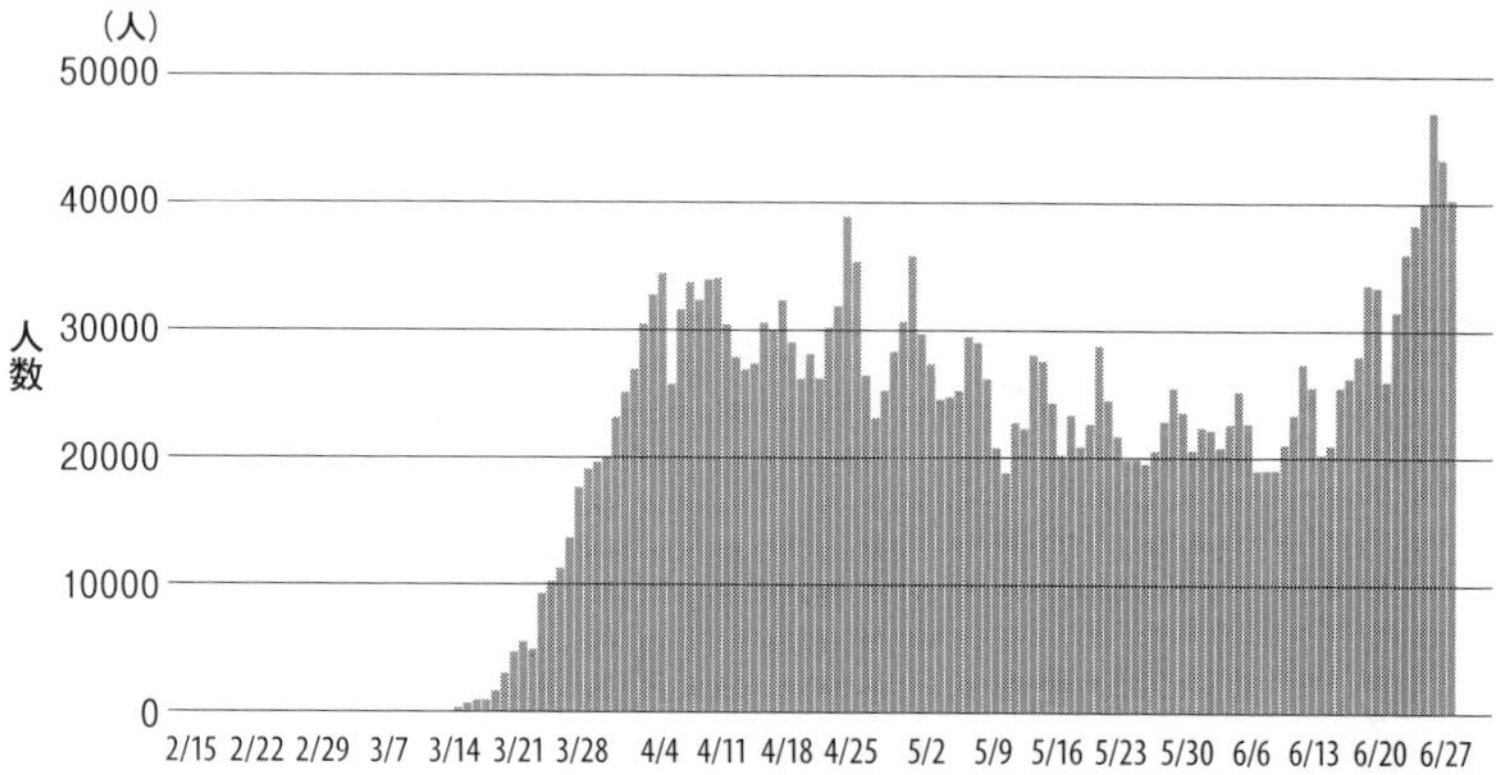

■図40　アメリカにおける１日当たり死者数

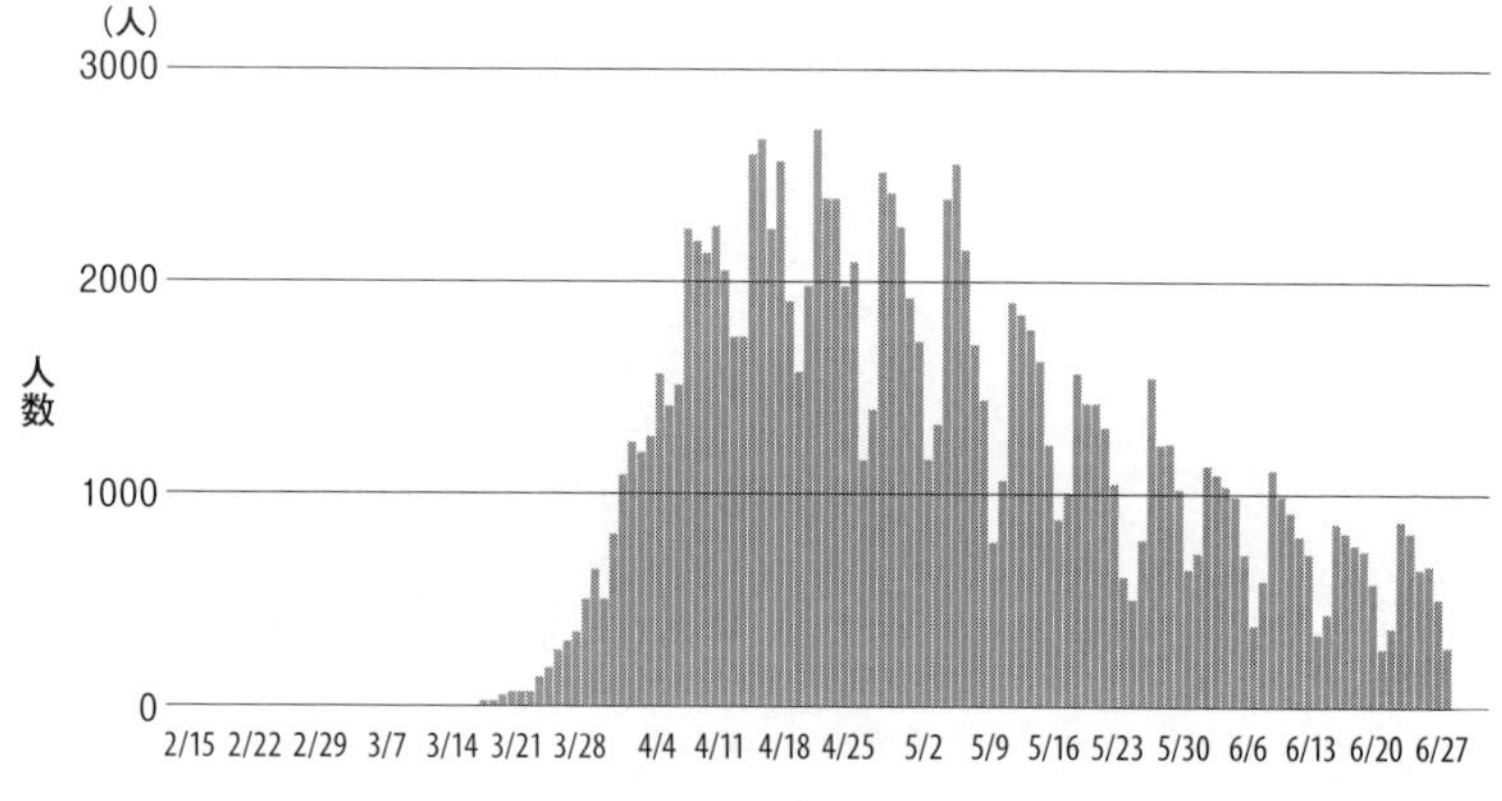

■図41　イランにおける１日当たり新規感染者数

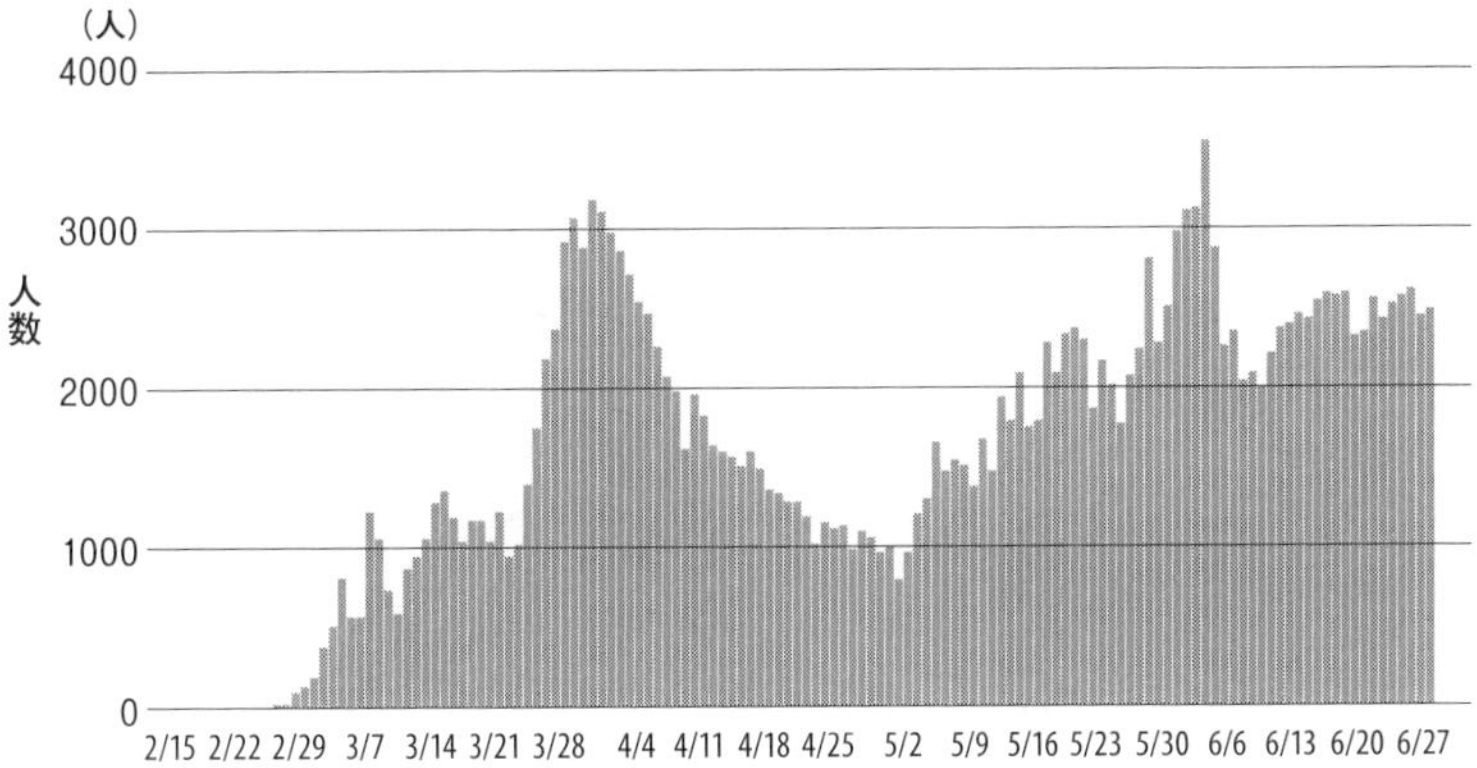

■図42　イランにおける１日当たり死者数

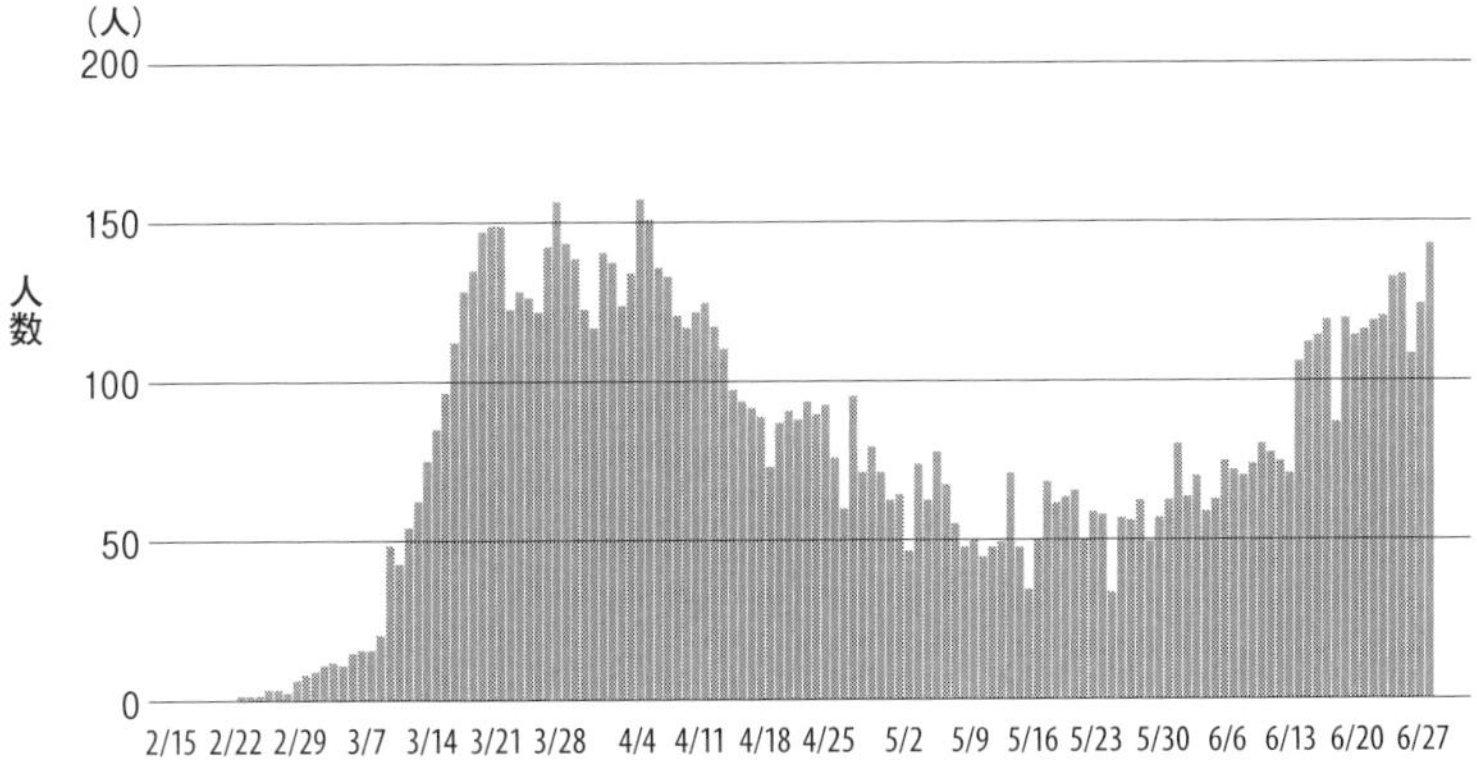

■図43　ロシアにおける１日当たり新規感染者数

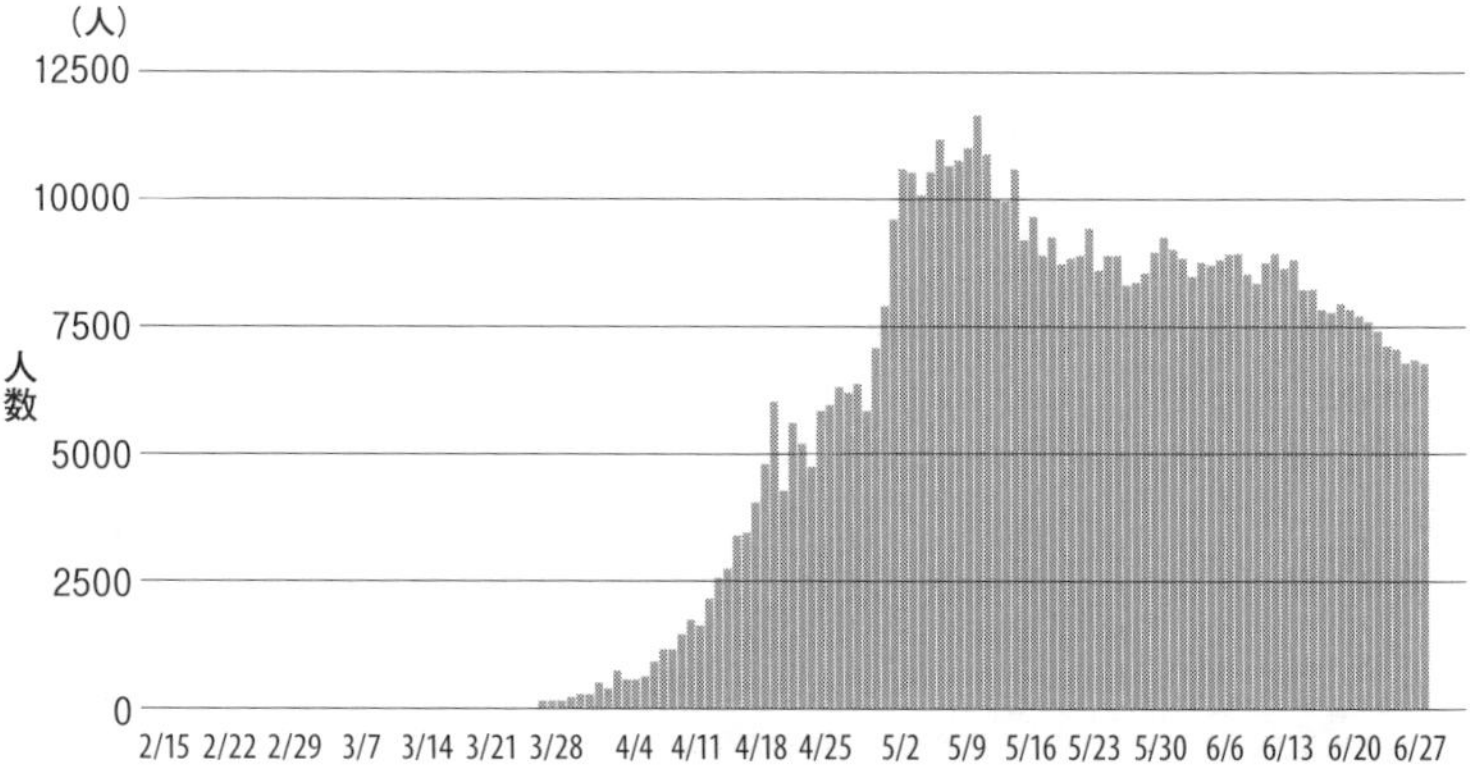

■図44　ロシアにおける１日当たり死者数

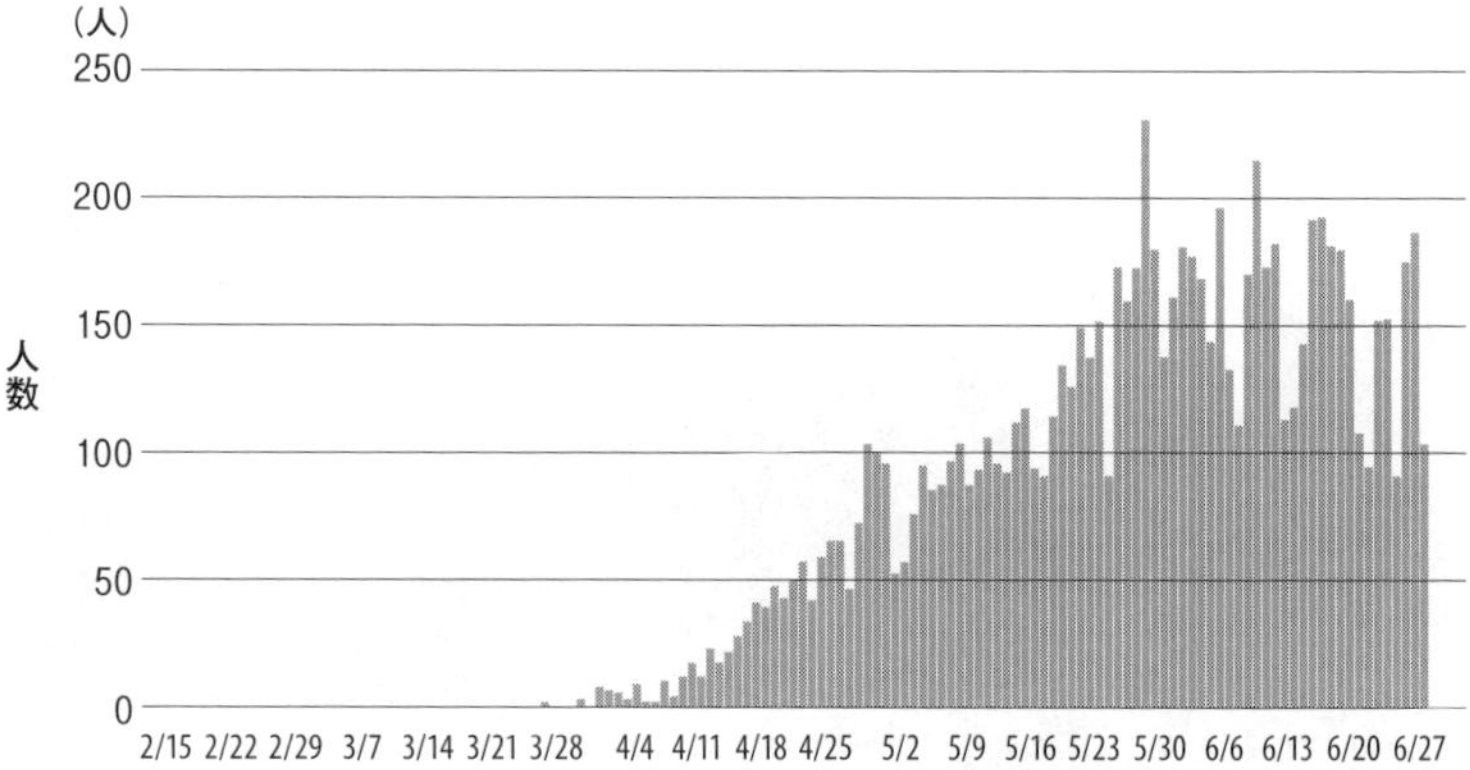

■図45　インドにおける１日当たり新規感染者数

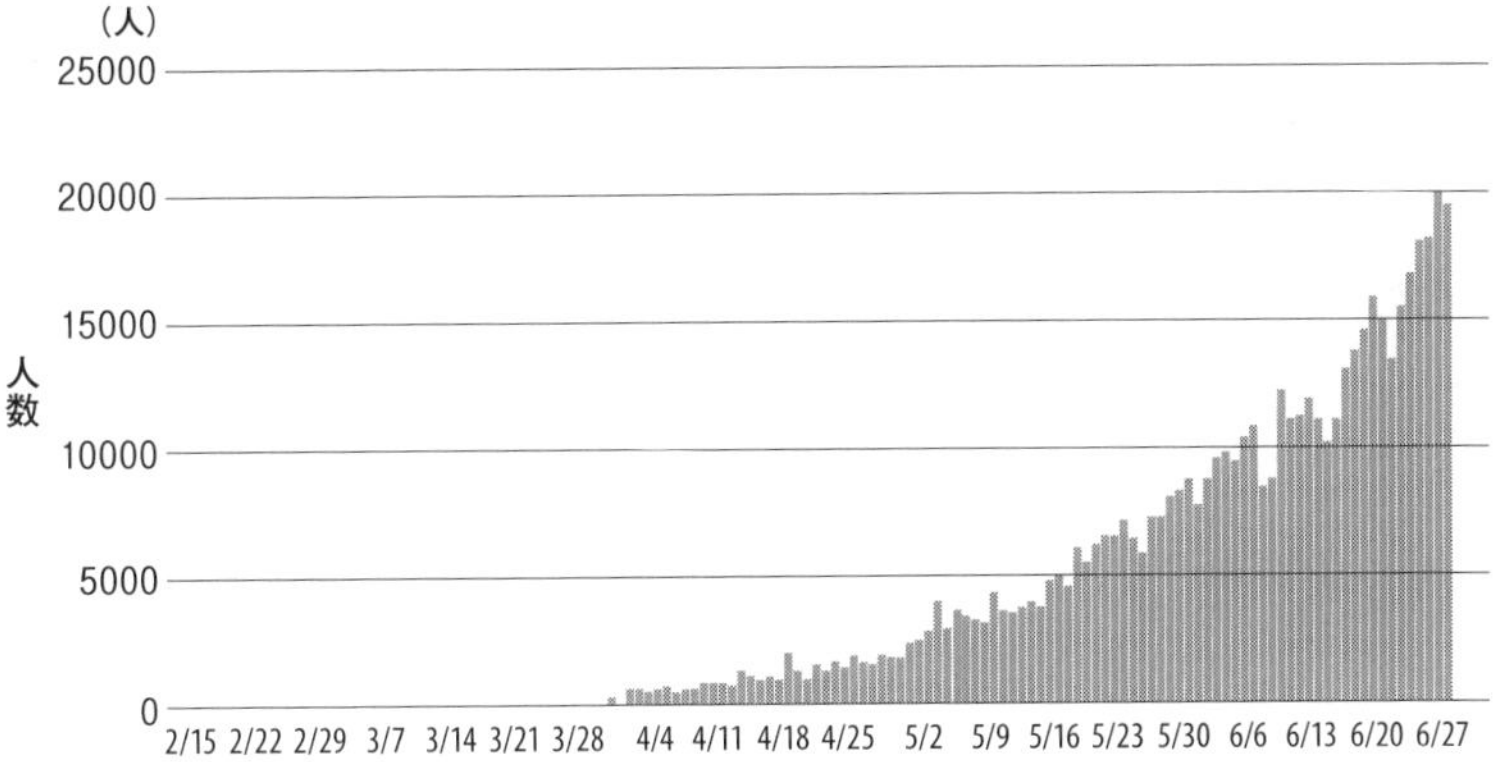

■図46　インドにおける１日当たり死者数

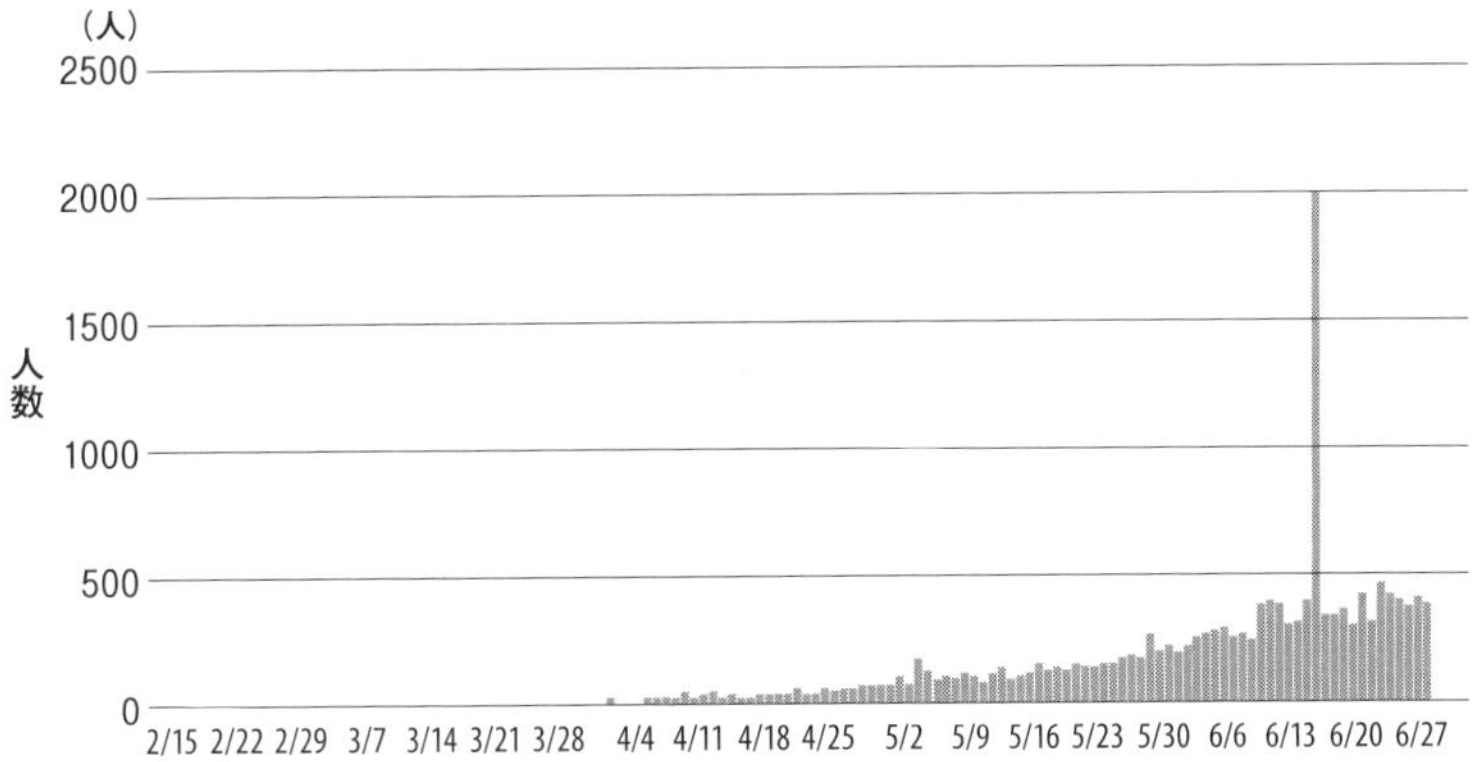

■図47　ブラジルにおける１日当たり新規感染者数

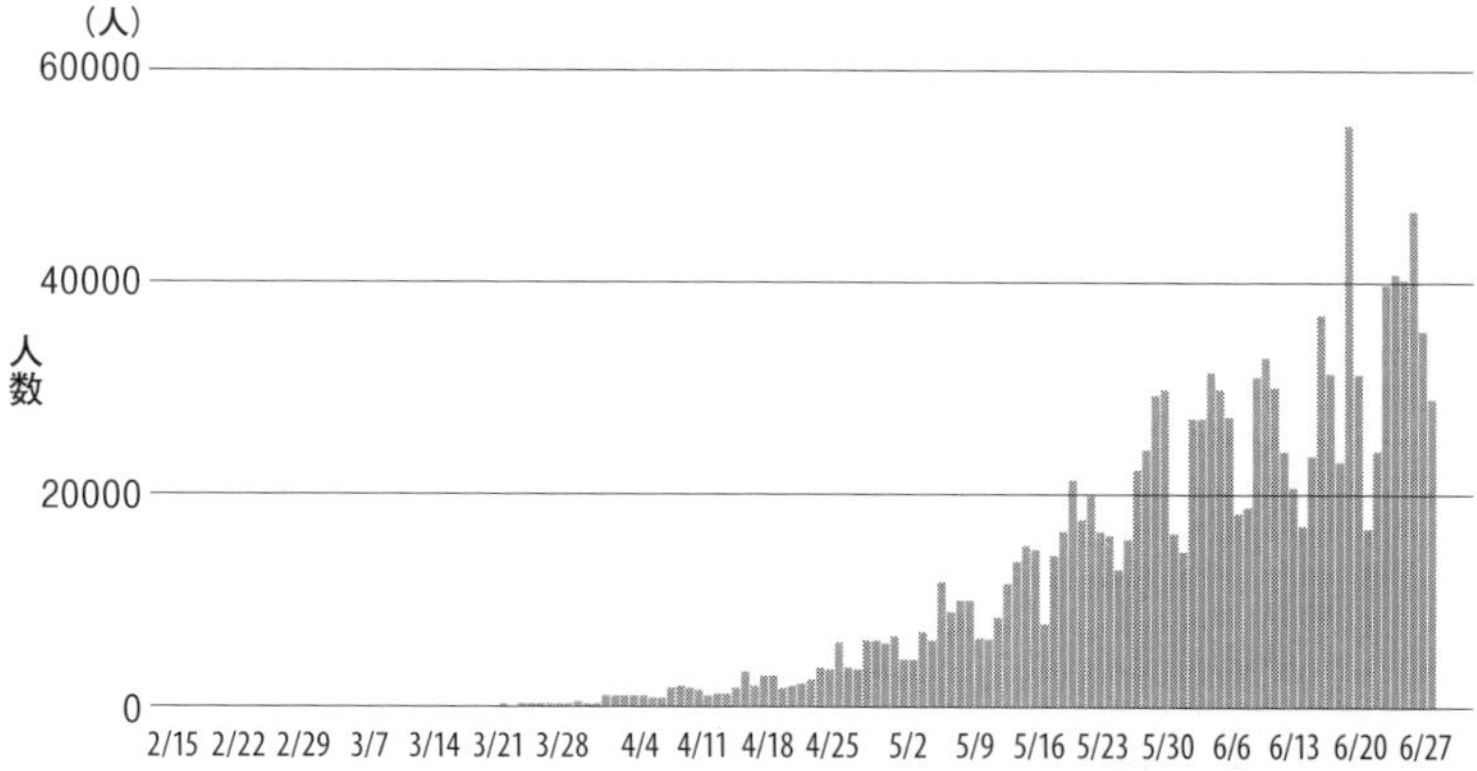

■図48　ブラジルにおける１日当たり死者数

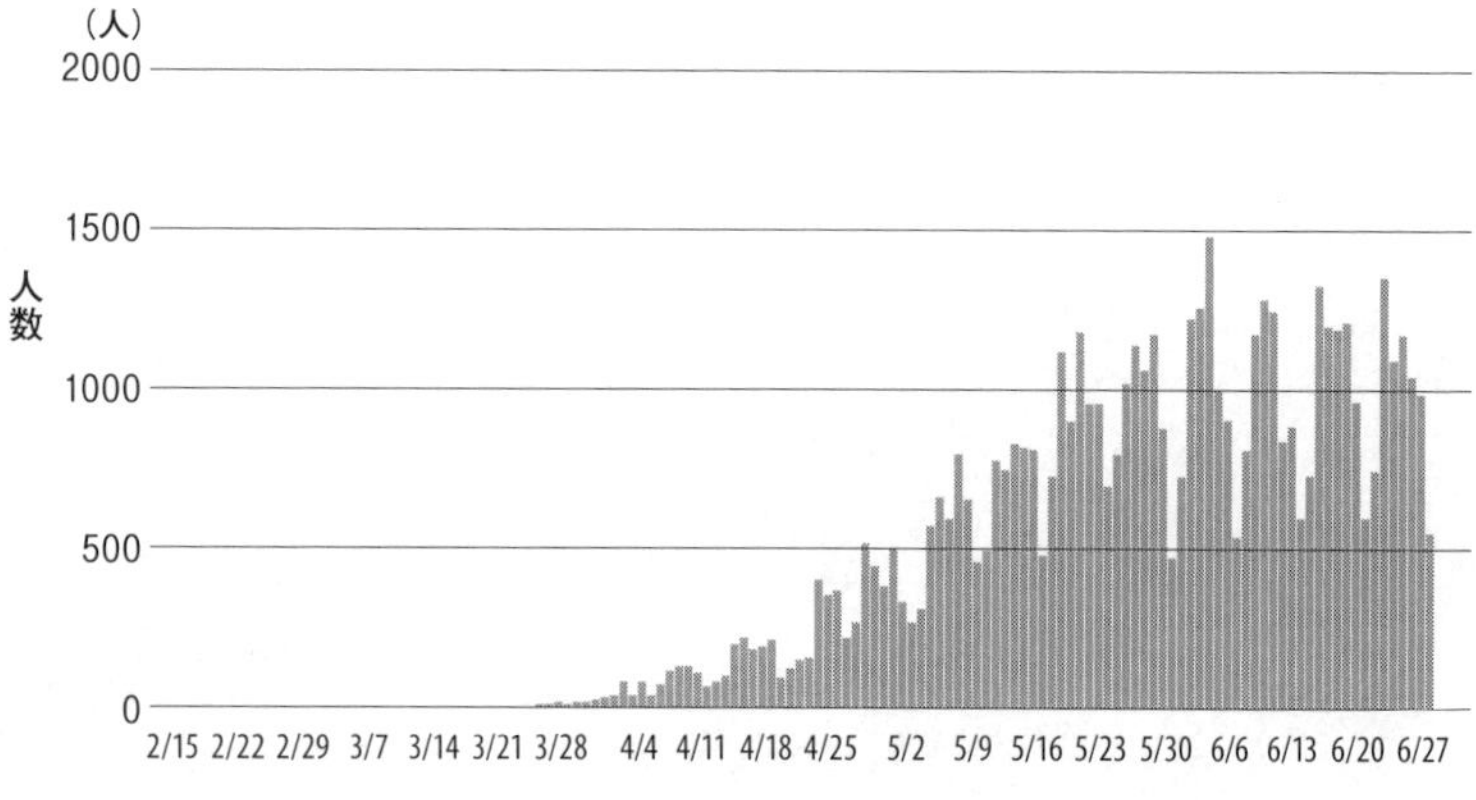

■図49　南アフリカにおける１日当たり新規感染者数

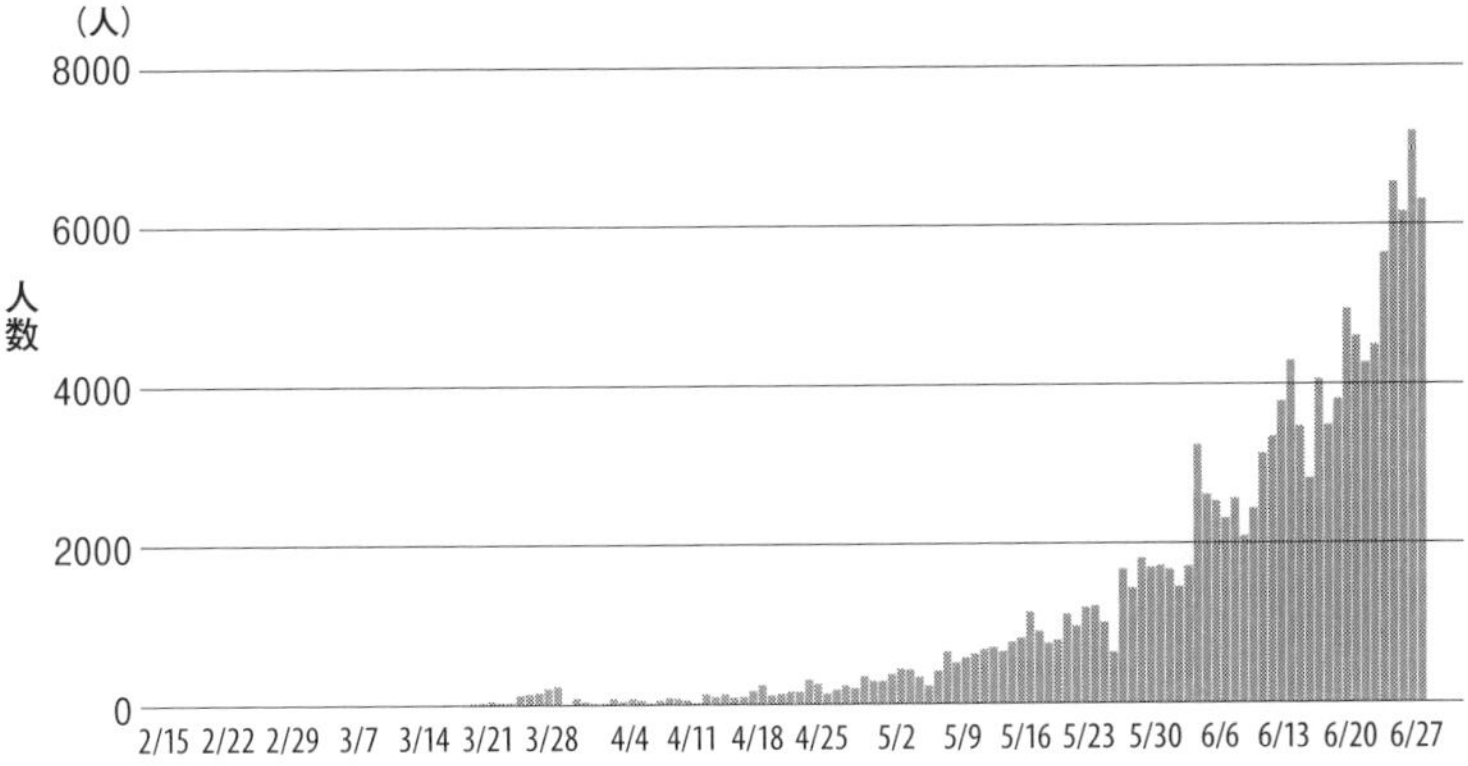

■図50　南アフリカにおける１日当たり死者数

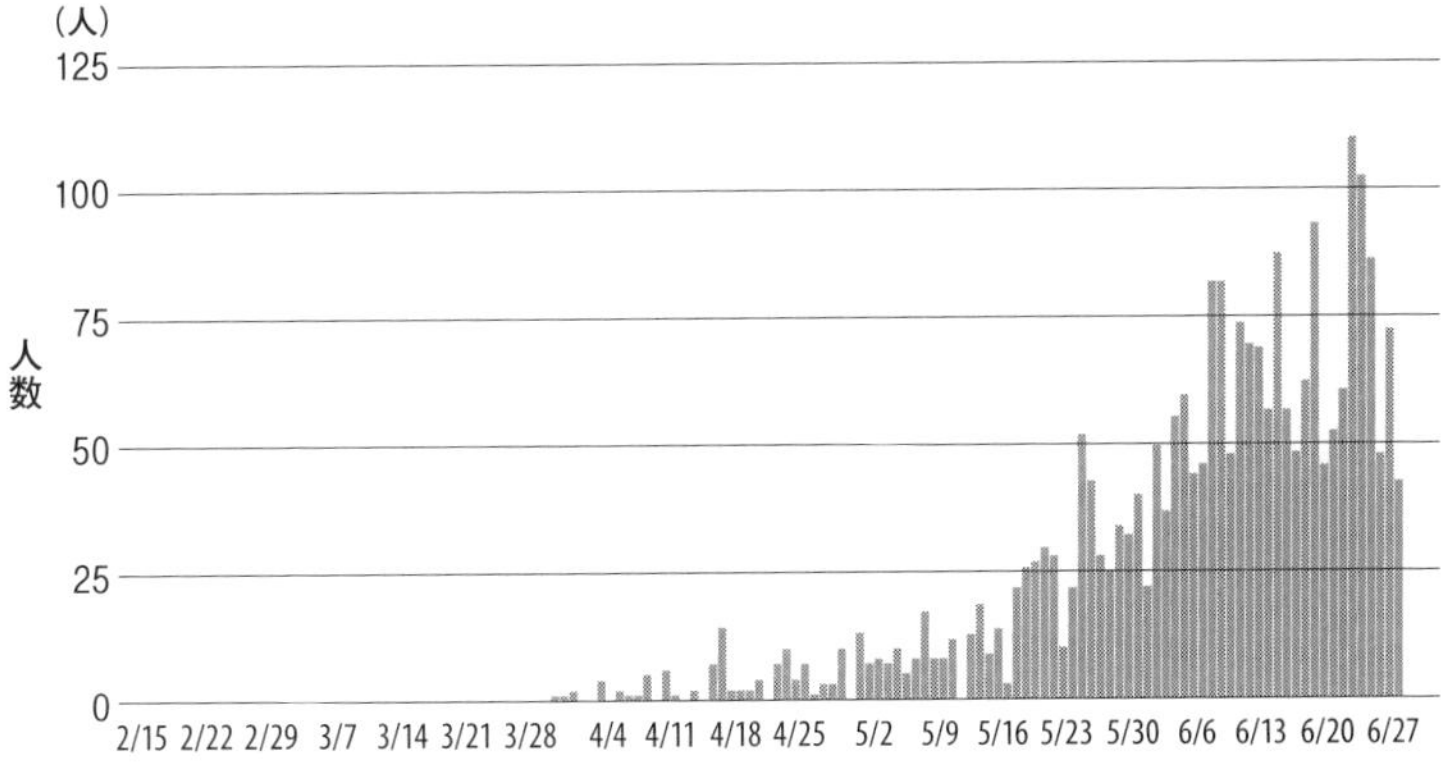

■図51　日本における１日当たり新規感染者数

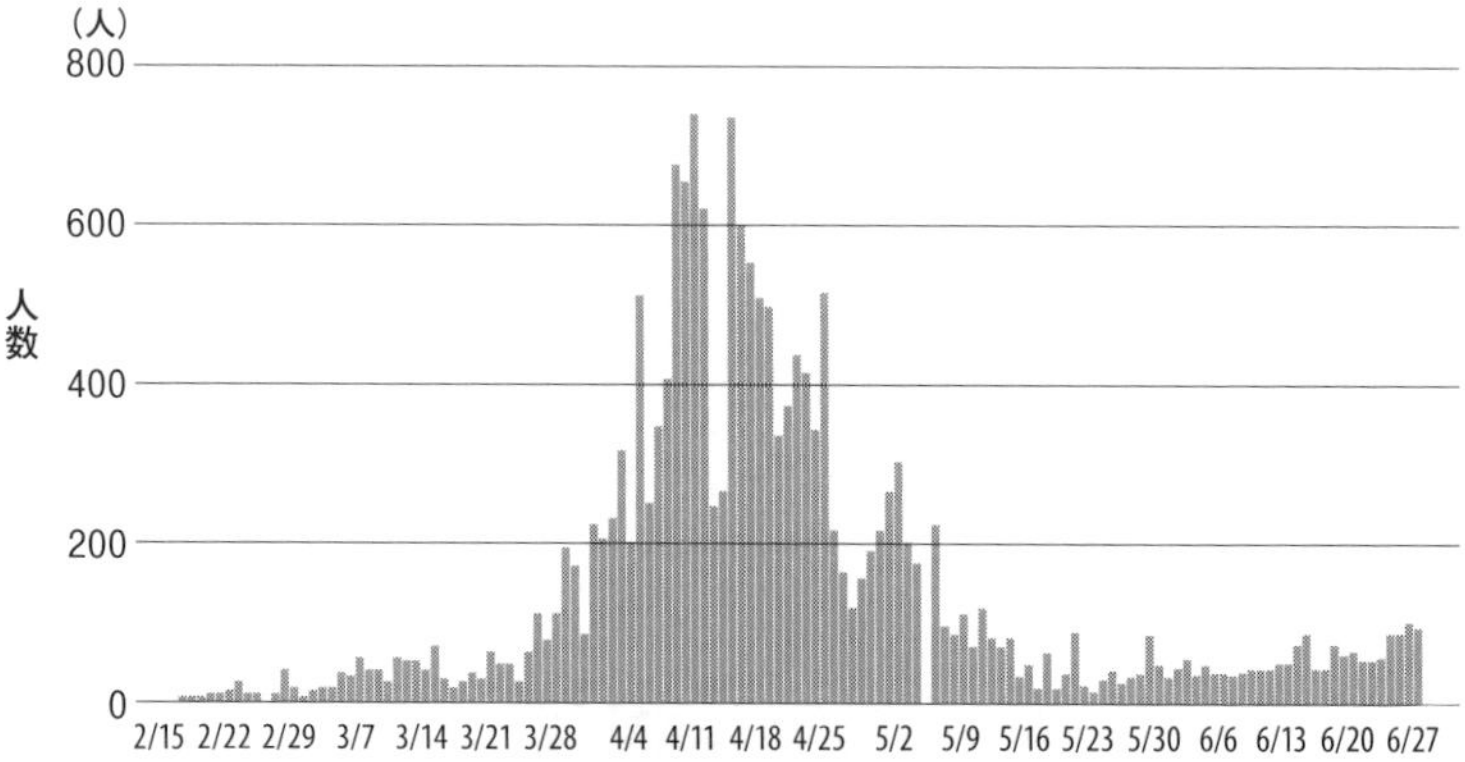

■図52　日本における１日当たり死者数

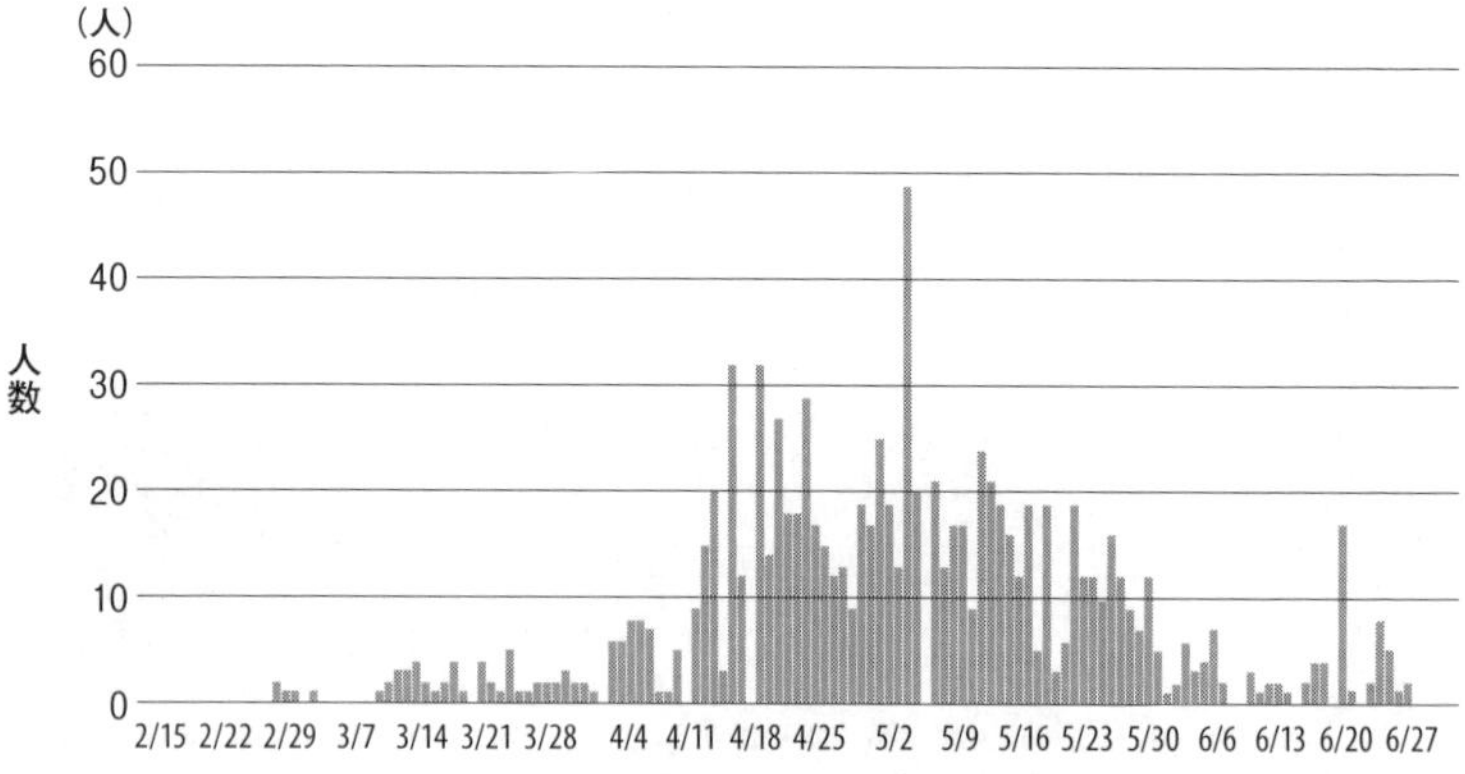

第3章

アジア諸国の感染流行と対応

中国 すべてはここからはじまった

世界を席巻し、2020年6月時点でいまだ終わりが見えないパンデミックは、この国から始まった。もっと早い時期に情報を公開し、適切な初動をしていれば、このようなパンデミックは防げたのではないか。世界から非難の声も多く、中国に対して賠償を求める国もある。では実際に、何が問題で、どうすればよかったのだろうか。

一方、爆発的な感染流行を短期に収束させ、1日当たりの感染者・死者をゼロにしたのも、中国が世界で初めてである。どうやってそれが達成できたのか。

中国に関して多くの情報が共有されているが、ここで一度、情報を整理し直して、教訓を取り出しておきたい（1日当たり新規感染者数、死者数は075頁、図17と図18）。

情報隠蔽はあったのか？

中国での新型コロナ発生における情報公開の問題を考える前に、SARS（重症急性呼吸器症候群）流行における教訓を振り返りたい。

SARSは2002年11月に中国広東省で発生し、2003年7月に制圧されるまでに、世界29か国・地域で感染者 8098人、死者774人（致命率9・6％）、そのうち中国本土で感染者5327人、死者349人を生んだ。

2002年11月16日に原因不明の肺炎の最初の患者が、そして12月下旬にはその集団発生が確認され、市民の間でも「怪病（得体の知れない病気）」蔓延の噂が広まった。

これに対して2003年1月上旬、中国の専門家チームによる調査が始まり、詳細な情報が収集された。しかし、WHO（世界保健機関）の再三の要請にもかかわらず、中国政府がWHOに情報を提供したのは4月上旬になってから。この3か月以上の遅れが世界での感染拡大につながったとの批判は多い。

しかし問題は、中国に限らず、情報を公開したがらない国に対して、国際社会はそれを強要することができないことにある。

国際規則としては、「国際交通に与える影響を最小限に抑えつつ、疾病の国際的伝播を最大限防止する」ことを目的としたWHO憲章第21条に基づくものがある。これは、第二次世界大戦後に、ペスト、コレラ、天然痘など6疾患を検疫の対象とし、「国際衛生規則」として制定されたもので、1969年に「国際保健規則（International Health Regulations; IHR）」と改名された。その後、対象を黄熱、コレラ、ペストの3疾患にするなど、様々な改正や見直しがなされた。

SARSが流行した頃には新たな感染症の脅威が増え、自然発生のみならず、バイオテロ、不慮の事故などで漏出した化学物質・放射性物質による傷害・疾病の集団発生なども問題となっていた。

そのため2005年にIHRは改正され、「原因を問わず、国際的な公衆衛生上の脅威となりうる、あらゆる事象」を対象とし、24時間以内にWHOに通達することを義務付けた。それでも、他の国際法と同様、各国に対してそれを強要し遵守させるための強制力、法的拘束力をもたない。


では、今回の新型コロナ流行では、SARSの教訓は活かされ、IHRは効力を発揮したのだろうか?

結論としては、中国政府がWHOに「原因不明の肺炎の集団感染(クラスター)」が発生したことを報告したタイミング(2019年12月31日)は、それほど「遅すぎる」わけではなかったといえる。

というのは、新型コロナ感染症と診断された最初の患者の発症が12月1日、これと似たような原因不明の患者が集団発生して医師たちが「何かおかしい」と感じたのが12月中旬から下旬、中国疾病管理予防センター(CCDC)の出先機関が調査を行い、その結果をCCDC本部に報告したのが12月30日、そして、中国政府がWHO中国事務所に報告したのが12月31日だからである。

このような原因不明の感染症のアウトブレイク（突発的発生）では、まず現場で「何かおかしい」「いつもと違う」と感じることが大切だ。そこから調査を含む初動が始まる。

中国でも現場の医師たちが、入院患者に肺炎が増えたこと、その多くに抗生物質や抗インフルエンザ薬が効かないこと、CT検査で細菌性ではなくウイルス性の肺炎の病像が認められたことなど、「いつもと違う」ことが重なったことで報告につながった。

ということで、最初の報告に遅れはなかったようにみえる。問題は、それ以降の情報公開、そして初動である。

中国の複数メディアによると、12月下旬以降、患者から採取した検体の遺伝子情報の解析からＳＡＲＳに似たウイルスを検出していながら、中国政府は検体を調査した各機関に、公表の禁止や情報の廃棄を指示したという。中国政府から新型コロナを検出したと発表されたのは1月9日。遅れがある。

また、中国の専門家チームが1月8日より武漢市に派遣されたが、各病院は「医療従事者の感染者はいない」と虚偽報告していたという。12月の時点で、ヒトからヒトへの感染を示唆する情報があったが、これも報告されなかった。さらに武漢市当局は、1月16日までに感染は制御され、新たな患者は2週間ほど発生していないと説明していたが、実際には市内の病院は感染した患者で溢れ、医療従事者にも感染が広がっていた。それでも武漢市内では何ら措置がなされず、人々は春節（旧正月）の休暇（1月24日から7日間）に向けて駅や空港に向かっていたという。

これに対して、内部告発をする人々もいた。武漢市中央病院の李文亮（リー・ウェンリャン）医師はSNSのチャットグループで大学の同級生の医師らに注意喚起するため、SARSらしき患者が増えていることを伝えたところ、それが広く外部に知れ渡ってしまった。李医師は警察に呼び出され、社会秩序を乱す発言をしたとして訓戒処分を受けた。その後、李医師は新型コロナに感染して入院したが、当局側が医療関係者は感染していないと主張したため、病床からSNSで真実を伝え続け、2月7日に息を引き取った。

「笛を配るひと」（辺境通信）として紹介された同じ武漢市中央病院の救急科主任である艾芬（アイ・フェン）医師も、新型コロナの患者が病院に溢れ、医師にも感染が広がる中で、政府当局が情報を隠蔽する姿を伝えた。

なぜ武漢市当局がこのような情報隠蔽をしなければならなかったか。宮本雄二・元駐中国大使によると、その理由はやはり「政治」だったという。患者が急増していた今年1月は、武漢市も湖北省も地元で「人民代表大会」を開くとても重要な時期だった。原因不明の感染症が流行しているという噂が広がると開催できないため、武漢市、湖北省の当局者は「大したことではない」として、その間に火を消そうとの思惑だったようだ。しかし、問題を収拾するどころか感染はどんどん拡大し、1月下旬からは春節の休みで武漢市の人口の半分近い約500万人が中国全土や海外に渡航し、パンデミック（世界大流行）を引き起こしたと考えられる。

この状況を変えたのが、2003年のSARS流行時に中国国内で活躍した疫学者、広州医学院院長なども務めた鍾南山（チョン・ナンシャン）氏だといわれる。彼が率いる専門家チームは1月18日、武漢市に到着し、その調査によってヒトからヒトへの感染が拡大している事実、濃厚接触者の追跡を十分に行わず、病院での検査も行っていなかった事実が明らかになった。

これに基づき、1月20日、中国政府は新型コロナ対策のために緊急事態を宣言。それからは感染流行の情報が積極的に公開されるようになり、1月19日までに公表された発症者数60人強が、21日には300人以上に膨れ上がった。

以上のように、情報公開や初動について中国に問題があったのは事実のようだが、逆に評価されるべきこともある。

ひとつは、1月11日に、政府当局が病原体の遺伝子配列の情報を公開したことである。これは、診断方法やワクチンなどを開発する上でとても重要で、世界の科学者たちにとって大変貴重な情報であった。

さらに中国当局は、1月13日に台湾と香港の専門家の武漢訪問も受け入れ、情報公開はS

ＡＲＳの時に比べれば一歩前進したともいわれている。

ロックダウン

中国の中央政府は1月23日に、武漢市など4都市を強制的にロックダウン（都市封鎖）した。

「ロックダウン（lockdown）」とは、対象エリアの住民の活動を制限し、外出や移動を原則として禁止するもので、ある都市で行われれば「都市封鎖」、全国レベルで行えば「全土封鎖」と呼ばれる。

武漢市の都市封鎖には世界中が驚いた。武漢市の人口はニューヨークよりも多い１１００万人。これほど大規模な都市の封鎖は前例がなかった。

これに対して国際社会からは、過剰な反応、人権侵害、検疫・隔離という科学的な手段の誤用などといった批判があった。

中国のこの決断は、1月19日に中央政府に報告した専門家チームのリーダー、鍾氏の提言に基づいたともいわれる。このまま放っておけばＳＡＲＳの二の舞いにもなりかねない。それが中央政府の焦りを呼んだ。

武漢市から始まった都市封鎖は湖北省全域15都市に拡大され、最終的に６１００万人が隔離された。24時間態勢の厳格な封鎖式管理で、許可車以外の車の通行を禁止し、不必要な外出や会合への参加は禁止された。違反行為には一律で10日以下の拘留が科され、逆に、自ら症状を報告し、また他人の症状を通報した人には500元（約7800円）の奨励金を払う地域もあった。

ただし、その後の調査で、封鎖前にすでに多くの人々が武漢市から中国全土に移動していたこともわかっている。

医療崩壊への対応

中国の新規感染者は、1月末には毎日2000人を超え、2月には4000人に届く勢いとなった。「笛を配るひと」が伝えたように、武漢市内の病院は1月の時点ですでに収容能力を超えており、医療従事者にも感染が広がり、現場は大混乱となっていた。

これに対して、1月23日、武漢市は感染者を受け入れるための専門病院を建設することを決めた。SARS流行時にも、急増する患者に対し、北京市郊外に病床数1000の世界最大の感染症病院（北京小湯山医院）をわずか7日間で建設した実績がある。

これを参考に、今回も武漢市に1000床の「火神山医院」と1600床の「雷神山医院」を、それぞれ東京ドームの6～7割ほどの土地にわずか10日間で建設し、前者は2月4

日、後者は2月8日に開院した。建設には周辺住民やネットユーザーなどもボランティアに駆けつけたという。

さらに驚くべきは施設の充実度である。ともに感染リスクを抑えるための陰圧設備や集中治療室（ICU）などの施設はもちろん、レントゲン、CT、超音波を含む検査設備も充実させ、移動通信用鉄塔を立て、5Gネットワークも3日で設置した。高速ネットワークと高精細度の画像端末を組み合わせ、遠隔治療の指揮も行ったという。

これにより武漢市における医療資源の不足は解消し、4月中旬に閉院するまでの約2か月間に、この2病院で患者5000人以上を加療した。医療従事者やボランティアは全国から5000人以上が集められ、少なくとも雷神山医院では医療関係者とボランティアへの感染はゼロだったといわれる。

「方舟病院」の戦略性

中国はさらに戦略的だった。医療資源を有効活用し、感染拡大と死亡率を減らすために、軽症・中等症の感染者専用の施設を作った。武漢市内の国際会議場、展示場、スタジアム、大学など16か所に設置し、合計2万人の感染者を収容できる。それらは総称して「方艙医院(Fangcang Hospital)」と呼ばれた。日本語では「コンテナ病院」として紹介されたが、コンテナを使っているわけではなく、誤解を招く恐れがあるので、ここでは「方舟（はこぶね）病院」と呼んでおく。

やや長くなるが、世界五大医学雑誌の一つである「ランセット」で紹介された方舟病院についての要約を以下に示す。

武漢市では2月初めに毎日2000人以上の新規感染者が発生しており、これらをすべて病院に収容することは不可能であった。一方で、重症でない感染者を自宅隔離・療養させるには次の問題もあった。

・家族への感染：初期の調査ではクラスター（集団発生）の75〜80％は家族内で生じていた
・自宅隔離の心理的な負荷：家族に感染させるのでは、との感染者の不安が強い
・自宅隔離を守れない：外出して他人に感染させてしまう例があった
・適切な治療と監視の難しさ：何千人もの自宅隔離者を観察し、悪化した場合に速やかに病院に紹介するのが困難となった

そこで方舟病院を設置したが、以下の3つの特徴がある。

・設営の速さ：最初の3施設は、内装、ベッド・医療機器・備品などの搬入を含め、29時間で計4000床の設営を完成した

・規模の大きさ：3週間で16施設（1万3000床）を設営し、3月10日までに約1万2000人の感染者が利用した
・設営と利用コストの低さ：既存施設を転用したため、病院建設より設営コストが低く、役割を終えた後には原状復帰をすることで無駄も少ない。療養者は軽症から中等症で必要なケアもほぼ同じで、患者当たりに配置された医師・看護師の数は通常の病院よりも少ないため、運営コストも低かった

方舟病院の役割・機能には、以下のようなものがある。
・患者隔離：この施設の利用により、感染者の家族や地域住民の感染リスクを減らせた
・基本的な医療の提供：状況に応じて、抗ウイルス薬、解熱薬、抗菌薬の投与、酸素療法・輸液、精神面の健康状態に関するカウンセリングなどを実施した。必要に応じて、緊急治療、外科処置、臨床検査などにも対応した
・頻繁なモニタリングと迅速なトリアージ：個々の患者の呼吸数、体温、酸素飽和度、血圧などを1日に何度も測定し、必要であれば病院外の移動式ユニットでCT検査や生理検査を行った。重症化した場合、専門的な治療が行える病院に速やかに搬送した（2月29日時点で患者の13％を高次病院に紹介）。以前は、自宅で重症化した患者が3次医療機関に入院するまでに最大10日かかっていたが、この施設を通じることで日数は短縮された。

退院の基準は、3日超にわたって平常体温が持続、呼吸器症状が有意に改善、肺画像において炎症が顕著に改善、1日以上の間隔をあけて2回採取した標本がいずれもPCR検査で陰性という条件を満たした場合とした。退院時には新しい衣類を患者に提供し、2週間、ホテルなどの検疫施設に留め置いた後、帰宅させた

・病院内での生活支援：生活に必要な食料品・衛生用品などは全て提供し、社会的交流の場も提供した。感染者は隔離された疎外感や不安感をもつため、一緒に食事を取る、テレビを見る、ダンスをする、読書をする、誕生日を祝うといった日常生活の中でコミュニティを創生し、心のケアも行った

方舟病院の設置によって、以下の成果が挙げられた。

・軽症・中等症の感染者を隔離・療養したことで、重症患者の治療に当たる病院の医療崩壊を防ぎ、致命率上昇を回避できた。2月4日には4％だった既存病院の空床率は、療養施設ができたことで、2月22日には16％になった

・感染者の隔離を徹底できたため、市中での感染拡大を抑えることができた。最初の方舟病院がオープンしてから12日後となる2月18日から、武漢市の診断確定感染者数は減少に転じた

この施設は2月5日にオープンし、約1か月後の3月10日に役割を終えたが、論文では、今後の新型コロナの感染拡大や将来の感染症の流行、集団中毒や大規模自然災害といった公衆衛生上の危機において、強力な国家的対策のひとつになるだろうと結論している。

ＩＴの利用

中国が短期に感染爆発から収束にもっていけた成功の要因のひとつが、ＩＴの活用ともいわれている。感染流行以前から、中国におけるＩＴの発達には目覚ましいものがあったが、新型コロナ対策によってさらに加速した感がある。

ＳＡＲＳ流行の際も、感染を恐れて多くの市民が家に籠ったため、ソーシャルメディアや電子商取引の利用が拡大したという。

今回も、武漢市をはじめとする都市封鎖が始まってからの2か月間、中国では新型コロナ撲滅のため、官民一体となった最先端テクノロジーの導入・活用が進められた。中でも注目すべきが、ビッグデータを活用した人々の行動履歴と接触履歴の掌握である。

新型コロナは感染力が強いため、拡大予防には感染者を把握したうえで濃厚接触者を特定することが最重要課題となる。

これに対して、スマートフォンアプリ「アリペイ・ウォレット」を含めるとユーザー数が

12億人以上（2019年6月時点）といわれる中国のモバイル決済サービス大手「アリペイ」を活用して、アリババの姉妹会社アント・フィナンシャルが「アリペイ・ヘルス・コード」を開発した。1月23日の武漢市封鎖からわずか20日後に杭州市でサービス開始を発表したが、その1週間後には中国全土100都市で提供される速さであった。

これは、「アリペイ」のビッグデータと、行政が有する市民の移動状況や健康管理に関するビッグデータを総合解析するもので、アプリ上にはユーザーごとに赤・黄・緑のいずれかのQRコードが表示され、自分が濃厚接触者かどうか判断できる。緑色が表示されれば「安全者」として市内を出歩くことができ、黄色ならば「要注意」として7日間の隔離、赤色ならば「濃厚接触者」として14日間の隔離が求められる。

駅や集合住宅の出入口など、市内各地に設けられたチェックポイントでも、「アリペイ・ヘルス・コード」がチェックされることで、感染者から多くの市民を守る「予防インフラ」ともなった。

ただし、判定結果を導き出すアルゴリズムが公表されていないなど、その透明性や信頼性への懸念、移動情報や感染の有無などの個人情報の保護への不安などは解消されていない。

また、中国が感染抑制に成功した要因のひとつとして、「OMO（Online Merges with Offline）」が挙げられる。直訳すると「オンラインがオフラインを融合する」だが、簡単にいうと、ネット販売のように、現実に存在する店舗・商品・サービスなど（オフライン）を、インターネット（オンライン）でつなげ、活性化していくものである。

中国では2016年末からアリババを中心にOMOを推進する動きが加速し、若者を中心に浸透していったが、都市封鎖により外出できなくなったシニア層などインターネットと無縁、あるいは苦手意識をもっていた人々も、OMOの世界に入らざるを得なくなり、オンラインでの買物が生活の一部となっていったようである。

たとえば、10億人以上のユーザーをもつメッセージアプリ「ウィーチャット」を有する会社「テンセント」は、その傘下にOMO型生鮮食品スーパー「毎日優鮮」をもつが、都市封鎖後1週間で対前年比3・5倍の売上を記録、客単価も同4倍に増えたという。

こうした中国のOMOの環境は、都市封鎖時に人々がパニックとなってリアル店舗に押し寄せるのを防ぎ、それによって感染拡大も抑制できたのではないかとの意見もある。

病院が新型コロナ患者で溢れたため、他の病気で来院する患者が門前払いされたり、感染を恐れて医療機関に行けなかったりする人々が中国全土で数百万人に上ったという。これにより、ネットを介した診療や助言の需要が高まり、遠隔診療も発展した。

四川省では、新型コロナ重症患者の遠隔合同診療が5Gネットワークを通して行われ、救急治療専門家チームが参加して、27の指定病院などに広がった。

さらに様々な企業が、新型コロナ流行中、クラウド・画像・通信機能によって多数のユーザーが同時に参加できるオンライン会議サービスを無制限、無料で提供した。

以前から遠隔診療サービスを提供していた「京東健康（ＪＤヘルス）」では、1か月当たりのオンライン診療件数が、新型コロナ感染流行前の10倍の２００万件に増えたという。新型コロナの感染拡大がなければ、オンライン診療に向かう消費者行動の変化にはあと5年ほどかかっただろうという見方もあり、今回の感染流行はそれを早めたといわれる。

また、アリババ集団傘下の「阿里健康」は、封鎖状態にある湖北省の住民向けに無料の「オンライン診療所」を開設したところ、5日間で10万人が遠隔診療を受けたという。「テンセント」が出資する遠隔医療のスタートアップ「ウィードクター」では、無償でネット診療をしてくれる2万人の医師を確保したという。

それ以外にも、「平安好医生」は全国に無料でマスクを配布するため「ウイルス対策司令室」を開設し、「丁香医生」が作成したヒートマップは、リアルタイムで新型コロナの感染拡大を追跡できるもので、25億回以上閲覧されているなど、ＩＴを使った新型コロナ対策は活気を帯びた。

知的貢献・研究の貢献

近年、科学技術分野における中国の躍進は目覚ましい。2016年に発表された科学・工学分野の論文数で中国が初めて米国を抜き、世界一の研究論文発信国となった。

中国の飛ぶ鳥を落とす勢いは、最近、欧米の大学や研究所に留学・勤務した人や、中国の研究者と交流した人ならわかるだろう。中国人留学生・研究者の多さ、彼らの勤勉さ、貪欲さ、中国政府の研究費・報奨金などの多さ、そして中国の大学・研究室などの施設・設備の良さなどには驚かされる。

中国政府は、世界の英知を破格の待遇で呼び寄せるプログラム「千人計画」を通して、中国人以外の優秀な人材も集めている。

今回のパンデミックにおいても、武漢市での集団感染が始まって以来、中国の研究者たちはウイルスの起源や感染経路を追跡し、臨床像を明らかにし、診断法、治療薬、ワクチンなどの研究開発にも貢献してきた。

WHOのまとめでは、新型コロナに関する研究論文数は、感染流行から約3か月で2000本を超えたが、米調査会社のクラリベイト・アナリティクスが一定の基準で3月中旬までに収集した論文を調べたところ、中国からのものが43%と世界一、次いで米国18%、英国8

%、イタリア7%で、日本は1・5%だった。

また、日本の科学技術・学術政策研究所によると、WHOが公開している論文データと、バイオアーカイブなど査読前の論文を一般公開するプレプリントサーバーの論文を集計し、国と地域別に数をはじき出したところ、第一著者の所属先で見た論文発表の国と地域は、WHOデータ、プレプリントサーバーデータともに中国がトップで、2位が米国。WHOデータでは3位にイタリア、4位に英国、5位にフランスが入り、日本は17位だったという。

私も新型コロナに関する論文を読んでいて、中国発信のものには頻繁に遭遇するが、日本の論文には滅多にお目にかからない。残念である。

緩和策の方法

2019年12月8日に初の感染者が出てから47日目の2020年1月23日に武漢市の都市封鎖。そこから37日後の2月末には感染は収束に向かうと発表。そこからさらに39日目となる4月8日に武漢市の都市封鎖を解除。

これは、①初感染から、②都市封鎖によりピークを小さくして、③収束見込み宣言をし、④封鎖解除をする、という4つのそれぞれの間を40~50日で移行し、その間、感染者数は均等のとれたなだらかな曲線を描くという、感染流行から収束にもっていく理想的な形ともいわれている。

中国の現有感染者数は、武漢市の都市封鎖直後1月23日の7771人から、約1か月後の2月17日の5万8016人をピークに減少した。武漢市では4月3日以降、新たな感染者が確認されなかったため、4月8日には1月から行われていた都市の封鎖を2か月半ぶりに解除し、26日には武漢市で感染症の入院患者が全員退院し、ゼロになった。5月10日以降、武漢市内で新たな感染者が確認されたが大流行には至っていない。

武漢市民は、所有するスマートフォンのアプリに緑色のコードが表示されていれば、公共交通機関を利用でき、市外にも移動が許される。高速鉄道や高速道路などの利用が再開され、航空会社も運航を始めた。医療品や日用品の製造に関わっている人は、仕事の再開が認められ、国内外のサプライチェーンに関連する産業も再始動した。

北京市も含め、中国各地で経済活動の再開が進んだが、4月中旬になり、東北部の黒竜江省ハルビン市で、米国から帰国後2週間の隔離を行い、検査でも陰性だった女性から40人規模の集団感染が発生している。

中国政府としては、全面的な経済活動の正常化に向けて検査を大規模に行う計画で、武漢市では全市民を対象としたPCR検査を計画している。

「第2波」の発生

4月から約2か月間、コロナ感染者の発生がなかった北京市で、6月中旬、100人を超える集団感染が発生した。現時点ではその原因ははっきりしていないが、肉・野菜・果物などを扱う北京市最大の卸売市場で集団感染は発生し、ウイルスは欧州由来のものと考えられている。市場で扱う冷凍食品にウイルスが付着していた、または海外や中国内の感染者が持ち込んだ可能性を疑っているが、いずれにせよ、厳格なロックダウン（都市封鎖）を行っても新型コロナは簡単に排除できない、第2波、第3波はいつでもどこでもやってくる可能性を示唆した。

韓国 「韓国モデル」と世界が注目した国

韓国は、中国、タイ、日本に次いで世界で4番目に感染者が確認された国である。新興宗教の信者などから集団感染が発生し、一時は中国に次いで最も感染者数の多い流行国となった。

しかしその後、画期的な対策を行った結果、封鎖や外出禁止といった強硬な措置を取らずに感染流行を抑え込んだ。その成功は国際的に賞賛され、「韓国モデル」としてその方策を学ぶ国も少なくなかった。

では、どうやってこの「モデル」ができあがったのだろうか（1日当たり新規感染者数、死者数は076頁、図19と図20）。

過去からの学び

韓国は2015年、MERS（中東呼吸器症候群）で大きな失敗をした。

韓国での最初のMERS患者は、バーレーンなど中東4か国に滞在していた68歳の男性。韓国に帰国後、発症してから隔離されるまでにドクターショッピングなどにより6つの医療機関を受診し、60人以上の医療従事者や患者などに感染させた。その要因として、医療従事者や一般社会の感染症に対する認識のなさ、不十分な院内感染予防策、見舞客や患者家族が病室内で感染者と滞在する習慣などが挙げられた。

また、この対策に関して、初期段階で感染症の専門家が全く関わっておらず、感染者隔離や接触者調査・追跡も十分でなかったという。接触者に対して申告しなければ罰金を科す方式をとったが、それがかえって感染者を潜伏させることにつながっていた。

また当時、検査キットの承認が滞り、5つに満たない国立の機関だけでは検査結果を出すのに4~5日も要し、その間に感染者は隔離もされず、ウイルスを拡散していた。

その結果、MERSは約2か月で隔離者1万7000人、感染者186人、死者38人を出し、中東地域以外では最悪の流行となった。

情報公開も問題だった。病院で感染が広がりながら、政府は18日間も情報を公開しなかったため、ネット上で噂や誤情報が広がり、かえって不安や懸念が広がった。国が「大丈夫」と呼びかけている時に、ソウル市長が「大丈夫じゃない」と発言するなど混乱も生じたという。

これらの問題に対し、韓国政府はMERS流行の終息後に、その教訓を検証報告書としてまとめ、次の危機に対する準備を始めた。

ひとつは、2016年に感染症対策の司令塔である疾病管理本部を組織改編して、危機管理体制を強化したことである。本部長直轄として、リスクコミュニケーション担当官も新設したという。

検査ネットワークも整備した。2016年から「感染病検査緊急導入制度」を施行し、政府の疾病管理本部が認めた民間セクターで新たな感染症の検査ができるようにした。また、医師を含む医療従事者、検査機関、行政などの役割分担を決めて研修を行い、定められた手順に従って迅速に検査体制が拡大できるよう準備が進められた。これによって、新型コロナ流行時には100を超える施設に検査協力を求めることができたといわれる。

感染の始まりと広がり

韓国で初めて新型コロナの感染例が報告されたのは、2020年1月20日。これを受けて、政府は大型イベントの自粛、コンサートや展示会などの中止、図書館やスポーツジム、プールなどの無期限休業、さらに外食の自粛などを国民に要請していった。

これらの対策、そして隔離や接触者調査などによる管理が奏功し、2月16日までは、中国を含め海外からの輸入やそこからの二次感染のみに抑えられ、累計感染者数は30人に止まっていた。文在寅（ムン・ジェイン）大統領も「国内での防疫管理はある程度安定的な段階に入ったようで、コロナは間もなく終息となるだろう」と発言していた。

しかし、2月中旬から新興宗教の信者の間で集団感染が発生。国内外に20万人以上の信者をもつといわれる「新天地イエス教証しの幕屋聖殿」（新天地）の礼拝参加者に感染者が紛れ込み、そこから一斉に広がった。2月19日には韓国全体で100人にも満たなかった感染者は、3月4日には5500人を超え、その93％が新天地関連となる。「中国以外で世界最大の感染源」と呼ばれるようになった。

この集団感染の発生要因として、床に詰めて座った状態で大規模な礼拝を行う環境があった。また、以前から信者勧誘に関するトラブルや他の教会との衝突などといった問題があり、信徒を隠す傾向にあったらしい。感染者追跡でも、信徒の名簿や2000近く存在する教会などの施設について十分に情報が公開されず、対策が遅れたといわれる。

最終的に、感染リスクのありそうな9万4000人の信者の検査と追跡を行った結果、5000人以上の陽性者が確認された。病院に入院隔離したところ、ベッド数が足りなくなり、入院待機中の患者が死亡するなどの「医療崩壊」の様相を見せた。

別の宗教団体でも、「新型コロナを殺菌できる」といって信者の口を開けさせ、体に触れて祈祷をしながら、同じ霧吹きで多くの信者に塩水を吹きかけたことで感染が拡大した。

これらは新型コロナの感染力の強さを物語るとともに、社会には外部からは見えない様々なリスクがあること、勧告や指導に従わない場合には、強制力をもった措置が必要なことなどを示している。

その後の対策により、新規感染者数は851人(3月3日)をピークに急激に減少し、3月12日以降は100人前後で推移し、4月末から5月初めにかけて一桁にまで下がった。

後述の通り、その後、再流行もあったが、6月29日現在、韓国の累計感染者数は1万2800人で世界62位。100万人当たりの死者数は6人で、欧州では成功事例に挙げられるドイツの108人に比べても、はるかに低値である。

都市封鎖や外出禁止などの強硬手段をとらず、国家システムをほとんど停止させずに、どうやって感染を制御したのか。

様々な見解があるだろうが、私は次の3点を挙げたい。
・徹底した情報公開とIT技術を使った戦略的データ活用
・徹底した検査拡大を通じた早期発見・早期隔離・早期治療
・限られた資源の有効活用と配分の最適化

徹底した情報公開とIT技術を使った戦略的データ活用

韓国政府の疾病管理本部は毎日記者会見を行い、新型コロナの感染状況と対策を報告した。世界と韓国の感染状況がひと目でわかるチャートを、韓国語だけでなく英語や中国語でも提供した。

韓国では16歳以上の国民全員が「住民登録証」を所有しており、そこからGPS（全地球測位システム）やクレジットカード情報などのあらゆる情報を政府が追跡できる。また、全国に800万台の監視カメラが設置され、これらを連携させることで人々の行動経路を容易に割り出すことができる。

今回の新型コロナ対策では、保健当局がもっているPCR検査陽性者のデータベースを基に、企業や個人が開発したアプリを活用して、感染者の移動ルートが地図に表示されて公開された。ある地域で感染者が発生すれば、周辺住民には注意喚起メールが送られ、感染者の年齢や性別、居住地域、感染前後の行動経路なども共有された。

個人情報保護の観点から問題も指摘されているが、現時点では防疫によって社会を守る公的な利益が優先されている。

過去には、感染者の接触者調査や追跡調査では、調査対象者が嘘をつくケースも多かったが、今回は携帯電話のGPSによる追跡やクレジットカードの使用歴、監視カメラの記録などにより虚偽の証言と判明、追跡調査に役立てた例も多い。

これらの努力によって、接触者調査、追跡調査が容易にできるようになり、韓国における感染経路不明者は1割以下という成績である。

また韓国では、入国者に対して4月1日から、自己診断アプリをダウンロードし、日々、体調の変化等を報告することが義務付けられた。これらの措置に違反した韓国人は1年以下の懲役または1千万ウォン（約89万円）以下の罰金、外国人であれば国外退去となった。

その他、マスクの在庫を確認できる地図アプリなどによって、当初品薄だったマスクも市内のドラッグストアで入手できるようになった。もちろん、大量買い占めに対する罰則や国外へのマスク輸送の禁止、住民登録番号による買い占めや不正の防止、生まれた年の末尾の数字でマスクを購入できる日を指定するなどの政府の措置も功を奏した。

徹底した検査拡大を通じた早期発見・早期隔離・早期治療

韓国における画期的な新型コロナの検査導入と拡大は、世界の注目を浴びた。3月中旬にイタリアに追いつかれるまで人口当たり検査数は世界一。6月29日現在、累計検査数は120万件以上で、これは日本の約3倍、人口当たり検査数では約7倍に当たる。

成功要因のひとつは、民間の貢献といわれる。韓国のバイオテクノロジー企業は1月11日、ウイルスの遺伝子情報が公開されると同時に、人工知能を使って検査キットの開発に取りかかった。そして、わずか10日で開発、1月20日に最初の感染者が報告された時は承認待ちで、2月4日に韓国政府からの承認を得たという。通常、こうした許可審査には1年半かかる。これが2週間に短縮されたのは、まさにMERSの教訓から生まれた「緊急使用承認制」のおかげだった。

検査キット承認時の国内感染者数は16人のみ。その3日後に検査キットは配布され、さらに3社が生産に加わった。2月18日に31人だった感染者数は2週間で5000人近くに急増したが、その頃には検査体制が十分に整い、3月6日のピーク時には1日約2万件検査できる能力を有していた。

検査キットの数のみならず、検査と診療を提供する施設も拡大した。「国民安心病院」3

41か所と「選別診療所」612か所である。

国民安心病院とは、院内感染を防ぐために、呼吸器症状を訴える患者を、病院の訪問から入院まですべての過程で他の患者と分離して診療する病院である。発熱、咳、呼吸困難などの症状があっても、海外・国内の感染流行地域への訪問、感染者との接触がない場合には「国民安心病院」を、感染流行地域への訪問、感染者との接触がある場合には「選別診療所」で診療を受けることが勧められた。

こうした診療施設での検査以外に、「ドライブスルー検査」や「ウォーキングスルー検査」も実施された。

「ドライブスルー検査」は、屋外に設置されている検査施設に車で行き、車に乗ったまま検査を受ける方法で、検査時間は約10分。「ウォーキングスルー検査」は、公衆電話ボックスの形をした透明の検査ブースに1人ずつ歩いて入り、待機している医師が外側から検体を採取する方式で、約3分で終わる。ブース内にはウイルスが外部に漏れないように内部の圧力を低くする陰圧装置が設けられている。医師と被験者の飛沫感染リスクが低く、車のない患者や高齢者でも安全に検査が受けられ、検査が早く済むなどのメリットがある。全国約600か所の検査場でこれらの方式により検体が収集されたというが、他に感染が疑われる人の自宅に出向く移動検診も積極的に行われたという。

このようにして収集した検体は、118か所の検査機関に集められ、約1200人の技師・専門家によって検査分析が進められた。翌日には本人に結果が報告されたという。

限られた資源の有効活用と配分の最適化

感染流行した大邱（テグ）などの地域では、迅速な検査によってかえって多くの感染者が確認され、病院の空きベッドがなくなり、自宅に待機させていた感染者が死亡するという事件も起きた。

そこで3月1日に始まったのが、無症状や軽症者を受け入れる仕組みである。「生活治療センター」と呼ばれるこの施設を活用することで、重症者や治療を要する人のために医療機関の病床を確保し、病院の負担を軽減した。サムスンや現代自動車などの財閥が施設を提供したほか、公共施設などを突貫工事で改装した。無症状者・軽症者はバス・トイレ付きの個室に収容され、3度の食事付き。医師または看護師も常駐しており、食事は個室に運ばれた。

感染者の急増に伴い、生活治療センターに加えて、自宅療養もなされた。対象者には自治体から生活必需品をそろえた「自宅隔離セット」（レトルトご飯、インスタント麺、水、歯磨きセット、石鹼、トイレットペーパー、ウェットティッシュなど）が無料で提供され、市の職員による検温チェックもあるという。

制限緩和

これらの努力により、新規感染者数が一桁まで下がったため、韓国政府は5月6日、外出制限などを大幅に緩和し、日常生活の中で感染予防を図る「生活防疫」に方針転換した。閉鎖されていた店舗や事業所は再開、学校も再開する一方で、市民はマスクを着用し、一定の距離を保つなど、必要な感染防止策を講じた上で日常生活を送るという新たな生活である。再流行を抑えようというもので、韓国では「ニューノーマル（新常態）」という言葉が使われている。

しかし5月末、ソウルの繁華街・梨泰院（イテウォン）のクラブで集団感染が発生し、260人以上が感染。さらにソウル近郊・富川（プチョン）市の物流センターでも82人の感染が確認され、再び外出自粛要請や、ナイトクラブやバーに事実上の営業停止命令が出された。一部の学校は授業をオンラインに戻し、全国のバスやタクシー会社、ソウルの地下鉄を運行するソウル交通公社などが利用客にマスクの着用を義務付けた。

再流行の予防、感染の収束はそう簡単ではないが、今後の韓国の措置・動向に注目が集まる。

台湾　専門的知見を政治的決断につなげた国

台湾は、中国との緊張関係がありながらも、中国から年間２００万人以上が渡航する国である。１月20日に最初の感染者が報告されて以来、大型展示会などの経済活動の自粛、ナイトクラブなど一部の業種の営業停止、主要観光地への入場規制など、必要な範囲で防疫措置は行ったが、都市封鎖や外出禁止などは行っていない。

それでいながら、６月29日現在の累計感染者数は４４７人、死者は７人（致命率１・６％）、人口１００万人当たり死者数は０・３人。２３００万人以上の人口を抱えており、けっして小さな国ではないが、アフリカや中南米の国々、あるいはダイヤモンド・プリンセス号の感染者数・死者数よりも少ない数である。４月末から５月は新規感染者も死亡者もほぼゼロの日が続き、収束段階にきているともいわれた（１日当たり新規感染者数、死者数は０７７頁、図21と図22）。

この成功の秘訣に関しては様々な要因が指摘されており、以下にいくつかを紹介したい。

ＳＡＲＳの教訓から学んだ準備と迅速な初動

台湾は2003年のSARS流行時、その封じ込めに苦しんだといわれる。SARSの感染者346人のうち37人が死亡し、その致命率11％は世界平均9・6％を上回り、流行の収束は世界で最も遅かった。

この教訓として、当局の院内感染などの情報把握の不十分さ、政府と医療機関・地方政府との間での情報錯綜や連携不足、地域における対策の浸透不足などが挙げられ、その後様々な改善が進められた。今回の新型コロナ対策ではこの経験と準備が存分に活かされたという。まず、副総統をはじめ政府上層部にSARSの対応経験者がそろっていたため、意思決定が迅速だったといわれる。社会全体にもSARSの教訓が浸透し、実行面での素早さにつながった。

2019年末の武漢市での情報を受けて、台湾政府は12月31日に中国疾病管理予防センターに情報提供を依頼し、武漢市から台湾への渡航者に対する検疫を開始した。これは世界で最も早い対応のひとつといわれる。

2020年1月には、武漢市への渡航滞在の自粛要請レベルを引き上げ、専門家を武漢市に派遣。新型コロナを「厳重特殊伝染性肺炎」（日本における「指定感染症」）に指定した。「中央感染症指揮センター」を設置し、新型コロナの管理体制を国家管理レベルに引き上げ、各省庁横断の連携体制を作った。

2月3日、WHOは新型コロナの感染拡大防止のために「旅行や貿易を不必要に阻害する」措置は必要ないと言明したが、台湾では1月22日に中国湖北省への団体旅行と中国湖北省からの台湾訪問を禁止、2月6日には中国全土からの入国を禁止、その後3月19日からはすべての外国人の入国を禁止した。

この水際対策は、迅速であるだけでなく、細やかでもあった。感染リスクに応じて3段階（自主健康管理、在宅検疫、在宅隔離）の管理基準を設定し、対象者それぞれを中央政府が個別に把握し、地方自治体や地方の機関がリスク管理を行った。海外帰りの台湾人やその濃厚接触者には14日間の自宅または政府指定施設での隔離を義務付け、定期的な在宅確認の連絡や携帯電話の位置情報検知なども行われた。これに協力しない場合の罰金は最高100万台湾ドル（約360万円）で、4月13日までに456人が、計5430万台湾ドル（約1億9300万円）を科されたという。逆に14日間の隔離を守った場合には、1万4000台湾ドル（約5万円）の補償金を請求できた。

専門的知見をもつ政治家とリーダーシップ

この成功を導いたのが蔡英文（ツァイ・インウェン）総統といわれる。新型コロナ流行の兆しが見え始めた1月、感染拡大防止に向けて124の措置を発表したが、これは世界で最も早期かつ迅速な措置といわれ、それが結果的に他の国々で取られたような封鎖措置を回避したといわれている。ＣＮＮテレビでも、蔡総統の対策は「世界で最も優れたものの一つ」として紹介された。

蔡総統の決断は果敢でありながら、「（台湾の食文化に根付いた屋台を営業停止にするべきだとの意見に）その必要はない。台湾の心である屋台の灯をともし続けるのは悪いことではない。屋台禁止で過剰なトラブルや負担を招く必要はない」と、経済・社会対策とのバランスも取っていた。

また、彼女を支える重要な地位に、専門知識のある優秀な政治家や官僚がいた。

副総統の陳建仁（チェン・ジエンレン）は、国立台湾大学を卒業した医師で、米ジョンズ・ホプキンス公共衛生大学院で博士号を取得した疫学者としても知られる。ＳＡＲＳ流行の際にも明確な対応とリーダーシップが絶賛されていた。

同じくＳＡＲＳ流行時に台北県長として行政対応した経験をもつ蘇貞昌（スー・チェンチャン）行政院長（首相）、医師免許保有者で台湾大学の公共衛生研究所で修士号も取得している陳其邁（チェン・チーマイ）行政副院長（副首相）など、医療問題だけでなく感染症対応にも強い、新型コロナの対応にはうってつけの人材がそろっていた。

そして、現場の対策を取り仕切ったのが、陳時中（チェン・シーヂョン）衛生福利部長（日本の厚労相に相当）で、台湾の「疾病管理予防センター」（ＣＤＣ）が設置した「中央感染症指揮センター」のトップも務めた。彼が言った「情報が多いほどパニックは防げる」とは、私も大きく頷くものだが、彼は記者会見を毎日開き、メディア側から手が挙がらなくなるまで質問に答えたという。

38歳のデジタル担当大臣、唐鳳（タン・フォン）氏も成功の立役者の一人といわれる。国民中学（日本の中学校）中退、19歳の時に米シリコンバレーで起業、時給1ビットコイン（２０２０年6月9日現在で１０５万円）でアップルのデジタル顧問となり、台湾史上最年少の35歳で入閣したＩＱ１８０超えの天才プログラマーである。ＩＴでマスクの在庫データを管理するシステムを構築するなど、彼女も新型コロナ対策に大いに貢献した。

素早い対応につなげる管理体制とシステム整備

台湾はＳＡＲＳの教訓から、危機管理における縦の指揮命令系統の強化と、横の連携・協力の促進を行った。

まずは法整備で、危険性の高い感染症が発生した際、医師による通報や一般市民への検査実施、強制隔離措置や違反時の罰則などを可能とした。

さらに「中央感染症指揮センター」を設置して、指揮官に各省庁を指揮監督できる権限をもたせ、省庁間の連携を強化して国軍や事業者、民間団体とも協議を行える仕組みを整えた。

また、政府の疾病対策を担う部署として、台湾全土に6か所の管制センターを設け、感染症発生の緊急時には全国規模で感染情報の集約と必要物資の調達が行えるようにした。

感染症対策では情報管理と物流管理が要となるが、ＳＡＲＳ後、台湾はこの2つのシステムを確実に整備してきたという。

情報管理については、感染症の予防や監視、感染状況把握のために数十にものぼるシステムを統合し、平時から「病院・診療所・保健所→衛生局→区域管制センター→政府（疾病管理署）」という流れで各地方の情報を収集し、政府が各種感染状況を集中管理した。

マスクや防護服、消毒剤、ワクチンなどの物資についても、「防疫物資管理システム」により全国各医療機関の在庫をひと目で把握できるようにした。各医療機関には平時から入荷数と消費数を報告するよう義務付け、各医療機関の安全備蓄数量を政府が設定し、緊急対応の準備を整えていた。

新型コロナ流行時には、これらの管理体制とシステム整備がなされており、それを強化しながら対策を実施していたのである。

マスク対策

マスクは当初、「予防効果はない」と重要視されなかったが、最近では、無症状者や発症前の感染者からも伝播することなどからマスク着用が義務化されている国も多い。

台湾では、1月末に中国での感染拡大を受けて「マスク・パニック」が発生し、マスクが不足した。これに対し、政府は1月下旬に台湾全土のメーカー各社に協力を依頼し、「マスク国家チーム」を結成。予算をつけてマスク工場の生産ラインを増設し、軍人も動員して増産した。また、国がマスクの所有権をもつようにし、市民の購入量を制限した。

その結果、1日に製造できるマスクの量は、1月時点の188万枚から、4月初旬にはその7倍、1300万枚にも達した。

さらに、政府はマスクを一括して買い上げ、国民健康保険ICカードか居留証の提示で、薬局やコンビニエンスストアなどでマスクを1人1週間5枚購入できる実名制購入制度を2月上旬から導入。3月からは、本人登録のうえマスクのネット予約販売も開始した。マスクのリアルタイム在庫状況をCSV形式ファイルで常時公開するシステムを構築したことで、どこに行けばマスクが手に入るのか、在庫がひと目でわかるデジタルマップアプリやサイトの開発も促した。

多くの国々でマスクが不足する中、米国に200万枚、欧州各国には計700万枚、国交のある国には100万枚のマスクを援助するなどの方針も打ち出した。これは「マスク外交」とも呼ばれ、国際社会に台湾の実績をアピールし、WHOなどの国際組織から排除されている現状を打破する狙いがあるともみられているが、大国が「輸出禁止」「自国優先」を主張する中、台湾の「余裕」が感じられる。

デジタル技術の活用

デジタル技術の活用はマスクだけではない。

台湾では、国民健康保険と入国管理データベースを組み合わせて、旅行者の感染確率に基づいて自動的に警告を発するシステムを作った。また、医療データと空港・港湾の検疫部門のデータも連携させ、病院に来院した場合、感染者の海外渡航歴が現場で把握できるようになった。

情報公開と透明化促進のため、政府は新型コロナに関する全ての情報を動画配信している。さらに、ツイッターやフェイスブックも活用して、政府は国民に直接メッセージを伝え、英語でも発信している。

前述の通り、スマホの位置情報によって隔離対象者の所在を把握し、隔離期間中に決められた場所を離れれば罰金を科せられる規則が設けられたが、最近打ち出された新たな規則として、隔離者が自宅を離れた場合、強制的に隔離施設に送り、それに対して何ら補償をしないというものがある。が、それはあまりに強権的で基本的人権の侵害ではないかという声も出ている。

試される今後

4月上旬から8週間にわたり、渡航歴のある人を除くと新たな感染者は台湾で確認されなかった。そのため台湾当局は、感染防止のための規制を緩和し、中でもプロ野球がマスクを着用せずに観戦できることが話題となった。

公共交通機関やイベントなどへの規制も緩和され、周囲と十分に距離を保てばマスクをする必要はなくなり、映画館や劇場などの人数制限も大幅に緩和し、一部の観光地での入場者の規制も撤廃した。ただし、イベントへの参加や飲食店の利用については、感染者が出た場合に追跡できるように引き続き名前を登録させている。

シンガポール 「明るい北朝鮮」の挑戦

人口約585万人のシンガポールは、規律と統制、罰金や刑罰が厳しく、政府が独裁的でもあるため、「明るい北朝鮮」などとも揶揄されてきた。しかし新型コロナ対策ではその統制的な対策がうまくいき、1日当たり新規感染者が100人未満であった4月上旬までは、

「成功国」「模範国」といわれてきた。

その要因として、入国制限の迅速な導入、感染者の徹底した隔離、感染者情報の公開と感染ルートの解明、市民生活の財政的支援などが挙げられてきた。

しかしその後、外国人労働者の間で感染が広がり、4月20日には1日1400人以上の新規感染者が発生した。5月中も500人以上の新規感染者が発生し続け、6月29日現在で累計感染者数は4万3000人を超えた。これは日本の2倍以上だが、死者数は26人と日本の40分の1程度であり、100万人当たり死者数は4人。致命率は0・1%で、日本、韓国、台湾よりも低い(1日当たり新規感染者数、死者数は078頁、図23と図24)。

SARSの教訓と初動

シンガポールにもSARSの苦い経験がある。加えて、SARSよりも封じ込めが難しかった2009年のH1N1型インフルエンザ(豚インフルエンザ)流行から、さらなる学びがあった。

これらの経験から、渡航制限の新たな枠組みと健康危機に対する公衆衛生基盤を整備してきたことから、今回の新型コロナ流行において迅速な措置を講じることができたという。

シンガポールにはチャンギ国際空港という世界有数のハブ空港があり、入国制限をすることはそのままビジネスや観光という同国の生命線に大打撃を与えることになるが、政府は素早く入国制限に踏み切った。

初めて新型コロナ感染者が確認されたのは1月23日。政府はこれを受けて1月29日には過去14日間に中国湖北省に滞在したことがある人などの入国を禁止した。さらに2月1日には対象を拡大し、中国大陸に滞在した外国人と中国のパスポートをもつ人の入国を禁止。感染者が初めて確認されてから、当時の「震源地」だった中国からの入国を禁止するまで、わずか8日であった。

しかし3月に入ると、感染が拡大していた欧米からの入国者の感染報告が相次ぎ、3月4日には韓国やイタリア北部、イランに滞在歴のある人の入国を禁止し、3月16日にはＡＳＥＡＮ各国や日本などからの入国者に対して14日間の隔離措置を取り始めた。

シンガポールの感染者に対する隔離策は、「要請」ではなく「強制」であった。入国を制限された地域からの入国者には14日間の自宅やホテルでの待機措置を強制し、その間、近所のスーパーへの買い物も含め一切の外出は禁止。保健省から1日数回、電話やスマートフォンを通じて連絡があり、1時間以内に所在地を返信しなければならない。自宅待機の規則を破れば罰金や懲役刑、さらには永住権や就労ビザの剝奪、再入国の永久禁止といった罰則が待っていた。

情報公開とＩＴの活用

シンガポール保健省は、感染情報を同省のウェブサイトやスマートフォンのWhatsAppなどで公開しているが、そこには感染者の詳細な情報も記載されている。これによって感染ルートの追跡を容易にし、感染が確認された人の周辺住民へ警戒を呼びかけ、偽情報や噂の蔓延を防ぐ狙いもあった。

接触者特定のため、政府は3月20日に「トレース・トゥギャザー」というアプリをリリースした。これをスマートフォンにダウンロードすることで、感染が判明している人の2メートル以内に近づくと、直ちにユーザーに危険を知らせ、自分自身や周囲の人々に注意を喚起するものである。これはGPSによる位置情報ではなく、近距離通信規格であるBluetooth（ブルートゥース）を用いており、人と人との接触のみを記録し、接触した場所については記録されないように配慮できるという。それでも個人情報の問題を懸念する人々もおり、100万ダウンロードを超えながら、実際の利用は人口全体の3割程度ともいわれている。

接触者を迅速に割り出すため、接触情報を記録するウェアラブル（身体装着型）端末「トレース・トゥギャザー・トークン」も6月末から配布される計画だという。硬貨ほどの大きさで、ポケットなどに入れて持ち歩く。収集したデータは暗号化されて機器内に保存され、装着した者が感染者と確認された時、機器は当局が回収し、データが保健省にアップロードされるという。最終的には585万人の全住民に配布するというが、デジタル監視によるプライバシー侵害、強権的な警察国家化が進むなどとして反対する人々も多い。

収束に向けた試練

世界の模範と称賛されていたシンガポールだったが、3月末まで50人以下だった1日当たり新規感染者が4月には1000人超、3月末に1000人未満だった累計感染者数が1か月で1万6000人超、2か月で3万人超、6月中旬には4万人超となった。

この要因は、初期の対策で見過ごされ、検査対象から外れていた外国人労働者である。彼らの間でクラスターが発生し、もともと制限が緩かった国内で急激に広まったといわれる。彼らはシンガポールの経済を支える重要な担い手だが、低賃金で雇用され、トイレ、シャワー、キッチンを共有し、10人程度で大部屋に住む寮生活をしていることが多い。格好の集団発生の場だ。

これは、新型コロナのみならず、世界での感染症の終息に向けた重要な教訓ともいえる。特に私が現在従事しているエイズ、結核、マラリアでは、性産業従事者、路上生活者、土地なし農民など社会の辺縁に追いやられている人々の間で感染が流行し、政府の目が行き届かないことが多い。というより、逆に政府に無視され抑圧されるために対策が行き渡らず、感染が収束しない側面がある。

シンガポールでも、初期の対策で外国人労働者は検査対象から外れていた。彼らは社会的距離をとろうにも、自宅での自己隔離をしようにも、できない環境下にある。一般市民には想像ができないレベルの生活なのである。

そこで政府は外国人出稼ぎ労働者30万人超に対してPCR検査と抗体検査を進めている。感染拡大のリスクを抑えつつ、労働者を職場復帰させる狙いだという。

さらに政府は、感染拡大を抑えるために国民の外出を原則禁止する新法を施行し、不要不急の事業活動の中止、学校や大部分の職場の閉鎖を4月7日から5月4日まで実施、さらにそれを6月1日まで延長した。これは「サーキット・ブレイカー」と呼ばれる都市封鎖措置で、違反者には1万シンガポールドル（約76万円）以下の罰金、6か月以下の禁錮、またはその両方を科すと定められた。

この新法では、生活に不可欠な仕事への従事、必要な物資の調達など、いくつかの例外を除いて全ての住民は外出禁止で、食料の買い出しなどで外出する際も他人とは最低1メートルの距離を保たなければならない。外出時のマスク未着用も罰金対象となる。

これらの対策によって、新規感染者は6月末現在、減少傾向にあるが、1965年の建国以来、最悪の景気後退に直面しつつある。今後、感染収束と経済復興をどのようにバランスさせていくのかが注目される。

ニュージーランド　世界で最も厳しいロックダウンを実施した国

ニュージーランドからの教訓

世界で最も厳しいロックダウンを敢行し、独特な取り組みを行ったニュージーランドが注目されている。

6月29日現在、同国の累計感染者数は1528人、死者数は22人（致命率1・4％）。約500万人と似たような人口をもつアイルランドの感染者数は2万5000人超、死者数は1700人超（致命率6・8％）なので、その低さがわかる（1日当たり新規感染者数、死者数は079頁、図25と図26）。

以下ではこの国の成功の秘訣を3つにまとめ、オーストラリアとの比較をしたい。

厳しく、迅速な措置

この国の成功の秘訣は、厳格な措置を早期に行ったことだ。感染者が報告される20日以上も前に、トランジットを含め中国からのフライトでの入国を禁止した。ニュージーランド国籍や永住権をもつ人とその家族は入国を許されるも、14日間の自主隔離が強要された。

2月28日に初の感染者が確認されると、すぐに入国禁止対象国を拡大。3月13日にはモスク（イスラム礼拝所）銃撃事件の1周年追悼式典を中止し、全世界からの入国者に対して入国後14日間の自主隔離の実施を発表。3月19日には累計感染者数は28人だったが、自国民や永住権保有者を除いて世界の全ての国からの入国を禁止、実質的な「鎖国」を実施した。

累計感染者数102人、死者数36人となった3月23日には緊急事態宣言を発令し、25日には警戒レベルを最も高い「レベル4」に引き上げた。これは社会的距離をとらせる厳格な措置で、スーパーやドラッグストアを除くほぼ全業種の企業の営業を休止、公共の場で集まれる人数は2人までで、家族以外の人との交流（葬儀に参列することも）が制限された。

政府対応を数値化したオックスフォード大学の厳格度指数（表4）によれば、同国のロックダウンは世界の中でも最も厳格なレベルであった（表5）。これだけ早い段階からこれほど厳格な措置をした国は他にない。ちょうど同日の3月23日にイギリスもロックダウンを発表

■表4　新型コロナ対策の厳格度指数の構成項目とスコアリング基準

項目	スコア	
学校の休校	なし(0)、要請(1)、義務(2)	地域のみ(0)、全国(1)
職場の閉鎖	なし(0)、要請(1)、義務(2)	地域のみ(0)、全国(1)
公共イベントの中止	なし(0)、要請(1)、義務(2)	地域のみ(0)、全国(1)
公共交通機関の停止	なし(0)、要請(1)、義務(2)	地域のみ(0)、全国(1)
国民への啓発活動	なし(0)、あり(1)	地域のみ(0)、全国(1)
国内の移動制限	なし(0)、要請(1)、義務(2)	地域のみ(0)、全国(1)
海外の渡航制限	なし(0)、監視(1)、高リスク国の検疫(2)、高リスク国の禁止(3)	

出典：第一生命経済研究所「欧州の都市封鎖はいつまで続く?」図表2を著者改変
(Oxford COVID-19 Government Response Tracker, Blavatnik School of Government 資料より)
http://group.dai-ichi-life.co.jp/dlri/pdf/macro/2020/tanaka200415corona.pdf

■表5　新型コロナ対策の厳格度指数の推移（10か国比較）

	3月1日	3月20日	3月30日	4月20日
台湾	19	32	29	29
中国	64	56	55	45
スウェーデン		32	38	45
日本	40	48	48	51
オーストラリア	19	42	71	68
アメリカ	10	64	68	72
シンガポール		38	40	81
スペイン	11	78	89	89
イタリア	64	93	93	95
ニュージーランド	19	40	97	97

出典：Our World in Data　より著者作成

したが、その時イギリスはすでに累計感染者数6650人、死者数は335人に上っていた。

表5に10か国の厳格度指数スコアの推移を示す。ニュージーランドの最も厳しい措置に比べ、日本を含むアジアは比較的緩い措置を行い、逆に欧州は必要に迫られて厳格な措置をとっている。中国は1月26日から都市封鎖を行いスコア66であったが、欧州が厳格な措置を始めた頃には緩和し始めている。

ニュージーランドは封鎖開始から2週間で新規感染者数が着実に減少し、4月14日からは10人以下となった。ジェシンダ・アーダーン首相は4月27日に「闘いに勝利した」と宣言し、警戒システムを「レベル3」に引き下げ、飲食店など小売店の持ち帰り・宅配サービスや建設業・林業などが再開された。

さらに、5月中旬以降は新規感染者ゼロの日が続き、アーダーン首相は同国が目標としてきた国内における新型コロナ根絶達成を示唆しているとして、6月8日、入国規制を除き国民と企業に課してきた全ての制限措置を解除すると表明した。

リーダーシップとコミュニケーション能力

成功の秘訣の2つ目は、この厳格な措置の早期導入を果敢に決断し、国民を説得したアーダーン首相のリーダーシップとコミュニケーション能力だろう。世界的にも評価は高い。

ニュージーランドが「鎖国状態」に入った翌3月20日、アーダーン首相は官邸からテレビで国民に語りかけた。首相が官邸からテレビで呼びかけるのは1982年以来だという。

ここで首相は「厳しく、迅速に」措置を取ると同国の戦略を説明。なぜ厳しい措置を取らなければならないのか、その理由もはっきりとわかりやすく説明している。

この時、国内の感染者数は102人で死者は皆無だったが、「われわれは厳しく、そしてこの早い段階から対応する。（中略）国内の感染者数は102人だけだが、イタリアもかつてはそうだった」と彼女は国民に語った。

マクロン仏大統領をはじめ、諸外国の首長が「新型ウイルスとの戦争」を強調していたのとは異なり、アーダーン首相は新型コロナに対して団結する大切さを説き、繰り返し「500万人のチーム」と呼んで国民の一致団結を呼びかけた。

アーダーン首相のスピーチには優しさや共感も感じられるという。彼女はフェイスブックなどのSNSも駆使し、時にカジュアルな服装で、いつも笑顔で、頻繁に国民に語りかける。国民からの質問を募り、自らの言葉でわかりやすく説明していく。首相や閣僚たちの報酬を今後6か月間20％カットすると発表し、痛みを分かち合う姿勢も示した。

彼女のスピーチのほとんどは、「強く、そしてお互いに優しく」という同じメッセージで締めくくられてきた。

優しく、しかもきっぱりと決断する。重要なメッセージはわかりやすく、シンプルな言葉で、はっきりと何度も繰り返して説明する。常に落ち着いて、自信をもって、相手の立場に立って、親しみと愛情をもって伝えてきた。「危機時におけるコミュニケーションのお手本」と評価する人々も多い。

アーダーン首相の政治的決断は国際的にも厳格な措置だったが、保健省の長官とともに記者会見に出席しながら、なぜそのような判断を下したのか、その措置にはどのような意味があるのか、科学的根拠を示しながら、命を最優先することを説明し、国民の理解を得ていった。

ロックダウンを始めてからは、自宅からカジュアルな服装で、フェイスブックのライブ動画を通じて国民に何度も率直に語りかけた。人々から寄せられた素朴な質問、封鎖中のルールなどについても、「公園で運動はできます。でも、遊具に触らないで」「家族と散歩には行けますよ。でも、他の人とは距離を保って」などと丁寧に答えていく。語り口は思いやりと情に溢れており、人口約500万人のニュージーランドで、これらの動画の再生回数は500万回を超えたという。

科学と指導力の一体化

政府の当初の計画は違っていたとの話もある。流行初期の段階では、感染爆発させず、かつ経済・社会へも大きな影響を与えないような、流行カーブ平坦化の方法について話していたという。モスク銃撃事件の1周年追悼式典も、当初は敢行する予定だったらしい。しかし、強行策を講じなければ数万人規模で国民が死亡するとの専門的知見、将来予測を見て、政府はすぐに4週間の全土ロックダウンを決めたという。

感染流行当初から、保健省のアシュリー・ブルームフィールド長官が科学的知見を伝えてきた。彼もまたニュージーランド成功の立役者で、新型コロナに関する健康問題を毎日のように、慎重かつ冷静に伝えてきたので、ロックダウン宣言時には国民はその意味について理解していたという。アーダーン首相の記者会見ではいつも隣に座り、科学と指導力が一体化したメッセージを伝えてきたという。

しかしこの国でも、専門家・科学者が全て同意見というわけではなかった。アーダーン首相が「ウイルス一掃というどの国もなし得ていないことを達成するチャンスがわれわれにはある」と記者会見で述べたことに対し、首相が目指していたのは、他国がやろうとしていた感染症の「抑制」ではなく「排除」であったとして物議を醸した。

ウイルスの完全排除を目指せば必ず失敗し、経済面でも衛生面でもウイルスそのものより深刻な結果をもたらすとの主張である。そのため、ある学者グループは「プランB」と称する制限緩和を求めるロビー活動を行っていた。失業率の上昇など長期的なロックダウンの影響を受ける市民の間に、慢性的な不幸が広がるとの懸念からである。小規模企業の多くが行き詰まり、回復は難しいとの予測もある。

緩和策

ニュージーランドは、新規感染者がほぼゼロの状態が続いていることから、5月14日以降、新型コロナの警報レベルを「2」に引き下げ、ショッピングモールや小売店、レストラン、カフェ、映画館、公園、スポーツジム、公共施設などとともに、企業もビジネスを再開できるようになった。

さらに、屋内外の集会人数について、それまで最大10人としていた制限を緩和し、5月29日から最大100人までとした。

ただし、その後も衛生基準を守り、接触記録を残すことが重要として、政府が5月20日に公開したアプリ「NZ COVID Tracer」を活用することを推奨。このアプリは、利用者が訪問先でQRコードを読み込むことによって移動履歴を記録する方法を採用しており、保健省によると公開後5日間でアプリのダウンロード数は38万件に達したという。

6月8日には国内に全く感染者がいなくなったため、アーダーン首相は国内から新型ウイルスを一掃したと勝利宣言をした。それに伴って、入国規制を除き国民に課してきた全ての制限措置を解除すると発表。移動や国内旅行、集会に関しての制限は全て解除され、ラグビーなどの試合も大人数でのスタジアム観戦が許可され、学校や職場、飲食店、商店も全て再開した。

ただし、会った人や出かけた場所の記録は求められ、入国はほぼ同国民と外国人居住者に限定され、14日間の隔離と検査が義務付けられた。

それでも6月16日、イギリスから特別入国した新たな感染者2人が確認され、24日間続いた「新規感染者ゼロ」の記録が途切れた。

オーストラリアとの比較

ニュージーランドに比べ、オーストラリアのアプローチは経済に対して比較的オープンな状態を保ったといわれる（1日当たり新規感染者数、死者数は080頁、図27と図28）。

ニュージーランドと同様、オーストラリアもいち早く中国との往来を遮断し、3月20日よりオーストラリア人と永住者及びその近親者を除く全ての人の入国を禁止した。厳格なソーシャル・ディスタンシング（社会的距離拡大）措置も導入し、公共の場で集まることができる人数は2人までに制限された。さらに、国内でも厳しい移動制限を行い、いくつかの州では他地域からの不要不急の訪問を認めなかった。

一方で、資源採掘や建設作業、飲食店の持ち帰り販売などいくつかの企業・事業・店舗は営業継続を許可された。

その結果はというと、表6に示す通り、ニュージーランドとは人口に5倍の開きがあるので感染者数と死者数には違いがあるが、人口100万人当たりの数値や致命率をみると、ほぼ同じかオーストラリアの方がやや低値となっている。

しかし経済的・社会的なコストを見ると、エコノミストの予想ではニュージーランドの2020年4〜6月期のGDP（国内総生産）は前期に比べてマイナス20％、オーストラリアはマイナス13％といわれている。

オーストラリア・ニュージーランド銀行（ANZ）によると、2020年末にニュージーランド経済は年初と比べマイナス10・4％、オーストラリア経済はマイナス4・7％に縮小すると予想されている。失業率は、ニュージーランドでは、政府予想によると2019年末の4％から13・5％に上昇し、オーストラリアは、豪中央銀行によると6月までに5％から10％に上

■表6　新型コロナ流行の各指標の２か国比較

	感染者数（人）	死者数（人）	致命率（%）	100万人当たり感染者数（人）	100万人当たり死者数（人）	100万人当たり検査数（件）	人口
ニュージーランド	1,528	22	1.4	305	4	79,461	500万人
オーストラリア	7,767	104	1.3	305	4	94,690	2550万人

出典：Worldometer
https://www.worldometers.info/coronavirus/ より抜粋して作成（6月29日現在）

昇するとの見通しである。

すなわち、これまでのところ、新型コロナ対策としての結果はほぼ同じだが、社会経済的コストはオーストラリアに比べてニュージーランドの方が大きくなる見通しとなっている。

もちろん、様々な要因が絡み合っているためさらなる分析が必要だが、この2国間の比較は今後の再流行に対する措置を検討する上で参考になるだろう。

今後の対策

ニュージーランドもオーストラリアも、海外とシャットダウンすることでウイルスを封じ込めることができる地の利がある。ニュージーランドでは実際に「封じ込め」を目指し、勝利宣言もしたが、世界で感染流行が続く限り、そして鎖国を続けない限り、完全にゼロを保つことは不可能に近い。

外出制限が緩和されたニュージーランドでは、待ちわびた市民らがファストフード店に詰めかけて警察が出動する事態になったというが、厳格な措置を再び実施することは難しいだろう。また、両国はすでに大きな経済的・社会的打撃を受けており、どこかで入国制限の緩和が必要となるはずだ。

中国、香港、シンガポール、韓国などで感染が収束していけば、これらの国・地域内で往来を可能として「東半球ブロック」が形成できるかもしれないとの構想がある。

欧米での流行収束や政治的・社会的復興が遅れる場合、それを見越した地域的戦略も現実的に必要かもしれない。

第4章

欧米諸国の感染流行と対応

中国で新型ウイルスが発生し、アジアに感染が拡大していた頃は、対岸の火事と見ていた欧州で火の手が上がったのは2月下旬。瞬く間に欧州全ての国に感染が広がった。

この時期のことを、私も鮮明に覚えている。私が住んでいるスイス、そしてイタリアやフランスなどの周辺国で、新型コロナによる感染者数と死者数がうなぎ上りに急上昇していった。勤務先のスタッフの家族や親戚からも感染者や死者がうまれる。

毎日のように幹部で緊急会議を開いた。オフィスを閉鎖し、いかに在宅勤務を進めるか。スタッフとその家族の健康をいかに守るか。そして、現在支援している130か国以上の三大感染症（エイズ、結核、マラリア）対策事業をいかに継続するか。そして3月16日、スイスのロックダウンが始まった。自宅から世界130か国を支援する試みが始まった。

3月13日のWHOテドロス事務局長の発言通り、「欧州はパンデミックの中心」となった。累計感染者数の世界ランク上位はアジアから欧州にとってかわり、スペイン、イタリア、イギリス、ドイツ、フランス、スイスなどが次々にトップ10入りした。当時の人口100万人当たり累計感染者数をみると、世界トップ20のうち17を欧州が占めていた。

以下、欧米の主要国における感染流行とその対策を振り返り、教訓を学んでいきたい。

イタリア・スペイン　感染爆発と医療崩壊を起こした国

欧州というより世界全体を見ても、イタリアとスペインにおける新型コロナの感染爆発には凄まじいものがあった。まさに「激震地」「激戦地」と呼べるほど、感染者と死者は毎日のように急増し、1日当たり感染者数と死者数は、それぞれスペインで8000人超、9500人超、イタリアでは6500人超、900人超となった時期もある。累計感染者数と死者数で中国を追い抜き、この2か国が世界の1、2位を争っていた時期もある。

この両国は様々な違いがあるものの、共通点も多い。そこで、なぜ感染爆発が起こり、医療崩壊を起こしてしまったのか、それに対してどのような対応をし、何を学んだのか、特にイタリアの事例を中心に振り返ってみたい（1日当たり新規感染者数、死者数はイタリアが081頁、図29と図30、スペインが082頁、図31と図32）。

感染爆発の理由

イタリアはフランス、ドイツ、フィンランドに次いで、欧州で4番目に新型コロナの感染者が確認された国である。最初の報告例は2020年1月30日（フランスで最初の報告があった5日後）である。中国湖北省から来た中国人観光客の夫婦で、2人は1月23日にミラノに到着し、ローマで体調不良となり、すぐに隔離されたといわれる。

これに対する対応は迅速で、翌1月31日にはジュゼッペ・コンテ首相は6か月間の緊急事態宣言を発令し、中国からのフライトの乗り入れを中止した。

その後しばらく国内での感染は確認されなかったが、事態が動いたのが2月20日、イタリア北部ローディ県コドーニョで38歳の男性の感染が確認されてからである。彼は「患者1号」と呼ばれ、中国への渡航歴はないが、中国から帰国したイタリア人の友人と会食をしていた。2日間の高熱が出たため病院の救急外来を訪れたが、病院は新型コロナ感染を疑うことなく帰宅させた。その後、この病院の医師5人を含む14人の感染が確認された。

これを契機として、イタリア北部を中心に感染者数は急増した。1日当たりの新規感染者数は、「患者1号」発生から2週間後には約600人、1か月後には約6000人となっていた。

なぜ、このような感染爆発を起こしたのか？　今後の研究調査によってその要因を明らかにしてほしいが、現時点で可能性のある要因について私見を述べたい。

気づかないうちに感染症流行が広がっていた

イタリア北部における最初の感染者の報告は2月20日だが、最近の研究によると少なくともその2か月以上前から流行は始まっていた可能性がある。12月18日にミラノとトリノで採取した下水サンプル中に新型コロナが検出されたのである。また、その地域の病院で、2020年1月には例年に比べて重症肺炎の発生数が増加していたことも判明した。

フランス・パリ近郊の病院で2019年12月27日に肺炎と診断された患者の血液検体を調べたところ、新型コロナ陽性だったという報告もあり、その頃から欧州で新型コロナが流行していた可能性が示唆されている。

イタリア北部には多くの中国系企業があり、中国人渡航者も多い。中国からのフライトの乗り入れを禁止する以前に、すでに感染は広まっていたとの見方もある。

中国を含めアジアでは、SARS、MERS、新型インフルエンザなどの苦い経験があるので、医療機関も「原因不明の感染症の集団発生」には敏感だが、欧州では「今年は少し肺炎が多い」と医療従事者が感じても、「何かおかしい」と積極的にCT検査やPCR検査などはしていなかったようだ。

日本では医療機関を受診すると様々な検査をするが、医療費の患者自己負担が多く、また公的医療費をできるだけ抑えようとする欧米の多くの国々では通常、最低限の検査しかしない。特にイタリアやスペインでは近年、大幅に医療予算がカットされてきた。

このように、感染流行初期に「異変」に気づいたアジア諸国に比べて、欧州、特にイタリアとスペインではそれに気づくのが遅く、感染が拡大していた可能性は高い。

初動が遅かった

イタリアの感染爆発を見て、他の多くの国々が早期に対応したのに比べ、スペイン政府の対応は遅かったとの批判が多い。

すでに北部イタリアが封鎖され、スペインでも感染拡大が始まっていた3月8日、反対意見が多々あったにもかかわらず、国際女性デーに関連した大規模なパレードや政党大会が実施された。

当時、スペインでは「新型コロナは恐れるに足りない」との見方が一般的だった。保健省の新型コロナ対策責任者でさえも「心配ない」と記者会見で繰り返した。そのため他国のように航空機の乗り入れの停止やイベント中止をせず、大規模集会を決行し、新型コロナは脅威でも何でもないことを見せようとの呼びかけさえあったという。

「男性優位主義はコロナウイルスより多くの人間を殺す」との新聞の見出しにも扇動され、国際女性デーのデモ行進にはスペイン全土で16万人以上が参加した。そこで市民は大声で叫び、ハグをし、キスをしあった。

その結果、3月8日には600人未満だった累計感染者数は、2週間後には3万人近くに膨れ上がった。

これに対してサンチェス首相は3月14日に「非常事態宣言」を発令したが、移動制限を発動するまでに、感染者が出ていたマドリードなどの都市から多くの人が国内外に移動し、感染を拡大したと考えられている。

国境封鎖が難しい

欧州全体に感染が急拡大したのは、国境封鎖の難しさもあると考えられる。

欧州では26か国が出入国審査を免除する「シェンゲン協定」に加盟しており、基本的にパスポートチェックなしで国境を移動できる。欧州市民だけでなく外国人も、一度シェンゲン協定内に入れば自由に移動できる。

この移動の自由はEUの理念と政策の根幹を成しているため、空港での入国禁止や国内で都市封鎖をしながら、イタリアや周辺国は国境封鎖を躊躇していた。これによって感染は欧州内で急速に拡大していったと考えられる。

健康危機への準備ができていなかった

感染症の大流行に対する備えができていなかったことも要因のひとつとされている。

WHOはSARSや新型インフルエンザの流行などを受け、2005年に新たな感染症の発生などに対する危機管理計画を策定し、必要に応じて見直すよう世界各国に促していた。

また欧州議会も2013年に加盟各国に対し、3年ごとに計画を改めるよう求めていた。

しかしイタリア政府は、2006年に危機管理計画を策定したものの、その後は改定も評価もせず、13年間放置していた。当然、地域ごとの計画や予算もなく、マスクや防護服などの備蓄、医療従事者への研修などもなされていなかった。これも院内感染を予防できず、感染爆発から医療崩壊を起こした要因のひとつと考えられた。

スペインも同様に健康危機管理計画を2006年に策定後、一度も改定していなかった。

文化・習慣

イタリアやスペインで感染が拡大したのは、濃厚な接触を好むラテン系の文化・習慣のためだという人もいる。

2008年のある調査によると、欧州8か国の7000人以上に、キスや握手から対面での会話まで日々の社会的接触に関して日記をつけてもらった結果、感染伝播につながるような濃厚接触者は、イタリアでは1日平均20人に対し、ドイツでは8人だったという。両国の人々との付き合いのある人なら頷ける結果だろう。

欧州の中でもイタリア人やスペイン人は人と交わるのが大好きで、会えば握手や抱擁、両頬へのキスをし、コーヒーやワインを飲みながら顔を突き合わせて会話を楽しむのが好きな人が多い。三世代家族も多く、若者と高齢者との接触も頻繁で濃厚である。

新型コロナの流行を受けて、社会的距離をとるため、政府が注意を喚起したが、イタリアやスペインでは個人の意識や行動を変えるのは難しかったという。自粛勧告をしても人々は外出を続け、スキーリゾートやイベントは多くの人で賑わい、バーやカフェで騒ぐ人々の様子が伝えられた。

イタリアやスペインでは、自粛勧告では人々の行動が変わらないため、ロックダウンを宣言したという。しかし、封鎖前に街から脱出しようと、例えばミラノ中央駅やバスターミナルに人が溢れ、それによって感染者が全国に広がったともいわれる。加えて封鎖反対の抗議活動が広がり、スーパーでの買い占めが始まり、監獄で暴動が起こった。イタリア人にとって自由を束縛されるほど辛いことはない、と言わんばかりの反抗にも見えた。

政治家の言動

危機に際しては特に、政治家の言動は国民に大きな影響を与える。

流行初期には、首都ローマではなく北部にわずか数百例のみの報告だったため、政治家たちも事の重要性をそれほど意識していなかったともいわれる。公衆衛生と経済双方のバランスを取り、景気低迷を和らげようと、国民に「コロナは恐れるに足りず」のメッセージを送る政治家も多かったようだ。

後に感染爆発が起きるイタリア北部のロンバルディア州知事は2月25日の段階で、新型コロナは「普通のインフルエンザより少し症状が重いだけ」と地元議会で語った。

与党の民主党党首は、感染が拡大するロンバルディア州の州都ミラノで、生活を犠牲にしないようにと、アペリティーボ（食前酒）で乾杯する姿をSNSで流した。彼はその後、新型コロナに感染している。

ミラノ市長も、市民の恐怖を煽らず励ましていく「ミラノは止まらない」というキャンペーンを実施した。

このようなメッセージを受け取ったイタリア国民は、ナイトライフなど普段通りの生活を楽しみ、国全体として自粛ムードは広がらなかったといわれる。

高い致命率・死亡率の理由

イタリアは3月19日に新型コロナによる死者数が中国を超えて世界最多となり、累計死者数が世界総数の４割近くを占めていた時期もある。イタリア北部の地元紙は訃報欄が日頃の1頁から10頁にも膨らみ、遺体の搬送・処理が滞り、軍が出動していた時期もある。

報告された死者数を感染者数で割った致命率は、イタリアで14・5％（6月29日現在）、100万人当たり死者数は575人、スペインではそれぞれ9・6％、606人である。これは日本のそれぞれ5・3％、8人や中国の5・5％、3人に比して高い値である。

なぜこれほど死者数が増え、致命率、死亡率が上がったのだろうか？

いくつもの要因が考えられるが、特に「医療崩壊」に焦点を当てて考えてみたい。

医療崩壊とは

「医療崩壊」という用語には、実は明確な定義がなく、日本では言葉が独り歩きしている感もあった。ただ、便利な言葉でもある。

今回の新型コロナに関していえば、「患者が急増して病院が機能不全を起こした状態」を指すことが多いようだ。英語で「医療崩壊」に当たる定型語はないが、米ニューヨーク州のアンドルー・クオモ知事は「overwhelm the capacity of the current health care system（現存するヘルスケアシステムの能力を凌駕する）」と表現していた。

問題を把握するには用語の定義も明確にする必要があるので、ここでは「医療崩壊」を「保健医療システムの機能不全」と言い換えて、感染拡大により「保健医療サービスの需要が急増し、供給できる能力を超えたために、本来提供できるサービスや成果を生むことができなくなること」と定義しておく。

簡単に言うと、水をコップに注ぐとして、その水が新型コロナの感染者、コップが病院を含む保健医療サービスが供給できる能力・容量である。コップは病院だけではない。救急車もあれば保健所もあり、開業医もいる。大量の水が注がれればコップから多くの水があふれ出す。この中には、本来なら助かったかもしれない新型コロナ感染による死者や、本来なら救急治療を受けられた脳梗塞の患者もいる。

さらに、滝のような勢いで水を注ぐと、コップ自体が破壊され、提供できるサービスの量も質も下がることがある。本来なら新型コロナの重症患者を救える病院でも、十分なサービスが提供できず、死なせてしまうこともある。

医療崩壊リスクを測る「ハコ」「ヒト」「モノ」

どの時点で医療崩壊を起こすのか。それにはコップの容量、保健医療サービスの供給能力を測る必要がある。その重要な要素が「ハコ」「ヒト」「モノ」だ。

「ハコ」とは病院や病床、さらに救急車や検査施設など。「ヒト」とは医療従事者や救急隊員、保健所職員など。「モノ」とは防護具や人工呼吸器、さらに「最後の砦」と呼ばれる体外式膜型人工肺（ＥＣＭＯ）、検査機器・用品などである。

ここで、いわゆる医療崩壊が起きた国（イタリアとスペイン）と、起こさずに持ちこたえた国（ドイツと日本）を比較してみる（図53〜55）。

まずは「ハコ」。人口１０００人当たりのベッド数は、イタリア３・２、スペイン３・０に対して、ドイツ８・０、日本13・１で、大きな開きがある。特に日本の病院数と病床数は世界一である。しかし、人口10万人当たりの集中治療室（ＩＣＵ）の病床数は、ドイツが圧倒的に多く、日本はイタリアと比べても半分ほどだ。ただし日本の場合、診療報酬上で「特定集中治療室加算」が算定できる病床のみが報告されているようで、心電図モニタ、酸素、人工呼吸器などを使って「集中治療」できる病室・病床はかなりあるようである。

■図53　人口10万人当たりのICU病床数

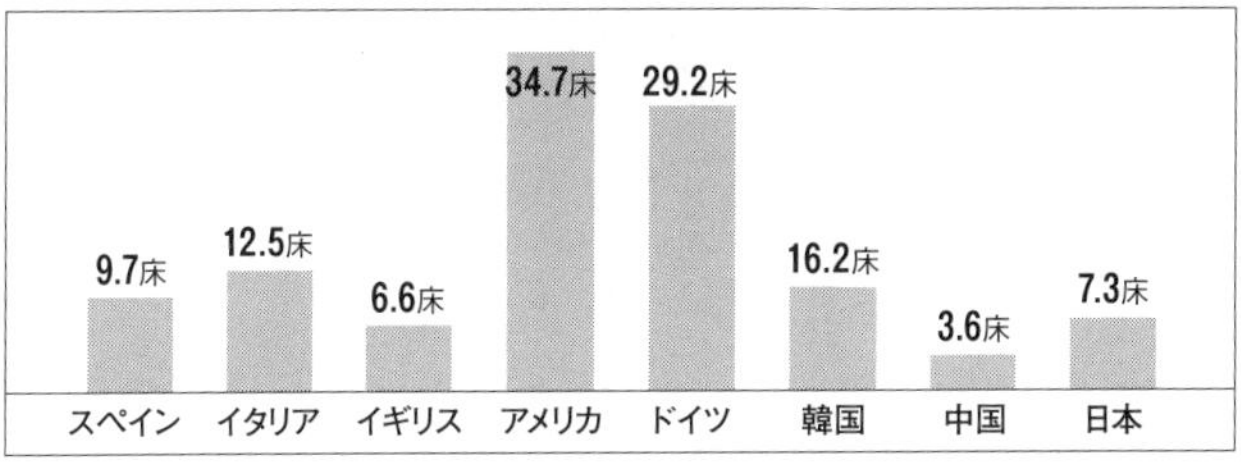

※データはアメリカは2009年、EU諸国は2012年、アジア諸国は2017年　資料：National Center for Biotechnology Information, Intensive Care Medicine(journal), Critical Care Medicine(journal)

■図54　人口1,000人当たりの医師・看護師数

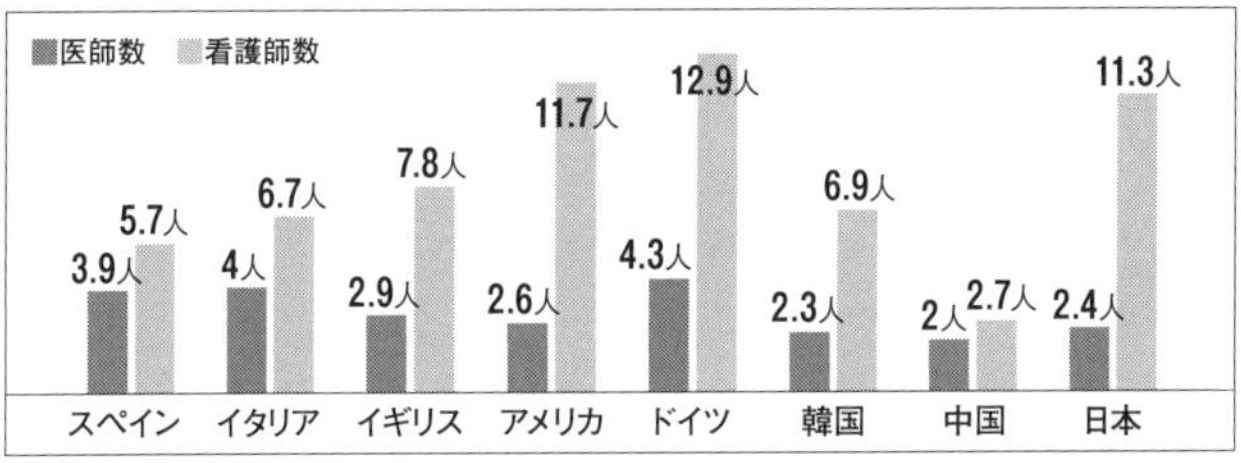

※データは日本は2016年、アメリカ、ドイツ、スペイン、中国、韓国は2017年、イギリスは2018年、イタリアは医師数は2018年、看護師数は2017年　資料：OECD

■図55　GDPに対する総保健医療支出

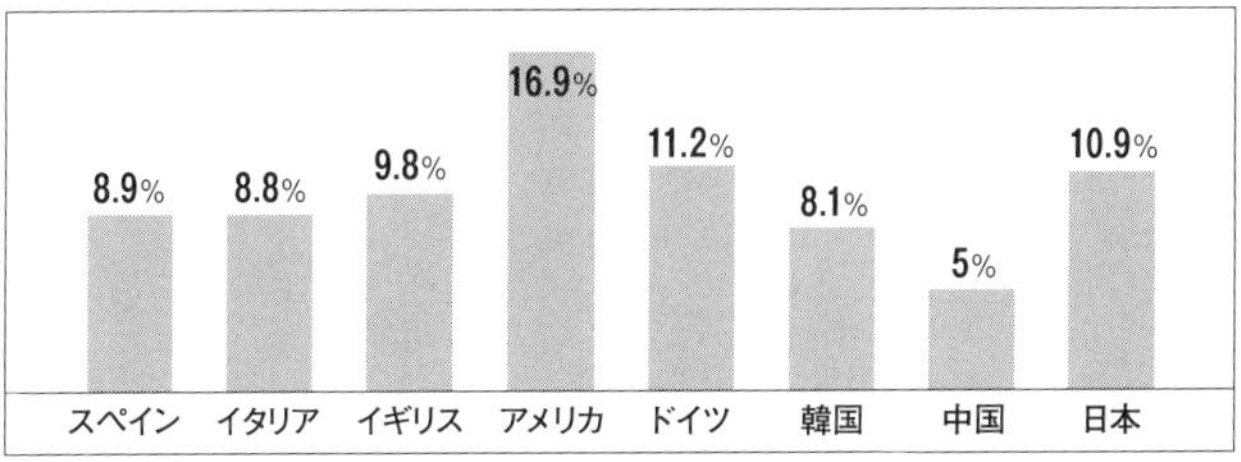

※データは中国のみ2016年、他は2018年　資料：OECD

次に「ヒト」。人口1000人当たりの医師数は、イタリア、スペイン、ドイツはほぼ同じだが、日本は少ない。一方、人口1000人当たりの看護師数は、イタリア、スペインに対して、ドイツ、日本は2倍となっている。

では「モノ」はどうか。人口10万人当たりの人工呼吸器は、イタリアの12台に対しドイツは34台、日本は20台である。医療用マスクやゴーグル、フェイスシールドなどの防護具に関する正確な統計はないが、世界の多くの国で不足し、同じマスクを繰り返し使い、ビニール袋などをシールドとして使っていた。

「カネ」と「システム」

「ハコ」「ヒト」「モノ」以外の重要な指標として、「カネ」がある。GDPに対する保健医療支出の割合は、イタリア、スペインに対し、ドイツ、日本は高く、アメリカが断然トップだ。

以上の統計を見ただけでも、医療崩壊が起きたイタリア、スペインでは、感染拡大前から保健医療サービスの供給能力は高くなかったことがうかがえる。

しかし、イタリアの現状は数字で見る以上に厳しかったようだ。感染は国全体で均等に広がったわけではなく、一部の地域、北部ロンバルディア州に集中した。その結果、この地域の死亡率は国平均の3倍近くであり、報告された感染者の5人に1人が死亡した。致命率20

%、信じられない高さである。

医療崩壊を防ぐには、医療機関のみならず、検査・治療・予防も含めた感染症対策に関わる保健医療「システム」全体を見るべきである。日本であれば相談窓口、接触者調査などをする保健所、ＰＣＲ検査を行う検査施設などもこのシステムの一部である。

イタリアやスペインでは、感染爆発によりこのシステムの一部である救急体制も機能不全に陥った。例えば、イタリアのある地域では、平時なら緊急電話にかけると20秒以内に応答し、90秒以内に救急車が出動し、30分以内に患者は病院の処置室に到着していたところ、新型コロナの感染拡大により緊急電話回線がパンクし、救急隊員が感染し、救急車が汚染されて、心臓発作の患者が救急車を呼ぶのに１時間も電話がつながらない事態に陥ったという。

ホットスポットとなった医療機関

感染者を受け入れるコップが破壊されたことも要因だろう。

イタリアでは４月18日までに約１万７０００人の医療従事者が新型コロナに感染し、１２５人の医師と34人の看護師の死亡が報告された。

スペインでも４月24日時点で感染した医療従事者は３万５０００人に上り、全感染者の16%を占めた。特にマドリードのある大規模病院では４００人の職員が検査陽性となり、カタルーニャ地方のある病院では職員の３分の１が自宅隔離となった。

医療機関に多くの感染者が殺到する中で、医療従事者や職員の感染はサービスの供給能力を下げるだけでなく、自らが患者になることで病床や人工呼吸器を占有してしまった。

なぜ、これほど医療従事者が感染したのだろうか。

まず、感染者が集まる医療機関がホットスポット（感染流行地）になったためである。新型コロナの患者のみならず、微熱でも不安に感じた人々が検査や受診のため医療機関に殺到した。

感染者の中には、別の症状で医療機関の外来を訪れ、また転倒するなどして救急車で運ばれる人もいる。医療従事者は感染を疑わずに診療し、後で感染が判明することもある。

ＰＣＲ検査はさらに危険だ。綿棒を鼻から挿入して、鼻咽頭にある粘液を綿棒を回転させて検体採取するのだが、それによって咳やくしゃみが止まらない人も多い。防護具もなく、手順が不適切ならば、採取者の感染リスクは高まる。

防護具があっても感染する恐れはある。アフリカでエボラ出血熱が流行したときにも見られたが、防護具を着用して汗をかき、それを拭ったり、目や鼻をかいたり、眼鏡やマスク、ゴーグルの位置を変えようとしたりするときにウイルスが目・鼻・口から侵入することもある。防護具の着脱の際に、顔や体にウイルスを付けてしまうこともある。

防護具が足りず、何度も汚染されたものを使っていれば、その可能性はさらに高まる。イタリア、スペインの例を見ると、医療従事者に対する感染防御のトレーニングも不十分だったようだ。

さらに、医療従事者の長時間労働や精神的ストレスは感染への免疫力を下げ、医療の質も下げる。イタリアでは、毎週25時間の残業、24日間連続で毎日14時間以上労働という過酷な医療従事者の状況が伝えられ、自殺者も現れた。中国・武漢の調査では、治療に当たった医療従事者の72％が過度のストレスを感じ、うち50％は抑鬱状態、45％は不安、34％は不眠を訴えたという。

そのような医療現場の悲壮な様子を伝えた2分弱のビデオがある。3月半ばにイタリアの看護師連盟が発信したものである。

「明日でなく、今すぐプロの人材が必要です。もう時間がありません」

そう訴える看護師の目の周りはゴーグルの痕で腫れている。限られたスタッフで、寝る時間もなく働いているためだ。

「尊厳がないまま死んでいく人を見ている。疲れ切った仕事の終わりでなければ、泣く時間もない」

新型コロナ主戦場の様子を生々しく伝えていた。

高齢者への感染と命の選別

イタリアでは新型コロナによる死者の約8割が70歳以上であったが、国全体として高齢者が多いこと、そこに感染が広がったこと、そして感染爆発により命の選別がなされたことも、致命率、死亡率の高さの要因と考えられた。

イタリアの高齢化率（22・8％）はEU諸国で1位、世界でも日本に次いで2位（2018年）である。政府は医療支出を減らすため、病院や医療従事者の数を減らし、高齢者を施設でなくできるだけ在宅でケアする仕組みを作ってきた。三世代同居も多く、若者が外からウイルスを持ち込んで家庭内の高齢者に感染させ、その高齢者のために訪問診療をした医師や看護師も次々と感染し、その医師や看護師が別のところで医療従事者や患者に感染させる、といった連鎖反応がみられた。

さらに、高齢者施設でも感染が拡大し、多くの死者を生んでいった。

訪問診療をする医療従事者や介護スタッフのマスクなどの防護具が不足し、当初は検査などでも十分できなかったことも、イタリアやスペインで医療従事者や高齢者の間に感染が広がっていった原因のひとつだといわれる。

感染爆発後は、ＩＣＵの病床や人工呼吸器などが不足した場合、高齢者よりも若者の治療を優先する「命の選別」がなされたとの報告もある。被害が集中する地域の病院の中には、ある年齢以上の患者のＩＣＵでの受け入れをしなかったところもある。初めは80歳以上、その後70歳以上と、徐々に年齢を下げていった医療機関もあるという。

対策とその後

振り返ってみれば、感染爆発、医療崩壊に陥った要因は様々あるが、イタリア政府が行った対策を非難する声はそれほど多くない。

イタリア政府の対策は中国を手本にしたといわれ、北部での集団発生が発覚した後は迅速に対策を広げていった。

2月20日に患者1号が報告された2日後にコドーニョの封鎖、その後10自治体に拡大して、学校の休校、バーやレストランに対しては当初は午後6時の閉店、その後完全な閉店、学校・美術館・劇場・映画館などの閉鎖を命令した。ヴェネツィアのカーニバル、イヴレーアのカーニバル、およびスポーツの試合などの行事も中止とし、該当自治体の住民の出入りを制限し、学校・スキーリゾートの閉鎖、スポーツ・行進・結婚式・葬儀などのイベントの中止、バー・レストランなどの営業制限が命令された。ミラノやヴェネツィアなど大都市も含め、1600万人の市民が移動制限の対象となった。

3月4日には小中高校や大学を全国で閉鎖。

3月9日にはイタリア全土に移動制限を拡大し、第二次世界大戦以外では西側世界で初となる全土のロックダウン（都市封鎖）に踏み切った。街中では警官が検問を実施し、行き先と理由を記した「証明書」を携帯していない人には最大3000ユーロ（約36万円）の罰金を科した。これにより11万人以上が警告を受けたという。

3月21日には、イタリア北部で行動制限を強化。屋外での運動や自販機使用も禁止した。これらの措置により、3月下旬をピークに感染者数・死者数ともに減少し、一時期6000人超だった1日当たり感染者数は、6月以降200人未満になることもあり、900人を超えていた1日当たり死者数は50人未満になってきた。

そのため、コンテ首相は7週間続けてきた規制を5月4日から緩和し始め、マスクを着けて少人数で親族を訪ねることを許可し、公園も再開。バーやレストランは持ち帰り営業を再開。小売店、美術館・博物館、図書館は5月18日に再開。理美容院、バー、レストランの店内営業は6月1日から再開した。6月3日には出入国禁止措置が解除され、国内の移動規制も緩和した。

6月中旬以降、首都ローマで複数の集団発生があり、再流行を懸念する声も出ている。

イギリス　公衆衛生トップからコロナ死者数欧州トップに移行した国

イギリスは19世紀に「疫学の父」ジョン・スノウを生み、近代社会の公衆衛生を発展させた国である。世界最古の熱帯医学校であるリバプール熱帯医学校をはじめ、世界的に有名な大学・研究所を多く有し、これまでアフリカを中心に様々な感染症の研究・対策に貢献してきた。

そのイギリスで、新型コロナの感染爆発が起こった。それも、5月には世界で1、2位を争っていたイタリア、スペインを追い抜いて、累計感染者数・死者数ともに欧州で最多となる。なぜイギリスは感染爆発を防げなかったのか。そして死亡率を抑えることができなかったのか（1日当たり新規感染者数、死者数は083頁、図33と図34）。

重要な教訓を残したので、詳細に振り返っておきたい。

初動の遅れ

イギリスの感染爆発は、政府による初動の遅れが原因だという人が多い。

イギリスで最初に感染症例が確認されたのは1月31日だが、それより早い時期に感染は広がっていたともいわれる。前述の通り、イタリアやフランスでは12月には新型コロナが流行していた可能性が高い。

イギリスで累計感染者数が100人を超えたのは3月6日で、初めての死者が報告されたのは3月7日。イタリアやスペインに比べると報告数が少なかったため、3月中旬まで積極的な措置はなされていなかった。人々の国内移動は自由で、通勤者は混雑した電車や地下鉄やバスでロンドンに大量に出入りし、地方で毎年開かれる大規模な競馬の祭典などの大型イベントも実施されていた。周知の通り、首都ロンドンは約900万の人口を抱える世界的な国際都市である。「2018年度世界渡航先ランキング」では、世界で2番目に多い1983万人の渡航者が集まった。

イタリアでの感染拡大が騒がれ始めてから、イギリス政府は手洗いの励行、症状が出た場合の自宅療養などを呼びかけていたが、3月6日以降、新規感染者数が急増したため、ジョンソン首相は3月12日に会見を行った。

そこで述べた政府の方針は、持続する咳や発熱がある場合は7日間自宅隔離するように勧告する、ただし政府としては、今のところ学校は閉鎖しない、大規模イベントも禁止しない、欧州からの渡航制限もしないというものだった。

このスピーチは、会見に同席していた政府のヴァランス首席科学顧問とウィッティー主任医務官など専門家の意見を反映していたという。彼らの分析によると、イギリスの感染流行はまだ初期段階（3月12日時点では、新型コロナによる1日当たり感染者数100人未満、死者数10人未満）であり、感染者は次の4週間に急増し、10～14週後にピークを迎える。そのため、現時点で厳しい行動制限を導入すると、感染流行が最高潮に達した頃に自粛疲れが生じる危険性があるとの判断であった。

また、大規模集会禁止や学校閉鎖などの効果はエビデンスがないため、むしろ強行することによる負の影響を考慮した。手洗いの励行、有症状者の自主隔離の実践だけでも、流行ピーク時の感染者数を2割減らせるとのエビデンスも加味して、戦略を練ったのである。

しかし、これに対して多くの反対、批判が殺到し、後述のような理由もあり、政府はわずか1日で方針を180度転換した。

首相会見の翌13日には500人以上の集会を禁止する方針を伝え、16日にはパブやレストラン、劇場などを避けるよう求めた。高齢者や妊婦、基礎疾患のある人などは外部との接触を断つよう要請した。

17日には不要不急の海外渡航を避けるよう勧告し、18日には学校を閉鎖、23日には全面的なロックダウン、外出禁止令を発令し、必要不可欠な活動以外の外出を禁止し、運動のための外出は1日1回と制限された。一緒に暮らしていない2人を超える集まりは禁止、必需品を扱わない店舗の閉鎖も命じられた。守らない場合は罰金の対象とした。

ちなみに3月23日時点の累計感染者数は5683人、死者数は285人で、首相会見の3月12日から26日の外出禁止令までに感染者数は10倍以上、死者数は40倍以上に増加した。

ジョンソン首相自身も新型コロナに感染した。4月5日に入院し、病状が悪化したため6日には集中治療室に移され、9日には一般の病室に移り、12日に退院した。

ジョンソン首相が入院している頃、新型コロナによる累計感染者数は10万人に達する勢いで、1日当たり感染者数は5000人以上、死者数も1000人以上となっていた。その後も感染者数と死者数は増え、欧州最多となってしまった。

ある報道番組が依頼したシミュレーションでは、ロックダウンを3月23日ではなく3月12日に施行していれば1万3000人の命が、3月16日に始めていれば8000人の命が助かった可能性があるという。

集団免疫戦略と専門家の政治的決断への影響

ジョンソン首相が会見で発表したイギリスの当初の政策を「集団免疫戦略」と呼ぶ人もいる。

集団免疫とは、地域免疫や集団保護などと呼ばれることもあり、人口のある一定数以上が感染すると、免疫のない人も守られて流行が収束するというものである。この考え方は予防接種事業でよく使われ、自然の感染ではなく、ワクチン接種によってある一定以上の人口に免疫をつけさせて感染流行を抑える。私も途上国で様々な感染症流行の抑制、子どもの死亡の低減のため、集団免疫の獲得を考えながら、どの集団に何%ワクチンを接種するかなどと計画していた。

しかし、感染症研究の世界的権威が集まるインペリアル・カレッジ・ロンドンの研究者らの報告書が、その政治的決断を変えた。

彼らが示した分析は、もし何も対策をとらなければ、英国民の81％が感染し、8月までに51万人が死亡、緩和策（感染者隔離、高齢者など高リスク集団の保護など）でも25万人が死亡して医療が破綻するというものだった。

一方、もっと徹底した社会的距離拡大（ソーシャル・ディスタンシング）戦略を実施した場合には大幅に死者数が抑えられるという試算も公表した。学校の閉鎖、症状がある者とその家族の隔離、国民の社会的距離の確保の全てを実施した場合、死者数は2万人から数千人に抑えられることを示した。社会的距離の確保とは、先述の通り、飛沫感染を防ぐために物理的に他人と1・5または2メートル以上の距離を取ることである。

緩和策でも25万人が死亡するとの将来予測によってメディアは騒ぎだした。多くの科学者も政府の方針に異を唱え、最終的に政府は方向転換を余儀なくされた。

モデラーの活躍とバッシング

それにしても、これほどまでに世界的に「モデラー（Modeler）」が注目されたことは歴史上なかったことだろう。「モデラー」とは、ここではインペリアル・カレッジ・ロンドンのニール・ファーガソン教授らが率いる専門家たち、数理モデルを駆使して感染症対策の研究や支援を行う人々のことである。日本では、「8割おじさん」こと北海道大学の西浦博教授である。私が長崎大学熱帯医学研究所で研究をしていた時、ドイツの大学に日本人の天才モデラーがいるので、教員として長崎に呼ぼうという話があり、私が長崎を去った直後に西浦氏が入れ違いで赴任している。

「ニューズウィーク日本版」2020年6月9日号で西浦氏が私との対談で述べているように、感染症数理モデルは1980年代後半のHIV流行を受けて生まれたもので、1990年代にこの理論の現実への実装が飛躍的に発展し、2000年代以降はコンピューターの飛躍的な性能の向上もあって定量性が格段に上がったといわれている。

グローバルファンドで私が統括している戦略・投資・効果局には戦略情報部というのがあるが、そこにもこのモデルを扱う専門家チームがいる。インペリアル・カレッジ・ロンドンを含め世界のモデラーたちと協力しあい、HIVを含む三大感染症に関する流行予測や、流行収束に向けて成果を最大化するための様々な介入の適切な組み合わせや予算の適正配分、介入に対する成果目標の設定などを行っている。

ただし、感染症によって、ヒトからヒトへの伝播の仕方、感染力、潜伏期や感染期間、致命率などが大きく異なり、また年齢や性別、文化や行動様式などによっても異なるため、一つのモデルを全ての感染症に当てはめることはできない。最も進化しているHIVのモデルであっても、アフリカとアジアでは流行パターンが異なるため、異なったモデルを使い分け、国の特性や特徴を見ながら活用している。

したがって、モデラーから出された数値は、実際に対策や支援でその数値を活用するわれわれ国際機関にとっては参考値であって、そこに入力した値や仮定について議論したり、その将来予測やトレンドを見ながら、現地政府などの関係者と一緒に今後の対策や目標について協議したりするのである。

モデルはツール（道具）であり手段であり、プロダクト（最終生産物）でも目的でもない。「魔法の杖」のように全てがわかるわけでも、解決できるわけでもない。ただし、これは有力なツールで、その強みと弱みを理解しながら使いこなせるようになれば大いなる威力を発揮する。それをただ妄信すれば、こちらがツールに使われてしまうこともあり、懐疑的になりすぎれば宝の持ち腐れになる。

今回はイギリスでも日本でも、また他の国々でも、このモデラーから提出された数字が「独り歩き」した傾向にある。そしてそれが、イギリスでも日本でも、モデラーに対する「バッシング」につながっていった。

ジョンソン首相と側近の首席科学顧問・主任医務官が示した当初の対策は「生ぬるい」として非難を受けたが、後に政府が受け入れたファーガソン教授らの社会的距離拡大戦略は、逆に「厳しすぎる」「過保護だ」と批判された。

ファーガソン教授への批判は一気に噴き出した。彼が過去の世界的な感染症流行で行った流行予測の事例を挙げてである。2001年の口蹄疫（こうていえき）流行では15万人死亡の予測をしながら、実際には死者は200人未満。2002年のBSE（牛海綿状脳症）流行では5万人死亡の予測をしながら、実際には死者は200人未満。2005年の鳥インフルエンザ流行では最大1億5000万人死亡の予測をしながら、実際には死者300人未満。2009年の豚インフルエンザ流行では6万5000人の死亡予測をしながら、実際には500人未満。こんな男を信用できるのか、という批判である。

実は私も以前、南アジア地域で新型インフルエンザの対策に関わっていた時に、ファーガソン教授らが推計した新型インフルエンザ流行による世界の死者数500万〜1億5000万人という数字を見て、その多さとアバウトさに驚いたことがある。さらに、それが当時の国連インフルエンザ対策上級調整官デビッド・ナバロによって様々なメディアで引用されていたので、数字が独り歩きしていた。

いずれにせよ、ファーガソン教授はイギリス国内で経済を優先する議員やメディアなどから厭われ、バッシングを受け、最終的に足元をすくわれてしまった。厳格な強硬措置を提言しておきながら、外出禁止令発動中の夜、愛人を自宅に招いたことをスクープされてしまったのである。これにより、彼は政府の非常時科学諮問委員会（SAGE）を辞任している。

日本でもこの専門家バッシングが「新型コロナで42万人が死亡する」との将来予測を示した西浦氏に対しても向けられたと聞く。最終的に１０００人も死んでいないじゃないか、８割制限しろなどと国民を脅して、職を失った人間、倒産した会社にどう償うんだ、という非難のようである。

しかし、この「42万人死亡」には「何ら措置を行わなければ」という前提がある。すなわち、海外からの入国制限も、検疫も、感染者隔離も、クラスター対策も、手洗い・マスク着用も何もしない場合、である。全く何もしなかった国はないのだが、たとえば対策が遅れたイタリア（０８１頁参照）、アメリカ（０８６頁参照）、ブラジル（０９０頁参照）の感染者数・死者数の推移をじっくり眺めて欲しい。何もしない状態が長かった場合、長らく放置した場合、日本はどんなことになっていただろうか。

実際、イギリスでも、厳格な都市封鎖などを行っても死者は4万人以上で欧州最多となってしまった。ファーガソン教授の提言より介入開始のタイミングは遅れたので、彼の推計値はかなり的確だったともいえる。そして彼らのモデリングや提言を無視していたらこの数字がどれだけ膨らんでいたか、想像するだけで身震いがする。

医療崩壊を防ぐための措置

イギリスでは、医療崩壊を避けるために次の3つの措置がなされた。

ひとつは病床数の確保。英国内のICU病床の稼働率は通常80%以上で、感染流行当初、5000以上の重症者用ベッドがあるといわれた。新型コロナの流行拡大に対処するため、不急の手術を遅らせ、可能であれば早期退院などを奨めて病床を確保した。また、空きがある場合、民間病院のベッドも政府が緊急のために買い上げた。

さらに、ロンドン市内の「エクセル展覧会センター」に、政府の医療保障制度(NHS)によって最大4000人を収容できる仮設病院「ナイチンゲール病院ロンドン」(約500床に人工呼吸器を装備)を設置したほか、仮設病院を各地に設けた。

2つ目は人材確保。退職後3年以内で、在職中の診療成績に問題がない医師に対して任意での現場復帰を促した。さらに、イタリアが行ったように、最終学年の医学生の卒業を早めて、医師として現場に配置した。この措置により、約5500人の医療従事者の確保を見込んだ。

3つ目は、人工呼吸器などの確保。当初、使える人工呼吸器は5900台といわれ、感染爆発を想定して国内での増産を計画した。機器メーカー60社以上に仕様書を配布し、追加で

2万台の生産を予定した。また、通常の認可手続きを早め、人工呼吸器以外にも対外式膜型人工肺（ＥＣＭＯ）の製造、感染防御のための防護服やゴーグルなどの供給を早期に行うために規制緩和した。

これだけの対策をしながら、イギリスではなぜ4万人超の死者を出し、約14％の高い致命率、１００万人当たり６００を超える高い死亡率を生じてしまったのだろうか。

検査体制の不備

イギリス政府は、流行初期には自らの検査能力を自負していたという。しかし、政府がもつ8か所の検査機関を含む限られた施設では、1日１０００件の検査能力しかなく、3月半ばには入院患者への検査を優先し、軽症患者への検査を中止した。

検査能力拡大のために各地の病院や大学、民間への委託を協議し始めたのは感染がかなり拡大してからで、イタリアやドイツのように毎日数万件もの検査が可能となったのは4月末であった。

6月29日現在、検査数は９００万件以上、１００万人当たり13万件以上の検査数を誇っているが、これは必要に迫られて増やした結果であるといえる。

介護施設での死亡

イギリス国内の新型コロナによる死者の3割近くは介護施設からの報告であるが、当初はこれが統計として含まれていなかったため、実際の死者数は報告数よりもかなり多いと考えられている。

介護施設で死者が多い理由として、もちろん、高齢者や基礎疾患をもつ人の致命率が高いことがあるが、面会者や介護者がウイルスを持ち込まないように防御することができなかったことに大きな問題がある。新型コロナの場合、未発症者や無症状者からの伝播もあるため完全に防ぐことは難しいが、新型コロナ流行前からの感染予防の習慣や準備が不足していたこと、感染流行後もマスクなどの防護具が不足していたことなどが重要な要因として考えられる。流行初期には、介護スタッフや入居者の検査も十分にできず、感染者が出入りして感染を拡大していた可能性も指摘されている。

また、予算や人手の不足から多くの介護施設は人材会社に依存しているが、彼らが感染していた場合、施設から施設へと移動するため、それが感染の拡大につながったとの見方もある。

ドイツ　欧州の優等国

新型コロナはドイツでも猛威をふるい、6月29日現在で累計感染者数は19万人超だが、死者は1万人に満たない。このドイツの致命率4・6%と死亡率（100万人当たり死者数）108人は、イタリアやイギリスと比較すると、致命率は3分の1、死亡率は5〜6分の1のレベルではるかに低値だ（1日当たり新規感染者数、死者数は084頁、図35と図36）。

なぜドイツは致命率・死亡率を低く抑えることができたのか？

首相のリーダーシップ

この国の成功は、メルケル首相のリーダーシップによるという人が多い。

長文だが、以下にメルケル首相が3月18日に行ったテレビ演説を紹介したい。

「事態は深刻です。皆さんも深刻に捉えていただきたい。ドイツ統一、いや、第二次世界大戦以来、わが国における社会全体の結束した行動が、ここまで試された試練はありませんでした。

新型コロナにより、この国の私たちの生活は今、急激な変化にさらされています。日常性、社会生活、他者との共存についての私たちの常識が、これまでにない形で試練を受けています。

何百万人もの方々が職場に行けず、お子さんたちは学校や保育園に通えず、劇場、映画館、店舗は閉まっています。なかでも最もつらいのはおそらく、これまで当たり前だった人と人の付き合いができなくなっていることでしょう。もちろん私たちの誰もが、このような状況では、今後どうなるのかと疑問や不安で頭がいっぱいになります。

本日は、現下の状況における首相としての、また政府全体としての基本的考えをお伝えするため、このように通常とは異なる形で皆さんにお話をすることになりました。開かれた民主主義のもとでは、政治において下される決定の透明性を確保し、説明を尽くすことが必要です。私たちの取り組みについて、できるだけ説得力ある形でその根拠を説明し、発信し、理解してもらえるようにするのです。

本当にすべての市民の皆さんが、ご自身の課題と捉えてくだされば、この課題は必ずや克服できると私は固く信じています。

ですから申し上げます。事態は深刻です。皆さんも深刻に捉えていただきたい。ドイツ統一、いや、第二次世界大戦以来、わが国における社会全体の結束した行動が、ここまで試された試練はありませんでした。

私からは、感染拡大の現状についてご説明するとともに、政府や国・地方自治体の機関が、共同体のすべての人を守り、経済・社会・文化の損失を抑え込むためにどのような取り組みを進めているかをお話しします。さらに、そうした取り組みにおいて、なぜ皆さんが必要なのか、一人ひとりに何ができるのかについてもお伝えしたいと思います。

さて、感染拡大に関してですが、これについて私がお話しすることはすべて、政府と、ロベルト・コッホ研究所の専門家、その他の研究者、ウイルス学者の人々との継続的な協議に基づいています。現在、世界中で急ピッチで研究が進められていますが、いまだ新型コロナの治療法もワクチンも開発されていません。

こうした状況において、あらゆる取り組みの唯一の指針となるのは、ウイルスの感染拡大速度を遅くする、数か月引き延ばす、そして時間を稼ぐということです。時間を稼ぎ、研究者に治療薬とワクチンを開発してもらうのです。同時に、発症した人ができるだけよい医療を受けられるようにするための時間稼ぎでもあります。

ドイツは、世界有数ともいえる優れた医療体制を誇っています。このことは安心材料ではあります。ただし、あまりに多数の重症患者が極めて短期間のうちに搬送されるようなことになれば、わが国の医療機関も対処できない状況に陥ってしまうでしょう。

これは、単なる抽象的な統計数値で済む話ではありません。ある人の父親であったり、祖父、母親、祖母、あるいはパートナーであったりする、実際の人間が関わってくる話なのです。そして私たちの社会は、一つひとつの命、一人ひとりの人間が重みをもつ共同体なのです。

この機会に何よりもまず、医師、看護師、あるいはその他の役割を担い、医療機関をはじめわが国の医療体制で活動してくださっている皆さんに呼びかけたいと思います。皆さんは、この闘いの最前線に立ち、誰よりも先に患者さんと向き合い、感染がいかに重症化しうるかも目の当たりにされています。そして来る日も来る日もご自身の仕事を引き受け、人々のために働いておられます。皆さんが果たされる貢献はとてつもなく大きなものであり、その働きに心より御礼を申し上げます。

現在の喫緊の課題は、ドイツに広がるウイルスの感染速度を遅らせることです。そのためには、社会生活を極力縮小するという手段に賭けなければならない。これは非常に重要です。もちろん、国の機能は引き続き維持され、物資の供給体制は確保され、経済活動は可能な限りの継続を図っていきますので、あくまでも理性と慎重さに基づいて行っていきます。しかし今は、人々を危険にさらしかねないこと、個々人あるいは共同体にダメージを与えかねないことをことごとく縮小していかねばならないのです。

人から人への感染リスクをできる限り抑えていかなければなりません。

日常生活における制約が、今すでにいかに厳しいものであるかは私も承知しています。イベント、見本市、コンサートがキャンセルされ、学校も、大学も、幼稚園も閉鎖され、遊び場で遊ぶこともできなくなりました。連邦と各州が合意した休業措置が、私たちの生活や民主主義に対する認識にとり、いかに重大な介入であるかを承知しています。これらは、ドイツ連邦共和国がかつて経験したことがないような制約です。

次の点は、しかしぜひお伝えしたい。こうした制約は、渡航や移動の自由が苦難の末に勝ち取られた権利であるという経験をしてきた私のような人間にとり、絶対的な必要性がなければ正当化し得ないものなのです。民主主義においては、決して安易に決めてはならず、決めるのであればあくまでも一時的なものにとどめるべきです。しかし今は、命を救うためには避けられないことなのです。

こうしたことから、今週はじめより、いくつかの重要な近隣諸国との国境において、国境管理と入国制限措置が強化されています。

大企業・中小を問わず企業各社にとり、また小売店、飲食店、フリーランスの人たちにとり、状況はすでに非常に厳しくなっています。そしてこれからの数週間、状況は一層厳しくなるでしょう。政府は、経済的影響を緩和し、特に雇用を維持するため、あらゆる手段を尽くす考えであり、このことを私は皆さんにお約束します。

私たちには、この厳しい試練に直面する企業や労働者を支援するために必要なあらゆる策を講じる力があり、また意思があります。

また、食糧供給は常時確保されていますので、どうか安心していただきたい。たとえ商品の棚が一日空になることがあったとしても、商品は補充されます。スーパーに買物に行かれる方に申し上げたいのですが、ストックの買い置きが有意義であるのは、何も今に始まったことではありません。しかしそれは、節度を守ってこそ、です。商品が二度と手に入らないかのごとく買い占めに走るのは無意味であり、結局、他者への配慮に欠ける行為となります。

さてここで、感謝される機会が日頃あまりにも少ない方々にも、謝意を述べたいと思います。スーパーのレジ係や商品棚の補充担当として働く皆さんは、現下の状況において最も大変な仕事の一つを担っています。皆さんが、人々のために働いてくださり、社会生活の機能を維持してくださっていることに、感謝を申し上げます。

ここで、本日、私にとって最も重要な点についてお話しします。国がどのような対策を講じても、急速なウイルス感染拡大に対抗しうる最も有効な手段を用いないのであれば、それは徒労に終わってしまいます。最も有効な手段とは、私たち自身です。誰もが等しくウイルスに感染する可能性があるように、誰もが助け合わなければなりません。まずは、現在の状況を真剣に受け止めることから始めるのです。そしてパニックに陥らないこと、しかしまた自分一人がどう行動してもあまり関係ないだろうなどと一瞬たりとも考えないことです。関係のない人などいません。全員が当事者であり、私たち全員の努力が必要なのです。

感染症の拡大は、私たちがいかに脆弱な存在で、他者の配慮ある行動に依存しているかを見せつけています。しかしそれは、結束した対応をとれば、互いを守り、力を与え合うことができるということでもあります。

まさに、一人ひとりの取り組みにかかっているのです。私たちは、ウイルス感染拡大を無抵抗に受け入れる以外になすすべがないわけではありません。私たちには対抗する手段があります。それは、互いへの配慮から人との間に間隔を置くことです。ウイルス学者の助言ははっきりしています。握手はしない、手洗いを頻繁かつ徹底して行う、他の人との間隔を最低1・5メートルあける、そして今は、特にリスクの高い高齢者との接触を極力避ける。

これらを実際に実行するのが私たちにとっていかに大変なことか、私も承知しています。困難な時期であるからこそ、大切な人の側にいたいと願うものです。私たちにとって、相手を慈しむ行為は、身体的な距離の近さや触れ合いを伴うものです。しかし残念ながら、現状では、その逆こそが正しい選択なのです。今は、距離を置くことが唯一、思いやりなのだということを、本当に全員が理解しなければなりません。

よかれと思って誰かを訪問したり、不要不急の旅行に出かけたりすることが、感染につながりかねない今、こうした行動は控えるべきです。専門家の方々が、今は祖父母と孫が会わないほうがよい、と助言しているのは、十分な根拠があるからこそなのです。

不要な接触を避けることは、感染者数の増加に日々直面しているすべての医療機関関係者のサポートになります。そうすることで、私たちは命を救っているのです。接触制限は多くの人にとって厳しいものであり、だからこそ、誰も孤立させないこと、励ましと希望を必要とする人のケアを行っていくことも重要になります。私たちは、家族や社会として、これまでとは違った形で互いを支え合う道を見つけていくことになるでしょう。

ウイルスが社会に与える影響に対し、さまざまな形で立ち向かおうとする創意工夫が見られます。おじいさん、おばあさんが寂しくならないよう、ポッドキャストを録音してあげるお孫さんなども一例でしょう。

私たちは皆、親愛や友情を表す手段を見出していかなければなりません。それはスカイプ、電話、メールであったり、あるいは郵便の配達は続いていますから手紙であったりするかもしれません。買物に行けない高齢の人を近所の人が支援する活動など、すばらしい取り組みの例を耳にしますし、きっと他にもいろいろできることはあるでしょう。私たちは、互いに置いてきぼりにしないという共同体の姿勢を見せていきます。

皆さんに呼びかけます。どうか、今後しばらくの間、適用されるルールを守ってください。政府としては、再び戻せるところはないかを継続的に点検していきます。しかし、さらに必要な措置がないかについても検討を続けます。

事態は流動的であり、私たちは、いつでも発想を転換し、他の手段で対応ができるよう、常に学ぶ姿勢を維持していきます。新たな手段をとる場合には、その都度説明を行っていきます。

ですから皆さん、どうか噂話は信じないでください。さまざまな言語にも翻訳されている公式な発表だけを信じてください。

わが国は民主主義国家です。私たちの活力の源は強制ではなく、知識の共有と参加です。現在直面しているのは、まさに歴史的課題であり、結束してはじめて乗り越えていけるのです。

私たちはこの危機を克服していくと、私は全く疑っていません。ただ、犠牲者の数はどれほど増えるでしょうか？　私たちは大切な人を何人、失うことになるでしょうか？　このことは相当程度、私たち自身の行動にかかっています。今こそ、固い決意のもと、皆でともに行動するときです。制約を受け入れ、互いに助けあうのです。

現状は深刻ですが、この先はいろいろな展開があり得ます。

ということは、一人ひとりがどれだけ自制してルールを守り、実行するかが、すべてではないにせよ、今後の展開を決める一つの要素なのです。

かつて経験したことのない事態ではありますが、私たちは、思いやりと理性をもって行動し、命を救っていくことを示していかなければなりません。例外なくすべての人、私たち一人ひとりが試されているのです。

皆さんご自身と大切な人の健康に気をつけてください。ご静聴ありがとうございました」

このスピーチは、国家の危機（クライシス）における「クライシス・コミュニケーション」のお手本といってもいい。

記者に話すのではなく、テレビを見ている国民に向かって直接語りかけ、問題の深刻さとその対処法、国民一人ひとりがなすべきことと政府がなすべきことなどを、明快な言葉で、具体例も挙げながら、わかりやすく、簡潔に伝えている。

様々な試練を受けている国民の気持ち、疑問や不安でいっぱいになっている人々の気持ちを察して、それをいたわり、それに寄り添う形で語りかける。

最前線で働いている医療従事者、スーパーのレジ係などの人々への感謝も忘れない。

東ドイツで育った経験から、渡航や移動の自由の制限は「絶対的な必要性がなければ正当化し得ない」「民主主義においては、決して安易に決めてはならず」「あくまでも一時的なもの」であるが、「今は、命を救うためには避けられない」と、自らの気持ちと民主主義の重要性、そして措置の必要性をきちんと説明している。

さらに首相は、「この厳しい試練に直面する企業や労働者を支援するために必要なあらゆる策を講じる力があり、また意思があります」との言葉をすぐに行動に示した。ロックダウン翌日の3月23日、総額500億ユーロ（約6兆円）の中小企業支援策を発表し、従業員5人までの企業や個人事業主には最大9000ユーロ（約108万円）、10人までの企業には1万5000ユーロ（約180万円）、フリーランスにも5000ユーロ（約60万円）の助成金を提供した。それも減収を証明する書類なしに、オンライン申請で「名前」「住所」「税金番号」を入力すれば、申請から中2日で5000ユーロが振り込まれたという。

この有言実行のリーダーシップにも信頼が集まり、ドイツ国民の新型コロナへの不安と懸念を軽減したようである。

ドイツ人気質と危機への備え

ドイツ人の気質・特徴を示すのに「ジャーマン・アングスト（ドイツの不安）」という言葉がある。先行きを心配し、備えを固める気質、時に心配しすぎて過度な反応をすることを冷やかしたものだ。ただし、これは新型コロナに関してはうまく機能したかもしれない。

2013年1月に連邦議会（下院）がまとめた報告書にはすでに、パンデミックが起こった場合のドイツへの影響、政府の対応などについて詳細なシナリオ分析がなされている。欧州の中では新型インフルエンザ等に対する備えや計画もなされていた。

また、ドイツは新型コロナに対抗できる環境が整っていたともいわれる。

南欧のイタリアなどでは三世代世帯が多いが、ドイツなど北部欧州では子供は早く独立し、高齢者は自立した生活をおくることが多いという。また、もし家族が感染しても、部屋数が多いため、感染者を隔離しやすいともいわれる。独連邦統計庁の調べでは、自宅隔離にふさわしくない「狭い住居」に住む人の割合は、ドイツでは7％、EU平均は16％、イタリアでは28%となっている。

さらに、平時から在宅勤務をしやすい環境もある。もともとワークライフ・バランスを大切にし、家族を大切にするため、国民の9割が外出制限に賛成したとの調査結果もある。

早期発見・早期隔離

ドイツにおける患者ゼロ号は、1月22日、バイエルン州ミュンヘンに近い、シュトックドルフの自動車部品サプライヤーの社員の1人である中国人女性といわれ、ここから16人のクラスターが発生した。

その後、イタリアなど周辺国からの帰国者から感染者が増加し、1日当たり新規感染者数は3月6日には100人を超え、3月10日には200人超、13日には800人超と急増した。

そのため、3月11日に1000人以上の集会の中止、16日には小売店、劇場、スポーツ施設などの閉鎖、飲食店の営業時間の短縮と客の人数の制限などを要請したが、21日以降には全ての飲食店を営業禁止、幼稚園や学校も休校、22日には3人以上の集会も禁止した。

3月16日には隣接するフランス、ルクセンブルク、スイス、オーストリア、デンマークの5か国との国境を閉鎖し、3月22日には全国でロックダウンを行った。しかしながら、この時にはすでにかなりの感染者が周辺国から流入し、ドイツ国内では感染が拡大していたとみられている。

ただし、死亡率がドイツの約6倍もあるイギリスとの大きな違いのひとつは、検査体制である。

ドイツの検査体制の整備は早かった。新型コロナ騒動がまだ対岸の火事であった1月中旬に、ベルリンの病院で検査体制を確立し、2月に初感染例が確認された時には、すでに国内各地の研究所や検査施設に検査キットが供給されていた。検査できる施設も、官民合わせて200近かった。

3月15日時点で検査数は25万件に達し、人口当たり検査数はそれまで世界で独走していた韓国を追い抜いた。その後も検査を拡大し、多い時には週に100万件以上、必要があれば週450万件まで可能となった。

この積極的な検査によって感染者数は多くなり（軽症者も感染者としてカウントされるため）、入院患者など重症者を中心に検査を行っている国に比べると致命率が低く見えることもある。だが、この検査体制の充実により、医療スタッフは定期検査を受け、院内感染の拡大を防いでいたともいわれる。検査効率化のため、10人の医療従事者のサンプルを混ぜて検査し、もし陽性反応が出れば後から一人ずつ検査していくという方法もとっていた。防護具の着用や感染予防のトレーニングも徹底させていたという。

これらの対策により、ドイツでは医療従事者の死者が4月中旬の統計で8人と、イギリスの約50人、イタリアの約120人に比して極端に少ない。それでもドイツで6000人以上の医療従事者が感染した。新型コロナの威力が見てとれる。

検査数を増やすだけでは、それによって医療機関への負担がかかり、医療崩壊を招くこともあるため、ドイツでは軽症者は自宅療養・隔離を求められた。

このような自宅療養者に対して、ドイツには「コロナタクシー」と呼ばれる巡回医療サービスを提供している街もある。防護服に身を包んだ医療チームが自宅療養している患者を回診し、その場で血液検査を行い、症状が悪化していないかをチェックする。もし、症状悪化があれば入院を勧め、重症化手前で入院加療を促進し、死亡率の低下につなげている。

ドイツでは介護施設での死亡を最小限に抑えたことも、全体的な致命率・死亡率の低さにつながったと見られている。ドイツには約80万人の高齢者が介護施設などに入居しているといわれ、50人以上の集団感染なども報告されたが、早期かつ積極的に検査を行い、隔離や入院加療を行うことで、他国に比べると死亡や感染拡大を抑えたという。

ちなみに、65歳以上の人口割合は、イギリス19％、イタリア23％、ドイツは21％と大きく変わらないが、ドイツの感染者のうち60歳以上の占める割合は2割程度で、5割ほどを占める他の欧州諸国よりもかなり低い。

強固な保健医療システム

ドイツは他国、特に欧州各国と比較して、病院の病床数・CT数・医師数・看護師数・保健医療支出などが多い（163頁、図53～55）。

ICUの病床数や人工呼吸器数も多かったが、新型コロナの流行を受けて、多くの医療機関ではICUの病床数や人工呼吸器数を増やしている。イタリアやスペイン、そしてフランスからも患者を受け入れる余裕のある医療機関もあった。

もともとキャパシティが大きかったわけだが、1月に2万8000台の集中治療用ベッドに人工呼吸器が配備された。これは10万人の人口に対して34台で、イタリアの12台、オランダの7台に比べてかなり多い。ドイツには人工呼吸器大手ドレーゲルなどがあり、政府は増産を頼みやすかったといわれる。その後、ドイツでは4万台の集中治療用ベッドが利用可能ともなった。

このような強固な保健医療システムが重症患者の回復を後押しし、死者を最小限に抑えたともいわれる。

今後の試練

２９９頁の図58の通り、Ⓐ感染者の隔離、Ⓑ社会的距離、Ⓒ学校閉鎖、Ⓓ公共イベント禁止・ロックダウン、そして幅広い検査などの早期の社会的介入により、ドイツでは４９８０～７０７１人の命を救い、実効再生産数（１人の感染者が平均で何人に感染させるかを示した数）は４・２から０・７に低下したという。

その結果、ドイツでは３月末から４月初めにかけて１日当たり新規感染者数が６０００人以上だったが、４月末には１０００人前後にまで減少した。

そのため、メルケル首相は５月６日、ロックダウンを段階的に緩和していくと発表し、商業施設や学校の再開を許可した。同時に、感染が拡大した場合には再び制限を可能にする「緊急ブレーキ」措置も導入した。

これまでのところ、これらの緩和により週末の人出が極めて多くなり、実効再生産数が１・１に上昇するなど、ウイルスが再流行しかねない様相を示しているようだ。

また、感染拡大の予防と経済再開のバランスをめぐって、メルケル首相は国内16州の指導者との間で対立が絶えず、激しい口論が繰り広げられているという。感染流行初期の段階とは異なり、このバランスには科学だけでなく政治・経済の駆け引きが必要となるため、彼女の政治手腕がなお一層試されることとなる。

スウェーデン　独自路線を崩さなかった国

スウェーデンは新型コロナ対策として、世界の中でも「独自路線」を貫いてきた国といわれる。

入国制限や封鎖、学校の休校や営業停止など強硬手段を行使している多くの西側諸国とは異なり、感染流行が始まってもスキーのゲレンデはオープンし続け、外出制限はなく、可能な範囲で在宅勤務と在宅学習が促されたものの、オフィスも店舗もジムも閉めず、幼稚園、小中学校を休校にはしなかった。

レストランやバーの店内が溢れないようテーブル席のみに限定し、50人以上の集会を禁止するなどの社会的距離をとり、手洗いを励行すること、症状がある人や70歳以上の高齢者は自己隔離、また高齢者が暮らす施設への訪問を禁止する、若者には社会的な移動の制限を求めることなどの措置は行ったが、すべての対策は自粛・勧告による比較的緩やかな規制であった（1日当たり新規感染者数、死者数は085頁、図37と図38）。

なぜ独自路線をとったのか

この理由として、ステファン・ロベーン首相は演説で「私たち大人はまさに大人でなくてはならない。全員が人としての責任を果たすはずだ」と発言した。政府による行動制限より、国民の自主性を重視し、さらに科学的判断を政治的決断に直結させたといわれる。

スウェーデンを含む北欧諸国は、国際競争力、生産性、成長、生活の質、繁栄、平等など様々な国際比較において、常時トップ圏に位置している。

その中でも、スウェーデンは「兄貴分」的な存在といわれ、特にその個性が強いようである。自らを「大人の社会」と呼び、政治や政府、そして国民相互に強い信頼をもっている。中には、「過激なまでの個人主義」とまでいう人もいるが、私の友人を見ていて、納得もできる。

友人らに今回の新型コロナの政府の対応について聞くと、確かにスウェーデン人は自らの自制心や責任感を大切にし、政府からの押し付けを嫌うので、ロックダウンなどの強硬策はなじまない、ただし、自国の現状には自分としても不安があるとの答えが返ってきた。

この政治的決断に影響したのが、スウェーデンの公衆衛生庁の疫学責任者、この国の新型コロナ戦略を策定したアンデシュ・テグネル氏といわれる。彼は1995年のエボラ熱流行の際にザイール（現コンゴ民主共和国）に派遣され、また2009年の豚インフルエンザ流行時には国内で集団ワクチン接種を進め、その功績が認められている。

彼は新型コロナの流行は長期に及ぶと予想し、リスクの高い高齢者を守りながら感染ペースを緩やかに抑え、医療崩壊を避ける、そうすれば、いずれ国民の多くが免疫力をつけるか、ワクチンが開発されるまで待てるとの見解をもち、国民に粘り強く説明していった。

反対意見と結末

しかし、これに対する国内外からの反対・批判も多い。これを「自由放任のコロナ対策」「命がけの危険なギャンブル」と揶揄するメディア、「このままではスウェーデンで最大500万人が感染する」と警告する科学者もおり、ノーベル財団会長を含む2000人以上の専門家らが、より厳しい措置と検査拡大を講じるよう求める請願書を政府に提出した。

実際に、6月29日現在のスウェーデンの新型コロナによる累計感染者数は6万7000人超、死者数は5000人超で、人口当たり感染者数、死者数は他の北欧諸国よりもはるかに多く（表7）、死者数は中国をも超えてしまった。「スウェーデンは完全なる失敗だ」などと非難する世界のメディアもある。

これに対して、スウェーデン公衆衛生当局のトップは、感染を抑制して医療システムに過度の負担がかからないようにすることが重要で、その点においてこれまでうまくやったと述べ、テグネル氏もスウェーデンの戦略は多くの点で成功していると答えた。

一方で、テグネル氏は「当初、多くの感染者数は予測したが、死者数がこれほど多くなるとは考えていなかった。ただし、死者の約半分が訪問を禁止されている高齢者施設で発生しているため、封鎖することで死者を減らせたかどうかはわからない」とも述べている。さらに、「もし同じ感染症に再び遭遇したら、今知っていることを踏まえ、スウェーデンの対策と他の国々の対策の中間の対策に落ち着くと思う」とラジオで語っている。

■表7　新型コロナ流行の各指標の北欧4か国比較

	感染者数（人）	死者数（人）	致命率（%）	100万人当たり感染者数（人）	100万人当たり死者数（人）	100万人当たり検査数（件）	人口
スウェーデン	67,667	5,310	7.8	6,700	526	44,025	1,009万人
ノルウェー	8,862	249	2.8	1,635	46	61,230	542万人
デンマーク	12,751	605	4.7	2,201	104	179,561	579万人
フィンランド	7,209	328	4.5	1,301	59	42,865	554万人

出典：Worldometer
https://www.worldometers.info/coronavirus/ より抜粋（6月29日現在）

強硬手段で感染を激減できたか

「封鎖や強硬手段をとれば、感染者や死者を劇的に減らすことができただろうか？」

この問いは、教訓を学び、改善策を模索するために各国でしてみるとよいだろう。

スウェーデンでは文化的に、若者と高齢者の世代間の交わりがそれほど活発ではないという。半分以上が単身世帯で、若い層が高齢者にウイルス感染を広げるリスクはイタリアなどに比べて低いといわれる。感染が拡大した地域にはソマリア移民が多く住んでいるが、そこは逆に狭い居住空間に大人数が住み、世代間の交流もより活発だったという。

スウェーデンにおける死者は9割が高齢者だが、その半数が訪問を禁止されている高齢者施設で発生している。

当初、スウェーデン政府は新型コロナから高齢者を守るのは簡単と考えていたが、他の欧州諸国と同様に、施設や自宅で生活している高齢者の間で感染が拡大し、死者を増やしてしまった。高齢者が外出せず静かにしていても、介護や介助をするケアワーカーがウイルスを持ち込めば、感染は避けられない。マスクなどの防護具は医療機関でも不足していたが、このような介護施設や、自宅を訪問するヘルパーにはなかなか行き渡らなかったという。

さらに、スウェーデン・カロリンスカ大学病院に勤務する宮川絢子医師のインタビューを読むと、スウェーデンの医療・福祉システムに限界があったこともわかる。

スウェーデンのICU病床は人口10万人当たり5・8でドイツの5分の1しかなく、平時でもICUが十分とはいえなかった。新型コロナ流行によって、救える命、80歳未満で基礎疾患がない人が優先されたため、80歳以上の高齢者、基礎疾患のある人々への積極的な治療が十分になされなかったともいわれている。

国民の信頼を得られた理由

多くの反対意見がありながらも、全体としては政府の方針は国民に支持されているようだ。地元の新聞が4月半ばに行った世論調査では、「テグネルの能力を信頼している」と答えた人が69%、「信頼できない」とした人はわずか11%だったという。

その大きな理由は情報の透明性にあるという。各省庁のホームページでは、ほぼすべての一次データを公開した上で、毎日のように省庁合同記者会見が行われ、公衆衛生庁から感染流行に関する情報（感染者数や死者数の推移だけでなく、リスク集団の分析など）、社会庁からは医療に関する情報（ICUの病床数や占有率など）、そして緊急事態庁からも対処が必要な様々な分野に関する報告があるという。国民は、各分野の専門家や担当者から直接、詳しい情報や現状報告を聞き、なぜ現在の規制などが行われているのか、その見通しはどうなのか、などの疑問についても、時間をかけて丁寧に説明される。記者会見の質疑応答で、政策を批判する手厳しい質問が多くても、専門家や省庁の担当者はそれをはぐらかしたり弁明したりせず、事実や科学的根拠を基にきちんと説明している。

また、失敗を認め、迅速に対応していたことも支持につながっているという。移民の感染者の割合が高くなったことが判明して批判された時も、すぐに調査をし、言語や文化の壁を打破するため、多言語での情報提供や、対策における宗教団体との連携協力などを行った。

さらに、事実や科学的根拠を大切にし、マスコミの扇動やデマなどに踊らされない国民性もあるらしい。スウェーデンの学校で普段から指導している大切なことが「シェルクリティーク」、すなわち「ファクトチェック」なのだという。聞いた情報が本当に正しいか、情報源が信頼できるものかを確認し、その信憑性を確かめることである。確かに、私のスウェーデン人の友人たちも、「本当にそうか？」「どこからの情報だ？」としつこいほどに尋ねてくることがある。

メディアによる批判や扇動があっても、それが事実なのかを確かめて「大人」の判断をしようとする国民と、メディアに踊らされ、専門家の話よりテレビのバラエティ番組の情報を信じる国民とでは、「成熟度」に大きな違いがあるように思う。

今後の行方

スウェーデンでは、5月より継続的に抗体検査を行い、国民の抗体保有率をモニタリングしている。5月に行った首都ストックホルムでの抗体保有率は7・3%、6月でも14%程度、地域によっては20~25%と高いところもあるが、これは「集団免疫」獲得を期待している人々からすると低いようである。ちなみに、3月後半からロックダウンを実施したロンドンでは17%、感染爆発をしたイタリア北部ベルガモでは57%である。

これに対してテグネル氏は「(集団免疫形成への進展は)驚くほど遅い。なぜそうなのか、説明は難しい」と述べている。政府は集団免疫を目指すことを政策として明言しているわけではないが、暗にそれを目指しているとするなら、本当に集団免疫が新型コロナに対して効果的なのか、その場合、人口の何%が免疫を獲得すればよいのか、またそれは抗体なのか他の免疫システムなのか、など見えない部分は多い。

欧州委員会によると、スウェーデンの2020年のGDPの成長率は、前年比マイナス6%となる見通しで、より厳格な都市封鎖を実施した近隣のノルウェーやデンマークとほぼ同じ水準との予想である。一方で、それほどの影響を及ぼさないのではないかとの見方もある。

いずれにせよ、スウェーデンの政策が、健康や社会・経済に対して最終的にどのような影響を及ぼすのか、他の国々と比べてどのような違いが出てくるのか、私は短期でなく、長期にわたって観察し評価すべきだと思う。現在、死亡数や死亡率を下げることに注意が向けられているが、高齢者や基礎疾患を有する人々を新型コロナから救った後の後遺症、生活の質、家族の負担などの情報も収集・分析して、総合的に議論すべきだと思う。

スウェーデンにおける「命の選別」や「個人が選ぶ自由」は、資源は有限で、人間の寿命も限られ、寿命の長さだけでなくその質が問われる今、個人個人がじっくり考え、国としても議論すべきことかもしれない。

これからもこの国には熱い視線が向けられ、多くの学びを与えてくれるものと思う。

アメリカ　医療費世界一、感染者数世界一の国

アメリカがこんなことになると、誰が想像しただろうか。

世界一の経済大国で、医療レベルも世界最高峰。感染症対策では予算、人材、技術レベルとも世界最強といわれる米国疾病管理予防センター（ＣＤＣ）をもち、これまで世界の感染症対策にも大きな貢献をしてきた。

それが6月29日現在、累計感染者数２６０万人超、死者数12万人超。これは累計感染者

数・死者数ともに世界2位のブラジルのおよそ2倍以上で、断トツの世界一である。ニューヨーク州だけでも感染者数は40万人超で、これはスペインやイタリアをも凌いでいる（1日当たり新規感染者数、死者数は086頁、図39と図40）。

なぜここまで被害が拡大してしまったのか。

リーダーシップの問題

アメリカにおけるリーダーシップの問題は多くのメディアで取り上げられているが、ここでは新型コロナ対策に関する問題点を整理しておきたい。

流行当初、トランプ大統領は新型コロナに関して「ただの風邪だ」「いずれ消えていく」と発言し、抗マラリア薬「ヒドロキシクロロキン」を「私も毎日飲んでいる」「最前線で新型コロナ対応に当たる人も、多くの医師も服用している」など、根拠のないことを多く述べている。

多くの国のリーダーは、専門家の助言を基に政治的判断・決断をし、一緒に会見に臨んでいる。アメリカにおいても、米国立アレルギー感染症研究所のアンソニー・ファウチ所長、新型コロナ対策タスクフォースを指揮するデボラ・バークス調整官の2人がホワイトハウスのトランプ大統領の記者会見に同席、大統領に助言を行ってきた。

彼らはエイズの専門家でもあり、前者は大統領エイズ救済緊急計画(PEPFAR)創設の立役者、後者は現在PEPFARのトップで、私が勤務するグローバルファンドの理事でもあるので、彼らとはこれまでよく一緒に仕事をし、会合で討論もしてきた。

特にデビー(デボラの愛称)はアメリカ人の中でも際立って頭脳明晰で、舌鋒鋭く、データやエビデンスを基に相手をやり込めるシーンをよく見かけた。その優秀さ、コミュニケーション能力の高さから今回、ホワイトハウスに呼ばれ、新型コロナ対策専門家のリーダーに抜擢されたのだろうが、さらに彼女の凛とした佇まい、エレガントなルックスとファッション性にもメディアの注目が集まっていた。

しかしながら、記者会見を見てみると、「消毒液を注射すればウイルスが殺菌できるんじゃないか?」「日光なら1分で殺菌できる」などとトランプ大統領が発言した後に、困惑した表情を浮かべながら記者に応対する彼女の姿があった。不憫でならなかった。

いずれにせよ、リーダーの発言は国民に大きな影響と誤解を与える。実際に感染流行初期、アメリカでは「コロナなど問題ない」とパーティーなどに興じる若者が多く、抗マラリア薬を自己判断で服用して死亡する例なども発生した。

4月12日付のニューヨーク・タイムズ紙は、「1月以来、トランプ政権は新型コロナの深刻さを過小評価し、政権内の多くの専門家の提言にもかかわらず強力な施策をとらなかった」と、アメリカの爆発的感染拡大の要因がリーダーシップの問題にあることを示唆していた。

アメリカには、これとは違った意味でのリーダーシップの難しさがある。「連邦制」だ。アメリカは州政府に大幅な自治権を認めているため、実はトランプ大統領がもし正しい判断力をもっていたとしても、すべての州を一律に動かすことは困難なのである。

トランプ大統領は新規感染者が2000人を超えた3月13日に国家非常事態宣言を出したが、州政府が強制力を伴う自宅待機命令などを発出した時期はまちまちであった。

ニューヨーク州のクオモ知事のように強いリーダーシップを発揮できた地域とそうでない地域とで大きな差があり、本来ならそれを統制・調整するはずのリーダーシップが不在であった。

初動の遅れ

リーダーシップの問題と一言でいってしまえば簡単だが、さらに細かくみていくと、まず初動の遅れが感染爆発の重要な要因であったといえる。

アメリカで初の感染者が確認されたのは1月21日で、政府は2月2日、アメリカ全体で感染者数8人、死者数ゼロの時に緊急事態宣言を発令し、過去2週間以内に中国に渡航した履歴がある外国人および中国からの渡航者の入国を禁止した。

これは迅速な対応に見えるが、実際にアメリカ国民の国際渡航を控えるよう勧告したのは3月19日。この間に、中国ではなく欧州などから多くの感染者が流入していたと考えられている。

初動の遅れは、国内初の感染者報告がほぼ同じ頃であった韓国（1月20日）と比べるとよくわかる。

1月24日　初の感染例が報告された3日後のアメリカは新型コロナの検査キットを開発し、承認申請中。韓国では開発した簡易検査キットを国内の検査機関に配送中。

2月5日　アメリカでは承認が終わり、検査キットを各検査機関に配送中。韓国ではより迅速な新検査方法を開発中。

2月12日　アメリカで配布した検査キットに欠陥があることが判明しリコール。

2月29日　アメリカ全土で100以上ある検査機関の中で、3機関のみ検査実施可能。

3月8日　アメリカの検査数は約3000件（10万人当たり1件）。韓国の検査数は18万件以上（10万人当たり342件）。

3月19日　アメリカの検査数は約10万件（10万人当たり31件）。韓国は約30万件（10万人当たり558件）。

以上のように、検査体制の遅れで感染流行の実態把握が遅れたが、さらに対策が後手に回った。

1日当たり感染者数が人口100万人当たり1人を超えた日から何日後にロックダウンなどの強硬策をとったかを見ると、ドイツで2日、フランスで3日、イギリスで5日、イタリアで6日であったが、アメリカでは45日以上を要している。

また、アメリカ国内での足並みもそろわなかった。ニューヨーク州などでは1日当たり感染者数が人口100万人当たり1人を超えた4日後に都市封鎖に踏み切ったが、2週間以上も強硬的な手段に踏み切れなかった州もあった。そのため、2~3月にかけて全米各地でパレードや大集会などが開かれ、感染が拡大したとも考えられている。

その結果、イラク戦争、アフガニスタン戦争、ベトナム戦争における戦死者の合計6万5096人をはるかに超え、第一次世界大戦によるアメリカ人戦死者、約11万6000人をも凌ぐ死者を生んでしまったのである。

このような状況に対し、CDCの元センター長、トーマス・フリーデン氏は、「対策があと1、2週間早く実行されていたら、死者数を50~80%抑えることができた可能性がある」と述べている。

スペイン・インフルエンザの教訓

アメリカは、過去に教訓を学んでいたはずである。

図56は、1918年にアメリカで大流行したスペイン・インフルエンザによる2都市の死者数を示している。フィラデルフィア市では最初の患者が確認された11日後の9月28日に、第一次世界大戦の戦時公債購入を呼びかける20万人が参加するパレードを決行し、その後、感染爆発と医療崩壊を起こしたとされている。

一方、セントルイス市では、最初の感染者が確認された2日後にほとんどの集会を禁じ、患者を見つけて自宅隔離を行った。その結果、感染が最も深刻だった時期の死亡率（人口10万人当たりの死者数）を比べると、フィラデルフィア748人、セントルイス358人と、介入を早く実施した後者の犠牲者は半分以下であった。

大都市が作る感染拡大環境

6月29日時点で累計感染者数約41万人超、死者数3万人超のニューヨーク州はアメリカ国内で断トツだが、これは欧州で最多の感染者を生んでいるスペインをも、感染者数・死者数

■図56　1918年スペイン・インフルエンザ流行時の超過死亡数（アメリカ２都市比較）

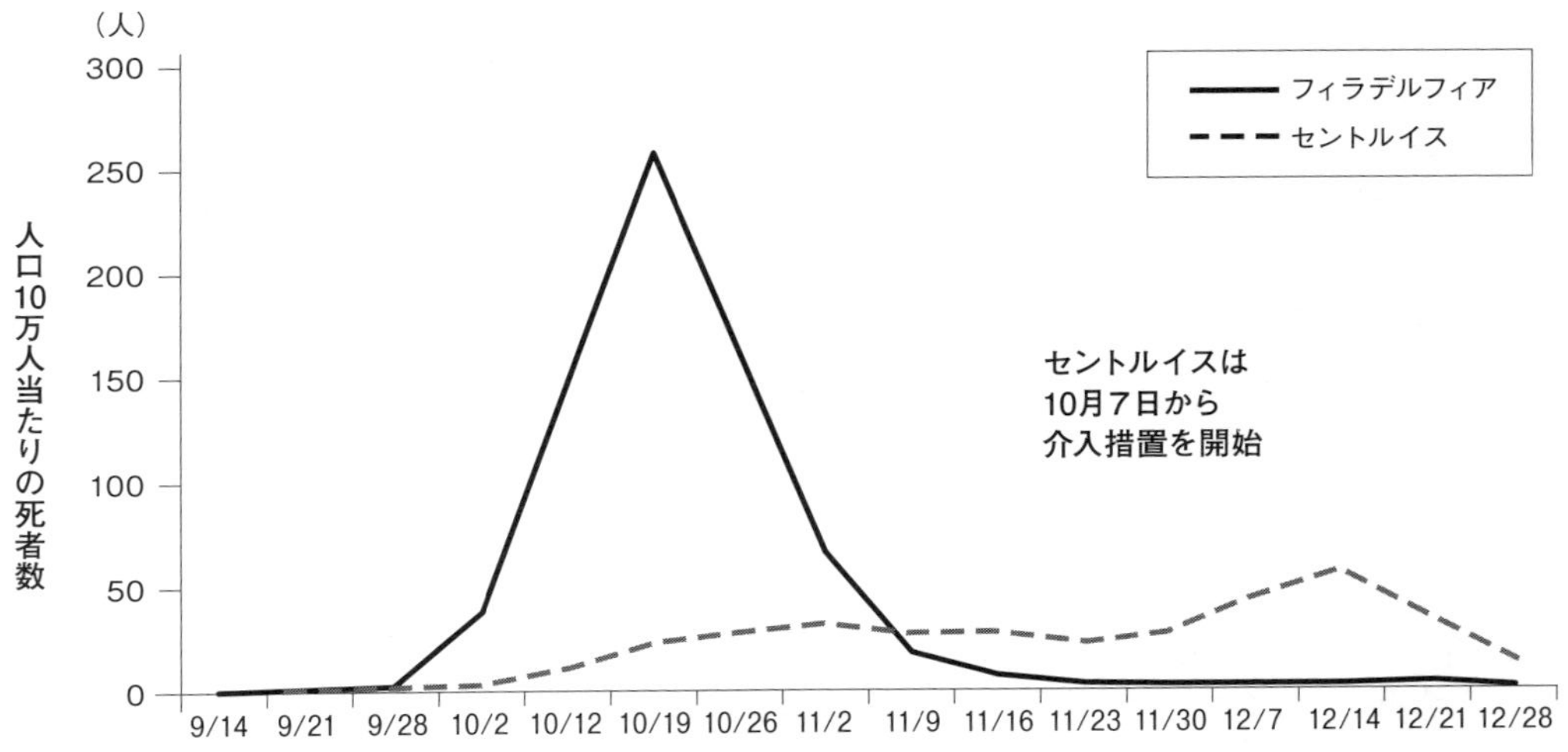

出典：QUARTZ
https://qz.com/1816060/a-chart-of-the-1918-spanish-flu-shows-why-social-distancing-works/

とも凌いでいる。

その理由として考えられるのが、ニューヨーク州が持つ環境・特徴である。

何といってもニューヨーク市は国際都市で、年間6000万人以上が国内外から訪れ、人の出入りが激しい。前述の通り、欧州からの入国を規制したのは3月半ばで、それまでに感染爆発し始めていた欧州や他地域から多くの感染者が入国していたと考えられている。遺伝子解析でも、ニューヨークで拡大したウイルスの多くは、欧州の様々な国、そしてアメリカ国内からもたらされていることが示唆されている。

ニューヨーク市は東京23区より少し広い土地に800万人が住み、バスや地下鉄、レストランやバー、数人でシェアするアパートなど、感染リスクの高い環境が多い。私もニューヨークでしばらく生活をしていたが、微熱があり咳をしていてもマスクをしない、手洗いをしない人が多く、それでいて頻繁に握手やハグやキスをする。屋内で土足で生活するなどの習慣もリスクとなりうることは容易に想像できる。

ニューヨーク郊外のシナゴーグ（ユダヤ教会堂）で葬儀に参加した人々の間で集団感染があったことも確認されたが、人種のるつぼであるニューヨークには、韓国やイランにおける感染拡大のように、様々な宗教や文化・風習を通じた感染リスクがある。

格差が作る超過死亡

ＡＰＭリサーチ・ラボの調査では、新型コロナによる死者は、アフリカ系アメリカ人が白人系より2・5倍多く、ヒスパニック系も白人系より2割ほど多いことがわかった。

また、ミシガン州やイリノイ州などの統計では、新型コロナ感染者や死者で黒人が占める割合は、人口に占める割合よりも2～4倍高いという報告もある。

これは、人種による遺伝的な違いではなく、貧困を含む社会的特徴の違いによるものと考えられる。

データを見ると、感染者は低所得者が多く、アフリカ系、ヒスパニック系が多く住むエリアに多いことがわかっている。外出禁止令が出ても、スーパーや薬局、宅配などで働く「エッセンシャルワーク」としてテレワークが困難なサービス業に従事し、仕事を休むとすぐに解雇されるリスクがある人たちだ。日々の顧客対応や地下鉄など公共交通機関による出勤で、感染の危険に晒される機会が多い。

アメリカでは成人の約4割が肥満であり、国民病とも呼ばれているが、それは低所得層、貧困層に多いことで知られている。アフリカ系アメリカ人は、心臓病、脳卒中、糖尿病の割合が白人に比べて2倍高いともいわれ、新型コロナ感染による死亡増加につながっている可能性は高い。

黒人系の家族は多世代で暮らすことが多いため、家族内感染も多いと思われる。また感染しても、医療保険などの関係から、黒人系は質の高い医療サービスを受けられないことが多いともいわれている。

実際に、新型コロナの流行が拡大した4月頃から、ニューヨーク州では医療機関を受診せずに自宅で死亡した「在宅死」や救急医療機関に到着した時にはすでに心停止している「到着時死亡」が急増したといわれる。そして、その発生はブルックリン区、クイーンズ区といった貧困者が多く集まる地域に集中していたとされる。

新型コロナの診療が無料化されていることを知らず、経済的理由で感染しても医療機関を受診しなかった、新型コロナに感染したが不法移民なので病院に行って身元がわかると強制送還されるとの懸念をもった、心臓病などの基礎疾患があるが新型コロナの感染を恐れて医療機関を受けなかった、などの理由で重症化していったと考えられている。

さらに、この「在宅死」や「到着時死亡」が新型コロナによるものと知らずに、警察、消防、救急の職員の間で感染が拡大していった。

医療崩壊

アメリカの医療システムは、統計上は世界でも群を抜いているといわれる。人口10万人当たりICU病床数は34・7床で、G7の国々で最も多く、日本の約5倍、イタリアの約3倍である。人口1000人当たり看護師数11・7人はドイツの12・9人に次いで多く、スペイン、イタリアの約2倍。GDPに対する総保健医療支出16・9%は、ドイツの11・2%、日本の10・9%より多く、スペイン、イタリアの約2倍である（163頁、図53〜55）。

しかしながら、ニューヨークに集中して感染爆発が起こったため、本来は医療レベルや収容能力が高かった医療機関でも、その受け入れ能力を超えてしまった。ひっきりなしに救急車が新型コロナ患者を搬送するため、救急外来や待合室に患者が溢れ、院内感染も引き起こされたといわれる。

CDCの報告では、2月12日から4月9日までに全米で報告された感染者で職業が明らかな4万9370人のうち、19%に当たる9282人が医療従事者で、うち27人が死亡したという。医療従事者の死者数はその後も増え続け、6月末には700人超である。

長時間労働で救急隊や医療従事者の身体的疲弊や精神的ストレスも招き、自殺者も相次いだ。マスクや防護服が足りずに、ゴミ袋で代用した看護師が感染して死亡したというニュースも伝えられた。

そのため、市民の憩いの場であるセントラルパークには、感染者を収容するためのテントが設営された。

ニューヨーク州内には高齢者や身体障害者を受け入れている特別介護施設が600以上あり、そこでの集団感染や死者数増加も深刻となった。

隣接するニュージャージー州の統計では、365か所ある長期入所型施設の98％で感染者が発生しているが、防護具が圧倒的に不足しており、予防ができていなかったという。

出口戦略

アメリカでは、6月29日現在でも1日4万人以上の新規感染者と500人前後の死者が発生している。これまでホットスポットとなっていたニューヨークやニュージャージーでは流行が落ち着きつつあるが、代わりにカリフォルニア、テキサス、フロリダなどで感染拡大が続いている。

アメリカの面積は日本の約25倍と広いため、新型コロナの影響が少なく、新たな感染者数や死者数が少ない州や地域もある。

そこで、社会・経済活動を再開するためのガイドラインを示し、州や地域ごとに活動を再開してきている。そこではフェーズを3つに分け、個人、事業などの雇用主、学校や高齢者施設など特別な雇用主がなすべきことを記している。

例えば、活動再開の基準。

・インフルエンザや新型コロナを疑う症状・検査結果の減少が14日間続く
・病院において、危機的対応でなく全ての患者が処置できるようになる
・リスクのある医療従事者のため、抗体検査も含めた十分な検査体制が確立される

フェーズ1(個人に対して)

・高齢者・基礎疾患のある者の隔離を継続
・10人以上が集まる空間は避ける
・不要不急の渡航を最小限に抑える

フェーズ1(雇用主に対して)

・可能な場合、常時テレワークを奨励
・可能な場合は、段階を追って仕事に戻す
・共用空間は閉鎖、または社会的距離を厳格に保つ
・高齢者・基礎疾患のある従業員のための特別な待遇を考慮

フェーズ1(特別な業務の雇用主に対して)

・学校や保育園、若者の集団活動等は引き続き閉鎖

・高齢者のいる住居や病院への訪問は禁止
・大規模会場（映画館、スポーツ会場等）は、距離を厳格に確保した上で使用可能
・ジムは、距離を厳格に確保し、衛生面への配慮の上、再開可能
・バーは引き続き閉鎖

またニューヨーク州では、州内にある10地域で以下の7つの再開基準を全て満たす地域のみ、経済を再開可能としている。

A　新規感染：①総入院感染者数が14日間連続減少、または、1日の新規入院感染者数が15人以下（3日間平均）、②1日の死者数が14日間連続減少、または、1日の死者数が5人以下（3日間平均）、③新規入院感染者数が10万人当たり2人未満（3日間平均）
B　病院の収容能力：④30％のベッドが常に利用可能、⑤30％のICUベッドが常に利用可能
C　検査数：⑥月に1000人中30件（住民人口の3％）を超えること
D　追跡のキャパシティ：⑦10万人当たり30名以上の追跡要員を有していること

産業別には、フェーズ1（建設業、製造業、卸売業、一部の小売業）、フェーズ2（金融・保険等の専門サービス、不動産、小売業）、フェーズ3（レストラン、飲食サービス、ホテル）、フェーズ4（芸術、エンターテインメント／娯楽、教育）の順に、経済的影響が

大きく感染リスクが低いビジネスから再開していく、としている。

またニューヨークでは、感染の第2波を防ぐため、様々な指標をチェックし、感染者の行動追跡を徹底し、実効再生産数が1・1を超えないように管理し、1・1を超えた場合、該当地域は直ちに再開を止めるとしている。

アメリカは「人種のサラダボール」といわれ、考え方や価値観があまりに多様なので、曖昧な表現だと自分勝手に、または自分の都合のよいように解釈する人や組織が多い。そのため、このように詳細で明確なガイドラインを作成しなければならない。

なお、CDCは新型コロナ感染拡大の実態を追跡するため、米国内25か所、約32万5000人を対象に、抗体検査を7月に開始している。

第5章

新興国・中所得国の感染流行と対応

新型コロナの感染流行の震央は、アジア、欧州、米国から、新興国・中低所得国に移ってきている。欧米が封鎖や制限を緩和し、経済再開を検討しはじめた5月上旬、新興国・中低所得国の新規感染者数は先進国を逆転した。新興国や中低所得国での今後の感染流行の動向が、パンデミックの終息までの時間と世界経済損失の底の深さを決めることになるだろう。

6月に入り、新規感染者数がブラジルでは2万人弱、ロシアでは連日1万人超となり、累計感染者数は欧州勢を抑え、アメリカに次いでブラジルが2位、ロシアが3位である（6月29日現在）。インド、ペルー、チリ、イラン、メキシコ、パキスタン、トルコ、サウジアラビア、南アフリカ、バングラデシュなども累計感染者数が10万人を超えた。カタール、コロンビア、エクアドルなどでも感染者数は増加している。かつては欧州の震央のひとつで、累計感染者数が世界10位以内にあった私が住むスイスも、これらの国々に抜かれて、今やトップ40にも入らない。欧州が震央だった時には考えられないことだった。

「新興国」とは、日欧米などの先進国に比べると経済水準は低いものの、高い成長性をもつ国々のことをいう。ＢＲＩＣｓ（ブラジル、ロシア、インド、中国）、ＶＩＳＴＡ（ベトナム、インドネシア、南アフリカ、トルコ、アルゼンチン）などがある。

新興国・中所得国は、低所得国に比べ経済活動が活発で、先進国とのつながりはより強く、特に人的な移動は活発だ。さらに、経済的に成功した人と取り残された人との間の経済的・社会的格差が著しい国が多い。

また、先進国に比べて公的な医療体制は脆弱だが、低所得国のように先進国からの援助が少ない、またはないため、政府の医療予算ではカバーできず、医療費の自己負担が大きい国が多い。公的医療関連支出をGDP比でみると、先進国では8%だが、感染拡大が目立つロシアやブラジル、イラン、インド、メキシコは、いずれも世界平均の6%を下回っている。政府がカバーできない分は自己負担となるが、富裕層は医療レベルの高い民間の医療機関、貧困層は質が低く、検査・治療が十分にできない公的な医療機関というように分かれることもある。

それにしても、新型コロナに関しては、なぜこれらの国々に感染が拡大したのか。イラン、ロシア、インド、ブラジルを例に、その流行拡大の背景と問題についてみてみたい。

イラン　なぜこんなところに？と不思議がられる国

中国からアジア、そして欧州に感染が広がった時、累計感染者数が中国、イタリアに次いで世界3位、死亡者数は中国に次いで世界2位だったのがイランである。中国から遠い中東に位置し、経済制裁を受け、鎖国して、世界から取り残されたイメージのある国で、なぜ感染が広がったのだろう。疑問をもつ人も多かったと思う。

この国の新型コロナ流行から浮かび上がるいくつかの問題点を指摘し、教訓を引き出してみたい（1日当たり新規感染者数、死者数は087頁、図41と図42）。

中国との結びつき

イランで公式に最初の感染者が確認されたのは2月19日。中東で最初に感染者が確認されたアラブ首長国連邦（1月29日）より遅かったが、そこから感染者数は急増した。

流行が拡大した理由のひとつが、中国との結びつきである。

すなわち、中国が各国と共同で、中国と欧州を結ぶ一大物流インフラを構築する構想である「一帯一路」が新型コロナをも拡大させた、とするものだ。2016年に「一帯一路」で協力する覚書を交わして以来、イラン‐中国間での行き来は活発になっている。イタリア、パキスタンなど早期に新型コロナの大規模な感染が起きた国々は、いずれも「一帯一路」構想に参加しており、その因果関係に注目する者もいる。

イランにおける「一帯一路」構想では、首都テヘランの南約130キロにある人口約100万の都市ゴムを抜けて通る高速鉄道の建設が主眼となった。この地域に中国人の技術者、労働者が多数居住して、鉄道建設に従事していた。

ゴムで中国主導の鉄道建設プロジェクトに関わるイランの技術者の中には、中国側との協議のために武漢や北京、上海に出張してイランに戻る者も多かった。こうしたイラン人技術者たちも多くが感染したという。イラン国内には彼らから拡散したとみられる。

感染拡大後も、アメリカの厳しい経済制裁の中、イラン政府は中国との人の往来を止めるのを躊躇し、感染を拡大させたともいわれている。

それでも中国での感染が顕著となった2月1日、イランと中国との航空便を禁止したが、イラン政府の高官や国会議員だけは、「一帯一路」に関連する公用などのため、中国との往来を続けていたという。その結果、3月3日時点で290人の国会議員中、23人が新型コロナに感染した。

宗教

流行拡大の2つ目の要因は、宗教と関連している。

感染が広がったゴムは、イスラム教シーア派の重要な聖地でもあった。イラン全土および国外からも多くの巡礼者が訪れ、集団礼拝や密室での宗教的な行事に参加する。歴史的な聖人らの墓所に手を触れ、モスク（イスラム礼拝所）の柱や壁に唇をつけて祈りを捧げる。これらが飛沫や接触感染を招いたとみられている。新型コロナは唾液を介して伝播することも指摘されており、この祈り方は感染リスクが非常に高い。しかし、こうした宗教的な集会は

2月後半まで停止されなかったという。

イランでは政治と宗教が密接につながっているため、政府や議会関係者も頻繁にテヘランとゴムを行き来しているといわれる。

また、前近代的な宗教思想も感染や死亡の増加につながったとの考えもある。宗教指導者の中には「新型コロナは宗教心で克服せよ。礼拝に来ない理由にはならない」と呼びかけていたものもいたという。

集会と選挙、そして国民性

流行拡大の要因の3つ目は、集会と選挙である。

2月11日にはイスラム革命記念日の行事を挙行し、21日のイラン国会選挙も実施した。選挙の際は、投票率を優先させるため、国民に新型コロナ拡大の実態を隠していた可能性が取りざたされた。

さらに、最高指導者ハメネイ師が率いる体制は、アメリカとの対決路線を突き進んでおり、新型コロナがイランで拡散しているという情報は、敵（アメリカ）による情報操作であり、イラン国内に恐怖を蔓延させて国家の活動を停止させようとする策略だと主張し、移動制限や学校の休校といった措置が後手に回ったともいわれている。

イラン人の社交的な国民性が感染拡大に寄与したとの見方もある。私もイランを訪れたことがあり、イラン人の友人もいるが、彼らは一緒に集まっておしゃべりし、歌い、踊るのが好きだ。夜遅くまでパーティーを開き、誰でもすぐに友達にしてしまう。出会いと別れの両頬へのキスやハグなど、濃厚な接触も多い。

経済制裁のため外国からの医薬品輸入が困難で、国内産も価格が2倍以上に高騰している中、医療機関も防護具などが容易に入手できず、感染者が重症化しても良質な医療を受けるのは難しいといわれる。

このようにして拡大した新型コロナはイラン国内にとどまらず、ゴムなどシーア派聖地を訪問した人々を介して中東各地に広がった。イラン移民が多いカナダなどにも広がったという。

対策と緩和

このように初動は遅れたが、イラン政府は中国モデルを積極的に採用し、3月5日に事実上のロックダウンを開始した。中国の診療モデルをペルシャ語に訳し、30万の地域巡回医療チームを組織し、1000万人を対象に各世帯を巡回した。その結果、21万人が発熱、頭痛などの症状をもち、うち3万人の重症者が見つかった。その治療についても中国からテレビ会議を通して経験を学んだ。

また、中国の「火神山医院」に倣い、野戦病院も建設した。

外出のための通行証を必携とし、住民の外出制限をはじめ当局の規則を守らなければ拘留・罰金などの罰則を設けることも中国から学んだ。

映画館などの商業施設も、換気が悪く感染を助長しかねないということで、2月下旬から閉鎖。水たばこも、吸い口を他人とシェアすることがあるため、テヘラン市中の飲食店などでの提供が禁止された。2月末以降、国内全ての学校も休校になった。子どもたちは自宅で、国営テレビが放送する20〜25分の特別授業を受けている。

司法府は3月9日、国内の刑務所にいる受刑者計7万人を一時的に釈放すると発表した。イランでは、刑務所の数やスペースに対して受刑者が多いとされており、過密状態にある刑務所で集団感染を避けるための措置という。釈放されるのは凶悪犯以外の模範囚とされており、市民の治安悪化への懸念に一定の配慮をしたとみられる。

イスラム教シーア派を国教とするイランでは、モスクで日々、集団礼拝が行われる。だが、密室で多くの人が集まるのを避けるため、毎週行われる金曜礼拝を含め、全ての集団礼拝が中止された。毎年実施されている最高指導者ハメネイ師の年頭の演説も中止となった（イラン暦は春分を新年とする）。

また政府は、紙幣や硬貨の使用が手を媒介にした感染を広げる恐れがあるとして、現金の使用を控え、また墓参りや新年の帰省なども控えるように呼びかけた。

さらには、離婚を3月中旬まで禁じる州も出てきた。離婚調停では関係者が密室の裁判所などに長時間留まって協議することが多く、感染のリスクを高めるというのが理由だ。


このような様々な対策により、4月初め頃から新規感染者数は減少しはじめ、ピーク時には1日当たり3000人以上だったものが800人程度となった。

2019年前半、イランのインフレ率は40％に達し、経済成長も低迷していた。失業率は一般で15％、若年層では40％以上に達し、肉類が不足して、配給制にするという事態まで起きた。

経済活動の停止が長く続けば、人口のおよそ5％にあたる400万人が失業すると予測されているが、先進国のように手厚い補償や現金給付は提供できない。

そのため、イラン政府は4月11日から感染リスクの低い地域で企業活動や都市間移動の制限を緩和し、テヘランでも街頭やショッピングモールに市民が多く集まり始めた。

ただし、政府の要請にもかかわらず、他者と密集しない「社会的距離」を守らず、マスクを着用しない人も目立った。

それにより、5月初めから第2波が始まり、新規感染者数は最も減少した時期の3倍近くに増えてしまった。1日当たり死者数も50人未満に抑えていたのが100人を超えるようになった。

そのため政府は企業や商店などの活動を再び停止し、外出規制を再び行うと発表した。世界に向けて、新型コロナ収束の難しさを示した形になった。

イラン周辺の国々――イスラム教徒が抱える課題

トルコ、サウジアラビア、カタールといったイラン周辺の国々でも流行が止まらない。累計感染者数はそれぞれ19万人、18万人、9万人を超えて世界のトップ20入り、中国をも抜いてしまった。

他にもアラブ首長国連邦、クウェート、オマーンといった国々で感染が拡大中で、すでに累計感染者数はスイスや日本を超えてしまった。

これら中近東の国々で、なぜ感染が拡大、急増しているのだろうか？

国によってその背景は異なるが、共通点のひとつとしてイスラム教の影響があるようだ。すでにイランにおける感染拡大の背景として記したが、いくつか加筆しておきたい。

イスラム教といってもスンニ派とシーア派、また国によって戒律の厳しさや影響が異なるが、教義として、イスラム教は家族や親戚との絆をとても大切にしている。大家族で住むことが多く、特に高齢者を大切にするが、もし別に住んでいたとしても、毎週のように家族や親戚が訪ね合い、集まって一緒に食事をして談話することが多い。日頃から濃厚な関係をもっているのだ。

食事の前後、礼拝の前などに手足などを水できれいに洗うムスリムの習慣は、新型コロナ感染予防には有効だと思うが、イスラム教の義務とされる五行の中には感染リスクを高める可能性の高いものがある。信仰告白（シャハーダ）、礼拝（サラー）、喜捨（ザカート）、断食（サウム）、巡礼（ハッジ）を五行というが、中でも礼拝と断食と巡礼にコロナ禍の中で注意が喚起されている。

礼拝を通じた感染リスクは前述したが、1日5回もモスクに通う人もおり、特別礼拝では狭い場所で数日間寝食を共にすることもあり、様々な国で集団感染が報告されている。

「ラマダン（断食月）」と呼ばれる、日の出から日没まで一切の飲食を断つ年に1回の行事では、夜になれば食事をしてもいいので、家族や親戚らが集まって抱擁・握手・キスをし合い、日没後の食事（イフタール）を楽しむ。また、人々は街に繰り出し、食事や買い物を楽しみ、若者たちは夜更けまでカフェなどに集うこともある。それがイスラム暦で神聖な月に1か月続くのである。今年は中東で4月24日から5月23日まで行われた。

さらに、ラマダン明けも感染リスクが続く。人々はバザールに集まり、断食明けの食事や贈り物を大量に購入し、家族、親戚、友人、近所の人や職場の同僚などを家に招き入れ、食事を一日中振舞ってともに祝う。ラマダン明けの休暇には帰郷・旅行する人も多く、感染をさらに広げる可能性もある。

これらに対して、テレビ会議システムを使って指導者の言葉を流し、モスクでなく家で礼拝できるようにしたり、日没後の食事をウェブで共有したりする国もあったが、なかなかそれを守れず、当局が禁じているモスクでの礼拝を行って信者が警察と衝突する騒ぎなどがあった国もある。約2メートルの間隔を取ることでモスクでの集団礼拝を認めた国もあったが、集団感染が起こり、再びモスクでの礼拝を禁止した国もある。

さらに、五行のひとつで、イスラム教最大の行事ともいわれる、サウジアラビアの聖地メッカへのハッジ（大巡礼）による感染拡大も懸念されている。今年は7月下旬からその季節がやってくるが、例年だと世界中から300万人以上の巡礼者が押し寄せる。

すでに多くの感染者がいるサウジアラビアでは、ハッジを禁止し入国制限もしたいところだが、強硬派のイスラム教徒らの反発や、経済減速と原油安の打撃から、「大幅な制限」により受け入れを許可するようである。

世界には約18億人のムスリム（イスラム教を信じる人々）がいるといわれ、これらは中近東だけの問題ではない。世界全体でムスリムの人たちが協力し合いながら対策を進める必要があるだろう。

ロシア　感染急増しながら死者が増えない国

感染流行拡大と対策

2020年3月初め、三連休に欧州に渡航した人々がウイルスを持ち帰ったのが、ロシアでの新型コロナ感染流行の始まりといわれる。その後、1日100人未満の新規感染者が発生していたが、3月25日に100人を超え、感染者増加の兆候が見られた。

プーチン政権は感染拡大を食い止めるため、3月28日から4月5日までを休日に指定し、さらにそれを4月30日まで延長して、国民の生活に必要なサービスを除いた店舗や会社の休業・休職、外出制限や移動制限を実施した。ただし、その間の被雇用者の給与は保証し、各地域の実情に応じて、地方行政に一定の裁量を与えていた。

モスクワでは3月29日以降、全市民を対象にした外出規制が導入され、4月22日以降は許可証なしに公共交通機関や自動車を利用することも禁止された。市中を走る自動車のナンバーは監視カメラ網でチェックされており、許可登録がない場合、1万5000ルーブル（約2万3000円）以上の罰金が科せられる。

しかし、その後も感染者・死亡者とも増加の一途をたどり、1日当たり感染者数は4月19日に5000人、5月3日に1万人を超え、5月11日には累計感染者数がスペインを抜いて世界第2位の22万人以上となった。その後、ブラジルに抜かれて世界第3位だが、6月29日現在、感染者数は64万人以上となっている（1日当たり新規感染者数、死者数は088頁、図43と図44）。

なぜ感染者数が急増したのか

様々な議論があるが、5月15日付のロシアの医師会長などのインタビューを基にした「タイム」誌の記事が、現場の声として私には響いた。

モスクワでは2020年1月時点で、以前に比べ肺炎が37%増加しており、新型コロナの感染流行はこの時すでに始まっていたのではないかと推測されている。

その後、検査が普及し始めた頃には、感染はかなり広がっていたようだ。4月26日の時点でロシア軍関係の感染者が約2000人、5月5日には約3200人に上り、政権ナンバー2でコロナ対策を取り仕切っていたミシュスチン首相やヤクシェフ建設相の感染も明らかになっている。

多くの感染者が医療機関を訪れたが、マスクを含む防護具が絶対的に不足しており、院内感染が進んでいったとも考えられている。政府系研究機関は、感染源の64％が病院に集中していると指摘する。

連邦政府の方針によりＰＣＲ検査は積極的に進められ、６月29日現在、約２０００万件が行われている。これはアメリカに次いで多い検査数で、その分、無症状・軽症者の感染者数の報告も多くなっていると思われる。実際、感染確認者に占める無症状者の比率は45％以上にも上っている。逆に高齢者（65歳以上）の比率は15％のみで、肺炎などの重症患者は５％と他の国々の４分の１のレベルと低い。

致命率の低さ

しかし、感染者数に比して、１万人に満たない死亡数、致命率１％台という数字は低すぎるとの指摘がある。１００万人当たり死者数は63人、これはイギリスの10分の１、アメリカの６分の１である。

これについて、ロシア政府がデータを操作しているのではないかとの疑いもあるが、むしろ地方の政府当局、そして医療機関側の問題を指摘する声が大きい。大統領らが「コロナに勝つ」と号令をかける中、連邦を構成する各地方の首長は、他地域と比べて多くの感染者や死者が出るのを恐れている。現場の医師や保健当局はこうした空気を読み、新型コロナの検査が陽性で、明らかにそれが原因で死亡したと断定できる人以外、持病や他の要因によるものとし、報告しない傾向があるのだという。特に自宅や施設などで死亡した場合は、新型コロナによる死亡が疑われても報告されないことが多いといわれる。

実際に超過死亡などとの比較をした分析では、新型コロナによる死亡者の70~80%が、ロシアでは報告されていないと推測されている。

前述したように、ロシアは積極的に検査を行い、感染者を早めに洗い出して隔離する作戦をとっている。軍が各地に突貫工事で病院を完成させるなど対策を急いでいる。政府は、このような検査拡大によって感染者数は増えているが、検査陽性者の半数近くが無症状であり、充実した検査態勢と早期治療によって致命率が抑えられていると主張している。

医療機関での感染拡大

ロシアにおいても、医療機関は新型コロナ感染拡大の温床になったようである。

6月中旬の時点で約500人の医療従事者が感染して死亡したといわれる。感染のみならず、医療従事者は極度のストレスの中で新型コロナと闘っているといわれ、自殺や自殺企図も発生している。これは単に新型コロナによる身体的・精神的ストレスだけでなく、ロシア特有の問題もあるという。

例えば、マスクも防護服も足りない地方の医療機関に防護具を送ろうとしていた病院長が、外出禁止を破ったかどで警察に1日拘留されることもあったという。

有無をいわせぬ権威主義や硬直した官僚主義などが、新型コロナとの闘いで足かせになっているともいわれる。

今後の行方

プーチン大統領は5月12日、全国一斉に行っていた休業措置を解除した。「地域によって状況は異なっている」と述べ、外出制限や予防策など具体的な措置については地方の知事などにゆだねる方向のようだ。ロシアは世界的な原油安によっても経済に大打撃を受けている。国内の失業者が140万人に上る中、地域の実情にあわせて段階的に制限を緩和することで、これ以上の経済の悪化を避けたいということのようだ。

ロシアは5月6日の閣議で地方の感染状況を踏まえた行動制限の緩和を議論。モスクワでは12日から建設業や製造業の再開を認めた。

6月29日現在、いまだ毎日6000人以上の新規感染者が発生し続け、死亡数も増えている。今後の動向に注目したい。

インド　感染爆発中で止まらない国

世界第2位、13億人以上の人口を抱えるインドには、新型コロナが流行爆発する可能性は十分にあった。人口の約6割が「貧困層」といわれ、大都市のスラム街など過密で劣悪な環境下で生活している人も多いからだ。富裕層を受け入れる設備の整った医療機関はあっても、貧困層を受け入れる質の高い医療機関は少ないことも懸念材料だった（1日当たり新規感染者数、死者数は089頁、図45と図46）。

感染の拡大と対策

インドでは1月30日に初の感染例が報告されたが、それ以降1か月ほどは散発例のみだった。そのため、感染者が増え始めた3月上旬までに行った措置は、外国人に対するビザの発給を止め、外国人の往来を実質不可能にした程度であった。

感染者の報告数が増えだしたのは3月中旬、デリーで開催されたイスラム教団体の大規模集会で集団感染が起こってからである。そこから複数の州に伝播したと考えられている。

これに対し、モディ首相は全ての国際線のインドへの着陸を禁止し、3月24日から3週間の予定で封鎖措置を決めた。これは、水道や電気、医療、消防、食料品販売、各市の事業など必要不可欠なサービス以外を全て禁止するもので、通常の店舗や商業施設、大小の工場、オフィス、市場、礼拝施設などが閉鎖となった。長距離バスや地下鉄の運行、建設工事もストップした。人口約14億人に強いたロックダウンは世界最大であった。

ロックダウンの影響

しかし、これにより多くの問題が露呈した。

インドでは多くの労働者が日雇いのため、全土封鎖によって職を失ったのである。その中には出稼ぎの地方出身者も多いため、故郷に戻ろうとバスターミナルに人が殺到した。バスが動かないとわかると数百キロ、中には1000キロの道のりを徒歩や自転車で踏破して故郷に帰ろうとする人たちも出たという。

そんな中、12歳の出稼ぎ少女が、帰郷しようと約150キロ歩いた末に命を落とすという悲劇が報道された。彼女は稼ぎが多い時でも1日に400ルピー（約560円）しかなかったものの、ほとんどを家族に送金していたという。ロックダウンでお金も住むところもなくなり、外出禁止のため警察に捕まらないよう隠れながら歩き続け、故郷まであと少しのところで脱水症状と栄養失調で死亡したとみられる。世界で起きている、コロナ禍の違った問題を映し出した。

出稼ぎ労働者たちが都市から地方に戻ることで、感染を拡大させた可能性もある。コロナの感染はインド全体に広がっている。

ロックダウンによる経済への影響は大きい。コロナ禍以前からインドの景気は後退しており、大手ノンバンクの破綻や大手銀行の経営の悪化などで金融不安も広がっていた。そこにロックダウンで、企業活動は縮小し、生産活動も消費意欲も急落した。中近東など海外に出稼ぎに行っていた多くのインド人もコロナ禍で職を失い、次々と母国に戻ってきた。外貨の稼ぎも減ったのである。世界銀行は昨年6・9％と予想していたインドの今年度の経済成長率を、4月には1・5〜2・8％と大幅に下方修正した。

経済とのバランス

3月24日から4月14日までの第一次封鎖で、何よりも人命重視の姿勢を強く打ち出していたモディ首相だが、上述のような問題を踏まえて、4月14日から5月3日まで延長した第二次封鎖では、経済にも配慮する政策を示した。主要産業である農業は作物の収穫期を迎え、それら重要産業への対策も始まった。

また国内を3つの地域に分け、比較的自由に活動できる場所、厳格な取り締まりを行う場所、その中間と、封鎖にメリハリをつけることで経済を立て直そうとの試みも始まった。

しかしながら、商業都市ムンバイや首都ニューデリーなどでは依然感染者が増え続け、特に大都市ムンバイにあるアジア最大のスラム、ダラビ地区でも感染者が広がった。この地区には100万人ともいわれる人々が過密で劣悪な衛生状態の中で生活しており、社会的距離の措置自体が実行困難であった。

政府は5月3日まで延長した全土の都市封鎖をさらに2週間延長しながらも、感染者が少ない地域では5月4日から様々な活動の制限を緩和していった。5月30日の中央政府の声明では、政府としては一段の封鎖解除措置を取り、規制は地方政府が独自に行うこととし、規制緩和の判断は事実上、地方政府に丸投げした。

そんな中、5月20日にはインド東部に大型のサイクロンが上陸。暴風や高潮による被害で300万人以上が避難し、人が密集した避難所では新型コロナの感染拡大が懸念された。都市と農村、富裕層と貧困層、ヒンズー教徒とイスラム教徒。格差と多様性のインドを襲ったコロナ禍は社会不安と自然災害を含めて三重苦にも四重苦にもなっている。

3月25日に700人に満たなかった感染者数は、4月中旬には1万人超、5月中旬には10万人超、6月29日現在は60万人に迫る勢いである。

今後、どう対処していくのか。我々グローバルファンドでもインドに対する支援を急ピッチで進めている。

インド周辺の国々

インドの隣国、パキスタン、バングラデシュでも感染者が急増している。6月末現在の累計感染者数はそれぞれ20万人超、14万人超。

これらの国の特徴は、人口が多く（パキスタン2億2085万人、バングラデシュ1億6468万人）、人口密度が高く、貧富の格差が激しいこと。スラム街のように貧困層の人々が密集して住む地域も多く、イスラム教の宗教行事などで濃厚接触が日常的である。一部の民間病院のレベルはかなり高いが、公的医療施設の質は全体としてかなり低い。バングラデシュの病床は1000人当たり0・8で、世界平均の3分の1にも満たない。医療費の7割近くは自己負担で、医療受診は貧しい市民の生計を圧迫する。

三大感染症の対策においても、HIVや結核の新規感染がなかなか減らず、時に増加している。社会の辺縁に追いやられた人々が多く、彼らの間で感染が流行しているが、政府はなかなか動かない。

新型コロナ流行によって3月下旬、バングラデシュでは全国の4分の3の地域でロックダウンを行ったが、これによって1300万人が職を失ったといわれている。人口の4分の1が深刻な貧困状態にある中で、ロックダウンは貧困層の比率をさらに押し上げているともいわれている。

ブラジル　政治的決断の重要性を思い知らされた国

5月22日、南米ブラジルの新型コロナ感染者数は33万人を超え、32万人のロシアを抜いて、米国に次いで世界第2位となったが、その後も右肩上がりの急増を続け、6月19日にはついに100万人の大台を超えた。ペルー、チリ、メキシコの感染者数も20万人を超え、コロンビア、エクアドルなど他の南米諸国も5月頃から感染者が急増したため、WHOの担当者は「南米が新たな震源地になっている」と伝えた。

なぜ、ブラジルで感染爆発が起こったのだろうか（1日当たり新規感染者数、死者数は090頁、図47と図48）。

初動の遅れとリーダーシップ

ブラジルで最初の感染者が確認されたのは2月26日。イタリア・ロンバルディアから帰国したブラジル人男性である。南米全体でも最初の感染者となった。

しかし最近、リオデジャネイロの病院で肺炎により1月19～25日の間に死亡した患者の血液を調べたところ、新型コロナ陽性であったことが判明した。ブラジルで最初の死亡報告が3月16日だったが、実はそのほぼ2か月前にすでに死者が出ていたわけである。

新型コロナに対して、ジャイル・ボルソナロ大統領は「ただの風邪」と呼び、積極的な措置をとらなかった。3月上旬になっても海外からの渡航は制限されておらず、春節で中国に帰国していた中国人も続々とブラジルに戻ってきた。イタリアなど欧州各国とも多くの飛行機が往来していた。

これに各州政府は危機感を抱き、3月下旬から商業施設の営業停止などを命じ、市民に外出自粛を求め、保健相も外出自粛を含む措置を支持した。が、ボルソナロ大統領は「外出自粛は経済や雇用を破壊する」「あらゆる病気の最大の治療法は仕事だ」と言い切っている。

保健相はボルソナロ大統領と対立し、1か月のうちに2人が相次いで辞任、現在は将軍が代行を務めており、現地報道では保健行政の経験のない軍人21人が省内の要職に就いたと報じられている。

ブラジル人の文化・気質

ブラジル人はお祭り好きで、イタリア、スペイン以上にウイルスが伝播する素地がある。

私はブラジルに1年間住んだことがあるが、これまで訪れた国の中で、人の付き合いが最も濃厚な国だと感じている。恋人同士でなくとも、友人、家族、学校の先生と生徒でも、会えばハグ（アブラッソ）をし、頬にキス（ベイジョ）をしあい、腰や肩に手を回し、手をつなぐなどスキンシップが絶えない。私も朝オフィスに行くと、同僚全員とアブラッソやベイジョをし、至近距離で長い時間会話をするのが習慣だった。それをしなければブラジル人との関係性が崩れてしまうほど、大切なルーチンだったのである。

ブラジルには年中、何らかのお祭りがあるが、中でも2月のカーニバル（ルア・デ・カウナバウ、路上カーニバル）はみんなが楽しみにしており、「トリオ・エレトリコ（大音響スピーカーを積んだトラック）」が流す大音量の音楽にのって路上で踊る。溢れるほどの人が朝から晩まで、時に夜を通して踊ることもある。カーニバルでなくとも、地域ごとに多くの様々な祭りがあり、私も様々な場所に連れていかれ、踊らされた。実に密な付き合いである。自粛で社会的距離をとれるような文化・気質ではないといえるだろう。

貧困と格差

ジニ係数などで見ると、ブラジルは世界で最も貧富格差の激しい国のひとつである。遥か彼方まで続く広大な土地を所有する大農場主がいると思えば、都市にあるスラム街（ファベーラ）では、狭く劣悪な環境で多くの人々が生活し、栄養状態は悪く、質の高い医療も受けられない。

そのような社会で、３月中旬頃から新型コロナの感染者が増加し始め、３月末には新規感染者が毎日１０００人を超え、４月末には５０００人超、５月に入り１万人超、さらに４万人を超えた。１日当たりの新規感染者数である。１日３万人の新規感染者を生んだ一時期のアメリカをも凌ぎ、６月29日現在、カリフォルニアやフロリダなどで感染爆発しているアメリカとデッドヒートを繰り広げている（０６０頁、図7）。これは感染爆発をしたイタリア、スペインのピーク時を優に凌ぐ規模である。

それも、ブラジルにおいてはいまだに検査数が少ない中での報告である。人口当たり検査数は、スペインなど欧州の国々に比べて、６月初旬は20分の1程度、６月中に急拡大してもやっと10分の1程度である。検査を進めれば今後も感染者数は増え続けるものと考えられる。

現在、大都市から内陸部の小さな町に感染が広がっている。そのような地域では適切な治療のできる医療機関は限られているため、死亡率の上昇が懸念されている。

こうした状況でも、最大都市サンパウロでは6月から一部の地域で大型ショッピングセンターの営業が認められるなど、経済活動が段階的に再開され、さらなる感染拡大が心配されている。

それでも、大統領を支持する人は少なくない（３０８頁、図63）。低所得者層の厚いブラジルでは、新型コロナも怖いが、食べられなくなることはもっと怖いということだろう。欧米諸国のように政府が国民に多額の補償や支援をすることはできないため、防疫と経済活動のバランスをとるのはより困難と思われる。

その他の中南米の国々

ブラジル以外にも、ペルー、チリ、メキシコ、コロンビア、アルゼンチン、エクアドル、パナマ、コスタリカ、ベネズエラ、ハイチ、スリナムなどの国でも感染者数は急増し、6月8日には米州の感染者数が世界全体のほぼ半分（約330万人）を占め、その割合が増加している。

6月後半になり、メキシコでは新規感染者は6000人、死者も1000人を超える日もあり、累計感染者数も20万人を超えるようになった。中米のグアテマラやカリブ海のドミニカ共和国のような国でも、新規感染者が1日700人を上回るようになった。検査体制は十分でないため、多くの国々で実態はより深刻との見方もある。

これら中南米の国々も様々な違いはあるが、概して濃厚接触は日常的で、早期に適切な措置をとらなければ感染が拡大する要因は多くあった。

ユニセフ（国連児童基金）がラテンアメリカとカリブ海地域の若者を対象に行った調査に

よれば、「新型コロナ感染症はどのように感染するか」という質問に対して正しい回答をした若者は3分の1に留まり、「自分は新型コロナに感染するリスクがない」と考えている若者も3分の1いたという。この結果が示す通り、新型コロナが付け込む「油断」や「隙」がこの地域にも大いにあり、感染拡大につながっていった可能性は高い。

アフリカの国々に比べると、この地域は経済的にも医療的にも恵まれてはいるが、パンデミックに対する備えや医療体制は十分とはいえない。貧困の問題、経済の状態を考えると、強硬策をとっても短期間、または十分にとれない国が多く、流行は長引くとの予測もある。

第6章

アフリカ・紛争国——懸念が残る地域

暑くて湿気の多いところでは流行しにくいウイルスもある。そこで、新型コロナもアフリカを含む熱帯地域では流行しないだろうとの予想もあった。

しかし、その希望的観測は外れた。現在、感染はアフリカの54か国全てに広がり、他の熱帯地域にも及んでいる。

アフリカで初めて感染が確認されたのは2月14日のエジプトだが、6月29日現在、感染者40万人弱、死者1万人弱となった。アフリカで累計感染者数が10万人に達するまで98日かかったのに比べ、10万人から20万人には18日、20万人から30万人にはわずか10日しかかかっていない。感染速度は速まっている。

表8の通り、アフリカの累計感染者全体のうち、南アフリカが感染者の3割以上を占め最多（南アフリカの1日当たり新規感染者数、死者数は091頁、図49と図50）。続いて、エジプト、ナイジェリア、ガーナなどが続いている。死者数ではエジプトと南アフリカでアフリカ全体の半数以上を占め、アルジェリア、スーダン、ナイジェリアを加えた5か国でアフリカ全体の4分の3を占める。致命率や死亡率は国によって異なるが、これは医療サービスの質などの違いによるものなのか、データの問題なのか、詳細な分析が必要である。

新型コロナの検査数は、南アフリカで約157万件、モロッコで約65万件と日本の約45万件より多い国もあるが、多くの国ではまだ検査体制が整備されておらず、報告数は実態を示しているとは言い難い。

■表8　新型コロナ流行の各指標のアフリカ上位10か国と日本の比較

国	感染者数（人）	死者数（人）	致命率（%）	100万人当たり感染者数（人）	100万人当たり死者数（人）	検査数（件）	100万人当たり検査数（件）
アフリカ全体	393,232	9,880	2.5				
南アフリカ	144,264	2,529	1.8	2,433	43	1,596,995	26,929
エジプト	65,188	2,789	4.3	637	27	135,000	1,320
ナイジェリア	24,567	565	2.3	119	3	130,164	632
ガーナ	17,351	112	0.6	559	4	288,465	9,286
アルジェリア	13,571	905	6.7	310	21		
カメルーン	12,592	313	2.5	475	12		
モロッコ	12,248	224	1.8	332	6	650,719	17,631
スーダン	9,257	572	6.2	211	13	401	9
コートジボアール	9,101	66	0.7	345	3	52,885	2,006
コンゴ民主共和国	6,939	167	2.4	78	2		
日本	18,476	972	5.3	146	8	451,772	3,594

出典：Worldometer
https://www.worldometers.info/coronavirus/　より抜粋して作成（6月29日現在）

また死者数も、アフリカでは自宅で死亡した場合は報告されないことも多く、新型コロナによる正確な死者数を把握することは困難である。

このような現状に対して、数理モデルによる将来予測では、今後1年間でアフリカでは最大4400万人が感染し、19万人が死亡するといわれている。

新型コロナがアフリカで今後、欧米のように感染爆発をするのか、しないのか。アフリカと欧米とでは異なる点がいくつかあるので、それについて説明したい。

アフリカの強み

新型コロナ感染症では高齢者の致命率が高いが、欧州では65歳以上の人口割合が20%以上であるのに対し、アフリカは3・5%未満で、平均年齢も20歳程度と、とても若い大陸である。高血圧や糖尿病などの基礎疾患も、近年、増加傾向にはあるものの、先進諸国に比べるとまだ低いため、全体として新型コロナによる死亡リスクの高い人口集団は欧米に比べると少ないと考えられる。

また、アフリカでは都市に住む人口の割合は43%と、北米（82%）や欧州（74%）に比して低く、人口密度も低く、交通の便が悪いために、都会からの感染拡大を免れている地域も多い。

さらにアフリカでは、エイズやエボラ熱、マラリアなど様々な感染症と闘ってきたので、人々が感染症対策に慣れているのも強みかもしれない。地域での感染症の予防啓発活動、感染者の早期発見、診療所への早期紹介などができる地域保健ボランティアも少なくない。

アフリカ自身のオーナーシップとリーダーシップも育ってきた。アフリカの首長たちは、新型コロナの流行初期からアフリカ連合を中心に新型コロナ対策を準備してきた。国家元首の権限が強いため、良いか悪いかは別として、早期にロックダウンなどの強硬策を施行することもできた。

2014年に発生したエボラ熱を契機に2016年に設置されたアフリカCDCも、今回、大活躍している。アフリカでの感染流行が始まったばかりの3月初めに、アフリカCDCは「合同アフリカ大陸新型コロナ戦略」を策定し、流行拡大の懸念がある国々で早期の強硬措置を国の指導者たちに奨めた。各国の空港でも、彼らが準備したマニュアルに従って、2月の段階で封鎖や消毒、検温、隔離などの対策を始めている。PCR検査も多くの国で導入・拡大し、ジブチのように人口当たり検査数では日本の10倍以上となった国もある。

エビデンスはないが、感染症大国ともいえるアフリカの人々の体には、日常的に様々な病原体が侵入しており、これらによって得た「獲得免疫」も、生まれつきもっている「自然免疫」も、欧米の人々より強いのではないかとの考えもある。欧州出身とアフリカ出身のアメリカ人では免疫システムが異なるとの論文はあるが、実際には十分にわかっていない。

これまで世界各地から、新型コロナの感染者と濃厚接触しても感染しない人、また感染しても無症状や軽症の人が多いことが報告されており、これは自然免疫によるのではないかとの考えもある。人種や他の感染症の感染歴の有無などによる免疫応答の違い、致命率の違いなどは、今後の研究結果に期待したい。

アフリカの弱み

ただし、同時に、欧州と比べて新たな感染症の流行に弱い面もある。

アフリカには世界人口の16％、約13億人が住むが、感染症を含む疾病負担（どれだけ病気や怪我、それによる障害や早死が多いかを数値化したもの）は世界全体の24％を占め、それに対する保健医療支出（どれだけ政府や個人が保健医療にお金を使っているかを計算したもの）は世界全体のわずか1％である。つまり、すでに多くの健康問題をかかえ、それなりの人口がいるが、これに対して十分な資金を使って対策やその準備がなされていないのである。

アフリカの人口は欧州の約2・5倍もありながら、新型コロナ流行が始まる時点では、ＩＣＵベッドは欧米に比べて極端に少なく、ウガンダでは１００万人に１ベッド、アメリカの２００分の１しかない。集中治療室といいながら、酸素がない、人工呼吸器がないところも多い。人工呼吸器はアフリカ全体で合計２０００台もなく、ドイツの保有台数の10分の１にも満たない。ソマリアには1台もなく、南スーダンでは4台であった。

医療従事者の絶対数も少ない。診療所に行くまでに半砂漠を歩いて数時間という地域も多く、そこで働くのも医師ではなく、短期間に訓練した地域保健員がほとんどである。都会にある病院でも、医療スタッフは限られ、感染予防の知識や習慣がなく、防護具も足りないところが多い。

人工呼吸器など見たこともない医療従事者も多いが、それ以前に、病院に手洗いの水やトイレがない施設もある。世界全体で43％の保健医療施設には、水と石鹸を使うことのできる手洗い設備がないといわれるが、アフリカの地域の診療所を訪れて、水が出る水道、石鹸や消毒液を見ることは私の経験ではほとんどなかった。

新型コロナ対策のひとつ、手洗いはアフリカでは家庭であっても困難で、都市部の3人に2人、約2億6000万人が手洗いに必要な水や石鹸が手に入らないともいわれている。

新型コロナは免疫力が弱い人を重症化させる可能性があるが、アフリカにはＨＩＶに感染していながら治療していない人、つまり免疫不全に陥っている人が600万人以上もいて、この中には免疫不全になっている人もかなりいる。

治療薬を服薬して管理されていれば、ＨＩＶや結核患者が新型コロナに感染するリスクは必ずしも高くないと考えられるが、最近の南アフリカの研究結果では、ＨＩＶ感染者は2・75倍、結核患者は2・5倍、新型コロナによる死亡率がそれぞれに罹患していない人に比べて高かったという。

栄養不良は免疫力を低下させるが、今のところ栄養不良と新型コロナの感染・死亡との関連はよくわかっていない。２０００万人以上が飢餓や栄養不良状態にあるアフリカでは、それが感染や死亡のリスクになる可能性もある。

アフリカは近年人口が増加し、サハラ以南のアフリカの人口は２０５０年までに倍増するとの予測もあるが、それでも土地が広く、人口密度が低いことは、アジアや欧米に比べると強みに見える。ただし都会は別で、特にケニア・ナイロビにあるキベラ（人口70万人）や南アフリカ・ケープタウンにあるカエリチャ（50万人）などのスラム街は、３密が揃い、衛生・居住環境が劣悪である。

対策を行う上での問題

新型コロナに対するアフリカの初動は決して遅くはなかった。

アフリカには時に独裁的ともいわれる強力な指導者が多いため、強硬な措置を早期に実施することが可能だったのである。全国レベルのロックダウン措置をとったのは20か国、夜間外出禁止令を出したのは30か国以上に上った。

南アフリカのロックダウン実施は３月27日、累計感染者数は１０００人を超えたが、死者はゼロの時に発令を決めた。ナイジェリア、ケニア、ジンバブエ、ガーナなどでも感染流行初期に封鎖を決め、警察や軍隊を動員して国境を封鎖し、人々の移動を禁止・制限した。これらの国々では欧米の感染爆発を見て、生ぬるい措置では勝てないと思い、初めから強硬策を行使したようである。

しかしながら、このロックダウンによって、アフリカでは様々な問題が起こった。

アフリカの労働人口の約7割は、インフォーマルセクターと呼ばれる非正規の雇用で、不安定な職を頼りに、その日暮らしで生きている。実質的な生活保障も何もないまま、外出や移動が禁止され、働くことができなくなった。物流が途絶え、マーケットは閉鎖。安全な飲み水や食料が得られなくなった場所もある。

これによって、我々が支援するＨＩＶや結核の感染者に薬が届かず、マラリア予防のための蚊帳の配布、殺虫剤屋内散布などもできなくなった。物資が運べない、医療スタッフが医療施設に来られない、患者も病院に来られないという状況に陥った。

本来、医療従事者や患者が診療所や病院に行くことは「不要不急」ではなく、「必要緊急」なのだが、アフリカでは理由も聞かずに外出者を取り締まり、警棒で殴ったり水をかけたりすることもある。

さらに、医療施設を訪れることで新型コロナに感染することを恐れ、外出が可能でも受診を避ける人も増えた。また、新型コロナと診断されると辛い隔離生活を余儀なくされ、偏見・差別を受けるために、新型コロナの症状がでても医療機関を受診しない人も少なくなかったという。

例えばケニアでは、新型コロナの隔離に要する費用（1日20～100ドルで14日間）を自己負担しなければならず、しかもその施設は刑務所よりも劣悪な環境のところもあり、隔離用センターから逃げ出す者も少なくなかったという。

今後のアフリカの展望

今後、感染者数・死者数をより正確に把握するため、検査の拡大、疑われる死亡例の報告の徹底などは急務である。

強硬的なロックダウンなどの措置は、アフリカの人々の生活に大きな影響を及ぼしているため、今後も長く続けることは現実的に不可能であろう。

アフリカといっても、経済的に比較的恵まれたエジプトを含むアフリカ北部、英語圏が多く比較的発展が進んでいるアフリカ東部および南部、仏語圏が多く政治も保健システムも脆弱な国が多いアフリカ中部・西部では、状況がかなり異なる。それぞれの国や地域で、感染拡大の要因またはリスクとして共通するものと特徴的なものがあるため、まずは各国でそれぞれの感染流行の状況やリスクをきちんと分析・整理することが必要である。そのうえで、国民全体に対する注意喚起や社会的距離確保などの介入と、高リスクの集団・場所・活動などに対するリスク低減の介入とを区別する必要があるだろう。

高リスクの集団・場所・活動としては、医療機関、都市のスラム街、教会やモスクなどの宗教施設・儀式などがあるが、アフリカにはその国・地域に独特な伝統的習慣・風習があり、その中には濃厚接触をもたらす高リスクのものがある。長期間、全てを禁止することは難しいものもあるため、リスクを減らすための創意工夫をそれぞれの国で試行する必要があるだろう。

新型コロナと闘うための資源（防護具、検査キット、治療薬、人工呼吸器など）は絶対的に不足しているため、我々国際機関は現在、緊急支援を行っているが、新型コロナ以外にも三大感染症を含む多くの健康問題があることも忘れてはいけない。これらの課題をどのように一緒に解決していくか、地域レベルでのサービス提供の統合や連携、サプライチェーンや情報システムの強化など、中長期的な保健システム強化も同時に進めていかなければならない。

紛争国・脆弱国

アフリカだけでなく、私がとても心配している国々がある。

その共通点は紛争や内戦、また汚職・政治不安などで国家が機能していない「脆弱国家」である。破綻国家、失敗国家、崩壊国家などと呼ばれ、以前上梓した拙著のサブタイトルにも使われた。ただ、そこに住んでいる人々はどんな状態であろうと、自分の母国を失敗国家、崩壊国家などと呼ばれたくないので、グローバルファンドでは「事業実施が困難な国」(Challenging operating environments; COE) と呼んでいる。ソマリア、中央アフリカ、イラク、ベネズエラなど約20か国が名を連ねる。

これらの国では、我々の三大感染症対策も事業推進が難しいので、新型コロナが流行すれば苦戦を強いられることは確実である。

中でも今、私が新型コロナの流行に関して懸念しているのはイエメン、アフガニスタン、そしてイラクである。

イエメン

イエメンは、暫定政権と反政府武装組織の間で、5年以上にわたって内戦が続く中東の国で、人口2400万人のおよそ8割が国際社会からの支援や保護なしでは生きていけないといわれる。最近、南部を拠点とする別の勢力が新たに自治を宣言したことで、さらに状況が複雑化している。そんな中、新型コロナも猛威を振るおうとしている。

6月29日現在で、累計感染者数は1118人とそれほど多くないように見える。しかし、死者数は302人、致命率はなんと27%と、世界平均の5倍以上である。これは、検査がほとんどできない状態で新型コロナを疑わせる患者が急増し、その死亡が増えている現状を物語っている。

イエメン南部の首都アデンで、この国唯一の新型コロナ専門の治療センターを設置している国境なき医師団（MSF）の報告によると、4月30日から5月17日までに入院した173名の患者のうち、少なくとも68名が死亡、すなわち、入院患者の4割近くが死亡したという。患者の多くは救急で搬送され、到着時はすでに急性呼吸不全の状態で救命が困難であったという。自宅でさらに多くの人々が発症し、また死亡している可能性があり、実際に政府の埋葬統計でも、首都アデン市内の埋葬者が新型コロナ流行前の1日10人程度から80人に増加しているという。また、防護具の不足や長時間労働から、MSFの医療スタッフにも感染者が広がり、アデン市内では院内感染のため診療を中止した病院もいくつかあるという。

イエメンではこれまでの戦闘で、すでに多くの医療施設が破壊されている。マラリア、デング熱、結核など他の感染症も多く、グローバルファンドでもこの国への支援をさらに強化している。

アフガニスタン

6月29日時点の累計感染者3万1238人、死者733人であるが、この国でも感染拡大が心配されている。カブールの住民500人を無作為に選んで検査したところ、156人が陽性、なんと31%の陽性率であった。検査体制に限界があるため、感染者の正確な把握は難しいが、もともと少ない医療機関に新型コロナ疑いの患者が溢れるようになったという。

さらに、この国の人口3700万人に対して医療機関は172、人口1万人当たり4人の医師（日本の6分の1）しかいない一方で、現在、これらの医師を含む医療従事者への新型コロナ感染が広がり、死者も増えているという。

流行の中心地となっている首都カブールでは、知事と保健相との合同記者会見があり、「大惨事が押し寄せている」と警告し、知事によるとカブールだけでも100万人が感染している可能性があるという。

そのため全国規模でロックダウンが発令されたが、その日暮らしで生活する多くの国民はこれを無視して働き続けている。

また、世界にいる270万人のアフガン難民の9割を受け入れているパキスタンとイランでも新型コロナが大流行し、これらの難民への新型コロナの流行、さらにロックダウンなどの影響による生活の困窮が問題化している。

イラク

6月29日現在、イラクの累計感染者数4万7151人は日本の2倍以上で、死者は1839人である。感染は急速に拡大中で、1日当たり感染者数は約2000人、死者も100人を超えることもある。

もともと隣国イランから持ち込まれたが、現在は医療機関を中心に感染が拡大している。この国はもともと中東の中では医療レベルの高い国だったが、湾岸戦争、イラク戦争などを経て医療システムは崩壊した。イラク戦争直後に、私もこの国を訪れ、医療の復興支援などに参加したが、それでも政治の混乱などが続き、保健医療がなかなか改善されなかった。

新型コロナの流行拡大に伴って、近年弱体化していた過激派組織「イスラム国」(IS)の活動も活発化し始めた。イラク国内での政治的対立、駐留米軍部隊の一部撤退に加え、新型コロナ対策による外出禁止令などで軍や警察が新型コロナ対策に追われていることが背景にあるともいわれている。爆弾テロは今年になって毎月60件以上発生し、4月には100件を超えたという。

イラク政府は海外からの支援などもあり、検査体制を拡大し、現在は日本よりも多い42万件以上に検査を行った。しかし、防護具などが不足する中で感染者が医療機関に押し寄せ、限られた収容能力を超える心配も出ている。

第7章

国際社会はどう動いたか

新型コロナの感染拡大を終息させるには、国際連携と協力が必要である。その理由は3つ。

1つは、新型コロナを終息させるために必要なワクチン、治療薬、診断法の研究開発とその普及には、莫大な資金と技術と人材、そしてサプライチェーンとロジスティクスが必要である。国際社会で資金と知恵と技術を持ち寄る連携と協力が大切だ。

2つ目は、保健医療システムが脆弱で、自国だけで新型コロナの感染を収束できない国や地域がある。これらの国で感染が長引けば、日本や欧米へのウイルス再輸入の恐れがある。2021年に予定されている日本でのオリンピック・パラリンピックへの影響のほか、さらなる社会・経済への打撃が懸念される。これらの国への援助が必要である。

3つ目は、新型コロナの影響は政治・経済・社会、貿易・教育・文化など広範囲かつ重篤である。これらを自国だけで解決はできず、地域的また国際的な取り組みが必要である。

では、以下に現在どのような国際的な取り組みがなされているのかについて述べたい。

G7(主要7か国)の取り組み

新型コロナのパンデミック対策のため、日本、アメリカ、イギリス、ドイツ、フランス、イタリア、カナダの主要7か国およびEU(欧州連合)などによる首脳会議、外相会合、財務相・中央銀行総裁会議が、電話会議方式で定期的に開かれている。

3月3日にはG7財務大臣・中央銀行総裁会議において、新型コロナへの対応を支援し、世界経済を支えるためにあらゆる行動をとるとの強い声明を発信し、途上国支援が課題として債務返済の猶予等も議論された。

3月16日にはG7首脳で初のテレビ会議が行われ、国際社会が一丸となって取り組む旨を明記した首脳宣言が発出された。

3月25日のG7外相テレビ会議でも、水際対策や治療薬の開発を連携して進めていくことが確認された。特にG7保健大臣会合は頻繁に開催され、情報交換を行い、連携協力の内容を議論している。

世界でのG7のより強いリーダーシップ、果敢なアクションを見たいところだが、いまだ自国の問題解決に精一杯で、国際協力や貢献に本腰を入れる余裕がないことも理解できる。今後のG7のリーダーシップ、新型コロナ終息に向けた国際支援に期待したい。

G20（主要20か国）による取り組み

近年、国際社会で存在感を増しているのがG20（Group of Twenty）である。主要国首脳会議（G7）に参加する7か国に、EU、ロシア、そして新興11か国（中国、インド、ブラジル、メキシコ、南アフリカ、オーストラリア、韓国、インドネシア、サウジアラビア、トルコ、アルゼンチン）が加わった計20か国・地域グループである。

Ｇ７は人口で世界の１割、ＧＤＰで世界の４割強であるのに対して、Ｇ20は人口で世界の７割弱、ＧＤＰで世界の８割を占める。これらの国々は、感染症を含む疾病によって多くの人々の健康や命が奪われ、世界の健康安全保障を考える上で重要である。実際に、ＳＡＲＳ（重症急性呼吸器症候群）やＭＥＲＳ（中東呼吸器症候群）、ジカ熱、豚インフルエンザ、新型インフルエンザなどはＧ20の国々で発生・流行してきた。

３月26日、Ｇ20議長国サウジアラビアの呼びかけで、Ｇ20首脳はテレビ会議を行い、新型コロナとの闘いに「共同戦線」を張って臨むとの共同声明を発表した。景気後退の見通しは深刻だが、新型コロナ対策として世界経済に５兆ドル（約５５０兆円）を投入すると表明した。

一方、４月20日のＧ20保健大臣会合では、新型コロナを封じ込めるために各国が連携する重要性を確認した大臣宣言が準備されていたが、各国間の対立が影響して採択されない事態を迎えたようだ。

ちなみに、２０１９年６月には日本が議長国となってＧ20大阪サミットが開催され、10月には岡山市でＧ20保健大臣会合も開催された。私も国際機関の代表として招聘されたが、この会合で討議された3テーマのひとつが「新たなパンデミックを含む健康危機への対応」。パンデミックを念頭において、世界的な対応の枠組みを議論した。

そこでは各国における健康危機への対応を議論するだけでなく、「マスギャザリングでの公衆衛生危機への対応」としてケーススタディを行った。マスギャザリングとは多くの人（Mass）が集まる（Gathering）イベントなどだが、それに関連して感染症のアウトブレイク（集団発生）、またはバイオテロの勃発を想定したものである。これを準備した日本側には、ラグビーのワールドカップやオリンピックの開催国としての身構えがあったのかもしれない。

このケーススタディでは、人口２０００万人の架空の国のある島で、国内外から約１００万人が集まる5年に1度の国際イベントが行われる設定だ。開催4か月前に、インフルエンザ様症状を示し、20％の感染者を重症化させる病原性の高いウイルスが集団発生するという想定で参加型の議論を行った。

以前、米国の大学院で同級生たちと行ったケーススタディを久々に思い出しながら、私もその議論に参加した。が、Ｇ20の保健大臣またはその代理の中には、医師・公衆衛生専門家や、過去に危機管理を指揮した者も多いため、大学院時代とは比べ物にならないレベルで、公衆衛生、政治、経済などの経験と知識に裏付けられた白熱した議論が展開された。

最終的に、この国の適切な措置によって集団感染は収束し、イベントは中止されず、成功裏に終わったのだが……。このハッピーエンドのケーススタディの議論に参加したG20の保健大臣たちは、今頃、日本の五輪延期をどのように見ているだろう。また、彼らが日本の厚生労働大臣だったなら、どんな対策をとっていただろう。次に会ったら聞いてみたい。

国連による取り組み

国連の新型コロナ・パンデミックへの対応はしばらく立ち往生していた。

国連安全保障理事会は、シリアやイエメンなどの紛争地でも新型コロナ対策が実施できるように、紛争当事者に即時停戦を求め、新型コロナ対策に注力すべきとする決議案の採択を試みた。停戦では原則一致したが、常任理事国の米中両国が、決議案のうちWHOへの支持を表す項目や情報公開の透明性を訴える項目で対立し、6週間以上も調整が続いた。

それでも、国連は3月25日に、新型コロナのパンデミックに対する人道支援計画を発表した。これは、世界で最も貧しい国々への支援のために総額20億ドル（約2200億円）の資金拠出を加盟各国に求め、WHOや国連難民高等弁務官事務所（UNHCR）など国連機関や国際NGOなどを通じて現場を支援していくものである。アフリカやアジア、南米、中東の貧しい国々や難民キャンプなどに対して、医療器具や医薬品の提供、新型コロナ予防のための手洗い設備の設置や啓発活動などに使われる。

その後、新型コロナのさらなる流行拡大に伴って、この人道支援計画を見直し、5月7日には必要予算を67億ドルに増やして発表した。この計画にはWHOの対策に必要な経費不足分13億ドルも含まれている。

グローバルファンドの支援

私が勤務する国際機関であるグローバルファンド（世界エイズ・結核・マラリア対策基金）も、新型コロナ対策支援に立ち上がった。

グローバルファンドの活動は同じ感染症でも、エイズ、結核、マラリアの三大感染症を対象にしている。なぜこの三大感染症かというと、今から20年ほど前のファンド創設当時、新型コロナ以上に人類の命を奪い、経済・社会を崩壊させ、安全保障をも危ぶませていたからである。

対策がかなり行き渡った現在でさえも、三大感染症による年間の感染者は2億人以上、死者は200万人以上と、新型コロナによる感染者、死亡者と比べてはるかに多い（もちろん、今の新型コロナの勢いが続けばこの数字を超えるだろうが）。

世界中から資金を集め、ドナー国、実施国の政府機関、国際機関、民間企業、市民社会、当事者組織などによるパートナーシップにより、一致団結してこれらの感染症と闘おうという理想を現実にしたのがグローバルファンドで、2002年創設以来、130か国以上で3200万人の命を救ってきた。

しかし、新型コロナの流行により、これら三大感染症の対策事業にも影響が現れた。現地からの報告では、ロックダウンなどにより8割ほどの事業が停止、あるいは滞り、患者に必要な検査、治療、予防サービスを届けることができなくなった国もある。

サハラ以南のアフリカだけでも、このままエイズ対策事業が6か月間滞れば53万人の追加死亡が、結核患者の検査・治療が遅れることで52万人の追加死亡が、マラリア予防のための蚊帳の配布などが滞れば38万人の追加死亡が生じると予測されている。これにより、国際社会が続けてきた過去10年以上の努力が水の泡になりかねない。

また、もし三大感染症の死者が増加しなかったとしても、現地の人々が苦しみ、命を落としている現状に対して、我々は目をつぶることはできない。そこで、グローバルファンドでは毎日のように幹部会で大議論をし、理事会にも相談した上で、新型コロナおよび三大感染症と闘う緊急支援策を開始した。

その1つの方法は「柔軟な資金活用」。各国にすでに供与した資金の一部を新型コロナ対策に振り分け、新型コロナによる直接・間接的影響を食い止めるための支援を行っている。6月下旬までに90か国以上から要請があり、その承認額は1億6000万ドルを超えた。このプロセスは迅速で、ほぼ5日以内に審査を済ませ、支援を開始している。

2つ目が「COVID－19対応メカニズム」。新型コロナ対策として新たな資金申請を受け付けるもので、6月下旬までに68か国からの申請を受理し、約40件（1億4000万ドル以上）を承認している。すでにアフリカを中心として支援が開始され、防護具を含む医療用品の供与、医療従事者の感染予防トレーニング、新型コロナの検査体制の強化などを行っている。

3つ目は、次に紹介する国際協働メカニズム「ACTアクセラレーター」。グローバルファンドがもつ強みと他の国際機関がもつ強みを合わせて、新型コロナとの闘いに相乗効果を出していこうというものである。

我々が特に力を注いでいるのが新型コロナの検査の拡大である。PCR検査をマニュアルで行う場合、高度な技術、人材のトレーニングが必要だが、これまでグローバルファンドが結核診断のためにアフリカに導入・拡大してきた自動迅速遺伝子検査装置を新型コロナ診断にも応用できることになった。米セフィエド社が開発したもので、GeneXpertと呼ばれる分析機に、最近FDA（米食品医薬品局）に承認された新型コロナ・キット（Xpert® Xpress SARS-CoV-2）を使えば、採取した検体をカートリッジに入れるだけで自動的に、約30分で検査をしてくれる。感度（感染者を陽性とする割合）と特異度（非感染者を陰性とする割合）は、マニュアルで行うPCR検査と検査結果はほとんど変わらない（陽性例の一致率99・5％、陰性例の一致率95・8％）。ただし、通常のPCR検査と同様、感染者から検体がうまくとれていないなどの場合は陰性を示すこともあるので、注意が必要である。

もうひとつ、グローバルファンドが多く調達しているのは、米アボット社が開発したポータブル検査機器「ID NOW」である。検体が陽性であれば約5分で、陰性であれば13分で判定が得られる。PCR検査同様、患者の鼻や喉の拭い液の検体を使い、特異的なRNA配列を一定温度で速やかに増幅させる定性的検査で、増幅を蛍光により検出し、液晶画面に判定結果を表示する。これも感度と特異度はマニュアルのPCR検査と検査結果はほとんど変わらない(陽性例の一致率94・7%、陰性例の一致率98・6%)との中間報告が出ている。

課題としては、これらの製品は世界中でニーズがあるため、先進国への供給が優先され、途上国は後回しになるか供給できなくなることである。グローバルファンドではこれを避けるため、途上国で必要とされる製品を大量にまとめて調達することで、企業と交渉をしている。また調達から配送までのリードタイムを短縮するため、グローバルファンドが開発した「ワンボ(Wambo)」と呼ばれるオンライン調達システムも新型コロナでも活用予定である。

ACTアクセラレーター

グローバルファンドは4月24日、WHOなどの国際機関などとともに、新型コロナと闘うための国際協働の仕組み「ACTアクセラレーター(Access to COVID-19 Tools Accelerator; ACT-A)」を発足した。これは、新型コロナとの闘いの決め手となる3つの分野（検査、治療、ワクチン）の新しいツールの開発・生産・アクセスを加速化させ、4つ目の分野として現場の保健システム強化を支援して、現場での新型コロナ対策を加速化していこうというものである。グローバルファンドは検査と保健システム強化で中心的役割を果たしている。協力機関として、他にビル＆メリンダ・ゲイツ財団、Gaviアライアンス、ユニットエイド、ウェルカム・トラスト、世界銀行などが参画している。

これに対して5月4日、欧州連合（ＥＵ）の主催で、フランス、ドイツ、イギリスなどの欧州諸国、Ｇ20議長国であるサウジアラビア、そして日本とカナダの共催で、この対応に必要な資金を調達する誓約会合がテレビ会議で開催された。ここでは「世界健康危機モニタリング委員会」（ＧＰＭＢ）の試算に基づき、治療、診断、ワクチンで当面75億ユーロが調達目標として掲げられた。先進国の景気後退などもあり、この目標達成は困難と考えられていたが、７月初めまでに約１６０億ユーロのドナー国政府からの誓約が表明された。ただし、この多くは既存の資金援助を数字化したもので、新たな資金はそう多くはない。

グローバルファンドとしては、新型コロナ対策として現在支援している10億ドルを除く50億ドルを新規で調達している。これを通じて、来年7月までの12か月間に、三大感染症対策を新型コロナに適応させる方策および保健医療従事者の保護（個人防護具の調達等）と保健システム強化に対して37億ドル、新型コロナ対策に特化した検査や治療薬の拡大に23億ドルを充て、現場での三大感染症対策と新型コロナ対策を同時進行で支援していく予定である。

グローバルファンドでは、各国に現地政府、民間企業、市民社会、当事者組織などが協力・連携し合う調整メカニズムを組織してきたので、それを活用して新型コロナ対策を促進し、同時に三大感染症の再燃を抑えるため、最大限の努力を行っているところである。

アフリカを中心に保健システムが脆弱な国が多いため、新型コロナ対策としてのみならず、検査体制や情報システム、サプライチェーンなどのシステム整備・強化を行うまたとない機会とも考えられる。

WHOの役割

WHOは、西アフリカでエボラ熱の流行が拡大した際、対応が遅かったとして国際的に厳しい非難を受けた。

今回の新型コロナでも、WHOの初動や「不必要にヒトやモノの移動を制限する理由はない」との判断などに対して、疑問を投げかける国やメディアは少なくない。

特にアメリカは、WHOのテドロス事務局長が中国の新型コロナ対応を賞賛したことなどに対し、中立性を逸し、実質的に中国の傀儡機関になっているなどと強く非難した。最終的に、5月29日、トランプ大統領はWHOとの関係を断絶し、資金拠出を停止すると表明した。

ちなみに2019年のアメリカのWHOへの拠出金は、年間予算の15％弱に当たる4億ドル

（約430億円）である。

私はWHOと日頃から一緒に活動をし、テドロス事務局長を含め、幹部とはよく会って話し合いをする仲である。そんな個人的な関係を忘れて、できるだけ客観的な立場でWHOを評価するならば、この機関は世界にとって必須であり、その代理になる機関は他にないということである。

もちろんWHOは様々な課題を抱え、この機関だけでは世界の保健医療問題を解決できない。だからこそ、私が働くグローバルファンドを含め多くの保健医療に関係する組織・機関がWHOの他に作られ、ユニセフなど他の国連機関が保健医療の活動を行い、国境なき医師団などのNGOが世界で活躍している。これらすべての努力がなければ、世界の保健医療を改善できない。それほど世界の保健医療問題は甚大で複雑だ。

WHOへの強い批判は、ある意味でWHOへの期待の裏返しでもあると私は思っている。期待されなければ非難もされず、国際的な大問題にもならない。期待が大きい、WHO以外にできない仕事・活動があるからこそ、これだけ注目が集まるのだ。

実は、WHOの年間予算は日本円にして3000億円にも満たず、日本の大規模病院4つ程度の予算規模しかない。その予算と約7000人の職員で、世界150か国以上の感染症、栄養、食品衛生、癌、精神保健までほとんどの保健医療課題をカバーしている。

私も大学の研究者として、またユニセフ本部（ニューヨーク）や現場（ミャンマー、ソマリア）で、そして現在はジュネーブにおいて、ＷＨＯと様々な関わりをしてきた。ＷＨＯの役割は多岐にわたり、世界の基準やガイドラインを作り、データ情報を収集・分析して国際的に、また経時的に比較可能な信頼のおける統計を示し、将来の世界の共通目標を設定し、そのためのモニタリングをしている。実際の国レベルの活動・対策は各国政府が行うものであり、ＷＨＯは助言はするものの、それらの活動を支援するに十分な予算や人材をもっていない。

エボラ熱流行の際に初動が遅いと国際的な批判があったが、それはＷＨＯが実際に現場で対策を行うことではなく、現場の状況をデータ・情報として世界に発信し、国際的な公衆衛生上の緊急事態としてアピールすることである。現場の様々な支援活動は、むしろＮＧＯや他の国際機関に強みがある。ＷＨＯに期待されたのは国際社会への注意喚起と協力要請、現地では様々な国際機関やＮＧＯなどの調整役として、現地政府を動かし、また支援し、対策を前に進めることでもあった。それらの役割が十分に果たせなかったことがＮＧＯなどからの批判だったと私は理解している。

今回のパンデミック対策においても、ＷＨＯには指南役や調整役としての役割、特に治療薬やワクチンなどの研究開発の促進、基準やガイドラインの作成などが期待されている。予算や人材が十分でない中、問題は政治化され、複雑化している。

苦境の中で、どれだけリーダーシップを示せるか。今が正念場だ。

市民社会・民間の役割

先進国の新型コロナ対策では、民間企業・財団、市民社会、民間組織などが様々な貢献をしているが、途上国支援でも活発な活動が行われている。

特にビル&メリンダ・ゲイツ財団は、これまでグローバルファンド、WHOなど多くの国際機関を支援し、感染症対策に貢献してきたが、新型コロナ対策でもワクチン開発の官民連携プラットフォームであるCEPI（感染症流行対策イノベーション連合）や民間企業を支援し、研究開発を促進している。

世界的な医療助成基金であるイギリスのウェルカム・トラストは、新型コロナの検査キットや治療薬、ワクチンの開発・製造を支援するため、自らの寄付のみならず、国際企業や各国政府に呼びかけて80億ドルを目指した資金調達をしている。

個人としては、中国アリババグループの創業者、ジャック・マー氏が、設立した財団を通じてアフリカに対してマスク1060万枚、防護服とフェースシールド46万点、人工呼吸器800台、検査機器や検査試薬260万人分などの物資を寄付している。

また国境なき医師団を含め、様々なNGOが途上国に向けて支援を行っている。

グローバルファンドは21世紀型パートナーシップ組織と呼ばれ、特に市民団体、当事者組織などとの強固なネットワークがあるため、今回のパンデミックでも、世界各地の市民団体・ＮＧＯと協力して現場を支援している。彼らの優位性は、自らが現場や地域の中に身をおくため状況をよくわかっていること、結核のような呼吸器感染症の対策を支援してきたので新型コロナ対策にも活用できること、現場に人材やネットワークがあり、機動性・機敏性が高いことなどである。

現在、このパートナーシップを駆使しながら、新型コロナ対策と三大感染症対策、さらに保健システム強化を前進させている。

第8章

新型コロナ流行から得た教訓と未来

これまで様々な国・地域の感染流行と対策、そこから得られる教訓を述べてきたが、この章ではこれらをまとめ、今後、国レベルでの流行収束、そして世界レベルでのパンデミック終息に向けてどうすべきかを考える。

併せてウィズコロナ、ポストコロナ時代に向けて何をすべきかについても考えてみたい。その前に、まず日本の新型コロナ流行の対策から得た教訓とは何か、私なりの考えを述べておく。

なぜ日本は感染を抑え込めたのか

諸外国と比較して、相対的に「罹患率」と「死亡率」が低く抑えられたことから、日本の新型コロナ対策を「成功」と評価しながらも、「パラドックス」「ミラクル」と不思議がる人も多い（日本の1日当たり新規感染者数、死者数は092頁、図51と図52）。

欧米で感染流行が拡大する前、日本はクルーズ船ダイヤモンド・プリンセス号への対処で最終的には「失敗した」と見なされ、「感染要注意国」のレッテルを貼られた。ＰＣＲ検査の少なさは「東京五輪開催へのこだわりから感染者を出したくないのだろう」と疑われ、果ては「感染者数を過小に報告している」ともいわれた。日本人として、このような当時の日本への評価にけっしていい思いはしなかった。

欧米で感染爆発が始まり、外出禁止やロックダウンを行う国が続出してからも、日本では満員電車で通勤し、花見に集まる人々の姿が映し出され、イタリアやアメリカに続いていつ感染爆発を起こすのか、と注視していたメディアもあった。

それが蓋を開けてみれば、4月中旬に1日当たり感染者数が700人を超えたものの、それをピークに減少に転じ、原稿執筆時点では1日100人未満、死者は一桁に収まっている。累計感染者数は2万人にも満たず、イギリスをはじめ20万人を超える国が多い中、また200万人を超えるアメリカと比べてはるかに少ない。2月に日本で感染が流行していたとき、ロンドン市長選挙の2人の候補は、東京五輪が日本で開催できない場合は代わりにロンドンで開催してもよい旨の余裕の発言をしていた。ところが、イギリスの累計死者数はついに4万人を超え、日本の40倍以上に達する。

なぜ日本は感染を抑え込めたのだろうか。多くの人がいま、その理由を探している。

これに対して、BCG接種、ウイルス変異株の違い、医療レベルの高さ、遺伝子の相違、肥満率の低さ、さらには民度の高さ、神風など様々な仮説や自説が飛び交っている。これまでのところ、日本を成功に導いた「ファクターX」を十分に証明するデータは、私の知る範囲ではない。が、もし証明されたとしても、一つのファクターで全てを説明することは難しいだろう。

「森を見て全体像を把握する」クラスター対策

長年、感染症対策に携わってきた私なりの考えを述べさせてもらえば、3つのファクターが関連しているように思う。

1つは、初動とクラスター対策である。初めての感染者報告は東京では1月24日、ロンドンでは2月12日、ニューヨークでは3月1日だった。最近の調査や研究によると、フランスで昨年12月に肺炎と診断された患者の血液から新型コロナが検出されるなど、武漢市での新型コロナ流行が報告される前から、すでに欧州では感染が流行し始め、国際都市ロンドン、ニューヨークにもウイルスが侵入していたと考えられる。

しかし、欧米では新型コロナを対岸の火事と見て、「コロナは恐れるに足りず」「ただの風邪だ」「いずれ消えていく」などのメッセージを政治家が伝える国もあった。2〜3月に大規模なパレードや集会が開かれた国も少なくない。欧州内の移動も欧米間の渡航も3月中旬以降までほとんど制限されなかったため、多くの感染者の移動が発生し、気づいたときには感染がかなり拡大していたと思われる。

日本と欧米とでは接触者調査の対策なども違っていたといわれる。SARS流行の際にWHO（世界保健機関）西太平洋地域事務局で指揮をとり、日本の専門家会議のメンバーである押谷仁氏によると、日本は「森を見て全体像を把握する」が、欧米は「木を見る」戦略だという。

日本では感染状況のデータ分析を基に、専門家らによってクラスター対策が考案されたという。接触しても8割の人には感染させないので、それよりも残りの2割、集団発生（クラスター）をさせる大きな感染源やその環境に着目して感染者を特定し、伝播を断ち切っていくものである。これがお馴染みの「3密」で、最近、海外に向けては3C（Closed spaces、Crowded places、Close-contact settings）として発信されている。

欧米では、感染者の周囲にいた接触者全てをもぐら叩きのように追跡・検査し、感染者を見つけてはまた同じことをするため、非効率な消耗戦になってしまう。一つひとつの木を見ているあいだに、森のどこかで感染が広がっても見えないことがある。それよりは森全体を見て、少しの感染は見逃しても大きく感染が広がりそうなところを叩いていく、との考え方である。

欧米では感染者を基点に、誰に接触したかを調べ、それを追っていくやり方だが、日本のクラスター対策はそれに加えて、時間を遡って感染者と別の感染者が過去に濃厚接触していた時間・場所はなかったかを解析していったという。これによって、他国ではあまり発見できていなかった「三密」を突き止めることができ、それを防ぐ効果的な対応が実施できたという。

これはとても有効な方法だと思うので、データの裏付けを加えながら世界に発信してほしい。ただし、感染がある程度広がってくると、現存の人材・方法では対応が困難となり、感染経路の不明も多くなってくる可能性があるため、効率性を含めて改善が必要だと思う。

公衆衛生従事者の地道な貢献

2つ目は、外からは見えにくいが、47都道府県に400以上ある保健所、さらに市町村などの保健師を含む公衆衛生従事者の貢献だ。私はかつて、栃木県の奥日光にある山村で地域医療に従事し、その後は東日本大震災などの緊急援助に関わったことがある。そのとき、地域の保健師と一緒に仕事をしたが、彼らの責任感の強さや勤勉さ、粘り強さには脱帽した。

じつは日本の感染症対策は、彼らの努力なくしてはありえなかった。かつて日本でも風土病であったフィラリアやマラリアの撲滅、国民病といわれた結核の激減など、地域の中で住民に寄り添いながら地道な活動をしてきた保健師らの役割は大きい。

今回の新型コロナ対策でも、アナログではあるが、患者に電話をかけて過去2週間に会った人の名前を尋ね、丁寧に接触者を追跡して感染を断ち切っていくというクラスター対策を支援した。地域の特性を熟知し、住民との信頼関係を築いている彼らは多大な貢献をしていたという。土日の休みもなく、住民からの相談や、自宅やホテルなどで療養している感染者の健康観察、そして悩みごとの相談なども行っていた彼らは、新型コロナ対策の立役者といってもいいだろう。

日常的な感染予防の徹底

日本で感染流行が爆発せず、うまく抑えられた3つ目の理由として、欧米と日本での習慣及び行動様式の違いを挙げたい。これについてはさらなる調査分析が必要だが、世界四大陸で生活をしてきた自分には、習慣や行動が国や地域によってどれほど違うか、それが健康にいかなる影響を及ぼすのか、嫌というほど見せつけられてきた。

新型コロナ感染のリスクが高い濃厚接触の定義の一つが、「感染者との距離が1メートル以内で、マスクなどで口元が覆われない状態で15分以上会話をすること」である。ブラジルでの私の経験や、イタリアやスペインなどの文化・習慣については先述したが、世界には濃厚接触が日常的である国々は多い。それに比べ、家庭でも会話や接触が少なく、また夫婦の間で社会的距離が確保されていることもある日本は、これらの国々と比べると感染リスクはかなり異なるように見える。

さらに、日本では手洗いやマスク着用の頻度は諸外国に比べてかなり高いといえる。ときに神経質すぎるようにも思えるが、海外ではトイレのあとでも手を洗わず、咳をしているのにマスクをしない国も多い。日本では、高齢者介護施設でのスタンダード・プリコーション（標準予防措置策）として、日常的にマスク着用や手洗いなどの感染予防を徹底しているが、欧米にはマスクも消毒液も備えておらず、職員が感染予防の研修を行っていない施設も少なくない。

新型コロナでは、感染者が症状の出現前に、あるいは無症状のまま感染を広げることがあるため、先述のように感染予防を怠ればリスクが高まる。手洗いやマスク着用など、感染リスクの低減につながる習慣が国民にどれほど浸透しているかは、重要なファクターと考えられる。

政府が示した対策に対する国民の反応・行動様式の違いも重要である。

欧米で都市または全土の封鎖を強行したのは急激な感染拡大阻止のためだが、自粛を呼びかけても国民が従わなかったという背景もある。外出禁止として罰金を科しても守らない人が多く、パリでは外出禁止令発令の翌日の1日だけで4000人以上、2週間で約35万人に罰金の支払いが命じられた。その金額も、はじめは35ユーロ（約4200円）だったがのちに135ユーロ（約1万6000円）に上がり、何度も違反を繰り返せば最大3750ユーロ（約45万円）に、また最大6か月の禁錮刑を科せられることとなった。

一方の日本はどうだったか。もちろん、要請でも強制でも従わない人はどこにでもいる。実際に、緊急事態宣言発令後も、繁盛したパチンコ店やラーメン店があると聞く。しかし全体として見れば、同調圧力などにも押され、最終的に日本の要請は欧米の強制に似た効果があったようだ。

自衛隊の貢献

このほかにも様々なファクターがあるだろう。「ファクターX」としては取り上げられないかもしれないが、私が注目したいのが自衛隊の後方支援である。

阪神淡路大震災や東日本大震災の緊急・復興支援などにおける自衛隊の活躍はご存知のことと思うが、今回の新型コロナ流行でも自衛隊の役割は大きかったようだ。

横浜に入港したクルーズ船では、延べ約4900名の自衛隊員が参加し、医官等による回診、クルーズ船内の消毒、陽性者の輸送などを支援したという。また、中国・武漢からのチャーター機で帰国した邦人や海外からの帰国者・入国者に対して、水際対策を強化し、空港で検疫や輸送、宿泊施設における生活支援などを実施し、さらにPCR検査で陽性反応が出た感染者の空輸や宿泊施設への輸送、PCR検査の検体採取、感染防護の教育なども支援していた。

さらに、東京にある自衛隊中央病院は、クルーズ船の集団感染で100人超の感染者を受け入れ、その後も新型コロナの感染者200人以上を治療している。また、院内感染もこれまで全くなかったという。

実は、私は以前、1992年に初めて自衛隊がPKO（国連平和維持活動）の一環としてカンボジアに派遣される際、当時の防衛庁に呼ばれて講義をしたことがある。講義といっても、たんに私がカンボジアの難民キャンプやカンボジア内戦後の復興支援などにNGOとして関わっていたので、カンボジアの感染症を含む保健医療の状況を教えて欲しいというものだった。

自衛隊の医官が対象だったので、戦傷外科や熱帯医学も全てマスターしていて私の話など退屈だろうと思っていた。が、講義の後に聞いてみると、彼らは日本国内の自衛隊病院などで頑強な自衛官を対象に臨床をしているので、マラリアやコレラなどの感染症の患者を診たことがないという。

しかしその後、PKOのみならず国際緊急援助隊活動として、感染症が流行する熱帯地域、発展途上国、紛争国などに自衛隊が派遣されるようになり、応急治療、防疫活動を含む医療活動などを実践し、感染症危機管理に対する自衛隊の能力・機動力も上がったといわれる。

さらに、1995年の地下鉄サリン事件、2011年の福島第一原子力発電所の事故では、化学物質と放射線汚染下で災害派遣がなされ、「見えない敵」との戦いを一層強化したという。

私は今でも自衛隊の医官や防衛医科大学校の先生方と交流がある。彼らは決して前面に出ないが、今回の新型コロナ対策での自衛隊の役割と貢献度は多大だ。しかしながら、自衛隊のポテンシャルを考えると、もっと活用すればよかったのではと個人的に思える部分もある。

例えばクルーズ船である。海上自衛隊やその医官は、長期間にわたる海上訓練で、隊員にインフルエンザやノロウイルスなどの感染症が流行することがあり、その対処をしっかり学び、実践しているという。クルーズ船というとても特殊な環境の中では、たんに「感染症の専門家」や「緊急援助の専門家」では太刀打ちできず、海上自衛隊の医官など、海と船と感染症をよく知っている専門家に相談することも必要だったのではないかと思う。

自衛隊の強みは、平時から緊急事態を想定して、頭だけでなく体を使って実践していることだ。現在では、NBC（放射能、生物、化学）の全てに対する防護訓練を平時からしており、その恐ろしさを認識しながらも、防護のための基礎動作を身につけているという。緊急対応・危機管理は頭でわかっているだけではいざという時になかなか実践できない。体に覚えこませないといけない。今回の新型コロナへの対応でも、自衛隊員は感染防護における基礎動作を身につけていたので、それを忠実に実践したという。

さらに、自衛隊の強みは、ヘリコプターやトラックなどの輸送手段をもち、物資・患者・要員などの輸送もできること。病室や診察室、陰圧エリアとしても使用可能な病院用天幕やエアドームなどの物資を豊富にもち、迅速に設置可能なこと。そして、このような物流、情報、人材を活用して目的のための効果的・効率的なオペレーションをするためのリーダーシップと明確なコマンドシステム、命令指揮が整っていることである。

米軍やフランス軍の空母で新型コロナの感染者が続出するなど、世界の軍隊で新型コロナが蔓延する中、日本の自衛隊にはほとんど感染者が出ていないという。私は日本国内のひとつのリソースとして、自衛隊から学び、また自衛隊と戦略的に連携・協力することが大切だと思っている。

緊急事態宣言とそのタイミング

いずれにせよ、様々な要因・貢献によって、日本は感染爆発や医療崩壊を「今のところ」防ぐことができているといえるだろう。

しかしながら、手放しで喜ぶことはできない。日本の感染対策は欧米諸国と比べると成功したように見えるが、台湾や韓国など、他のアジアの国々と比較すると見劣りするからだ。アジアの国々では、先述の通り、過去のＳＡＲＳやＭＥＲＳなどの教訓から学び、今回のパンデミックでは危機管理体制の強化、ＩＴを利用した接触者調査や警報システムの構築、検査キットの迅速な開発・拡大、徹底したリスク・コミュニケーションなどを果敢に実践した。日本はこれらの成功も失敗も含めて、次に来る第２波、第３波を想定しながら準備を進めなければならない。

日本では、5月25日に緊急事態宣言が全面解除された。タイミングとして遅かったとの意見もあるだろうが、中途半端なタイミングで解除すると、新型コロナは容易に再流行する。慎重で妥当な判断だったのではないかと私は思う。

では、今後どうすべきか。以下、世界から得られた教訓をみながら考えてみたい。

介入措置

効果的な公衆衛生的介入

新型コロナ対策の国別比較により、どのような介入・措置を、いつ、どのように実施するかによって、その後の感染者数・死者数の動向は異なり、社会・経済的なインパクトも異なることが見えてきた。

第1章で簡単に触れたが、新型コロナを含むパンデミックの対策として、一般に2つの介入措置がある。薬剤的介入（Pharmaceutical intervention: PI）と、公衆衛生的介入（Non-pharmaceutical intervention: NPI）である。薬剤的介入とはワクチンや治療薬などのことで、現在のところあまり有効なものがない。

公衆衛生的介入には、水際対策、社会的距離、感染者隔離、高齢者保護、イベント中止、学校閉鎖などがある。図57は欧州11か国でどのような対策、特に公衆衛生的介入が行われていたかをまとめたものである。これらの介入の効果に関して、世界中から少しずつ研究報告が出始めている。

まず水際対策は、新型インフルエンザ発生時の研究では、流行の遅延効果は極めて限定的とされていたが、新型コロナ対策でも発症前や無症状の感染者を捉えることはできず、大きな効果は期待できなかった。ただし、感染国からの入国制限や入国者の14日間隔離などを徹底した国で、感染拡大を遅らせる効果はあった可能性が示唆されている。

学校や保育施設の閉鎖は、新型コロナによる死亡を2～4％減少させる効果があったとす

■図57　欧州11か国が行った新型コロナ対策の措置と開始時期

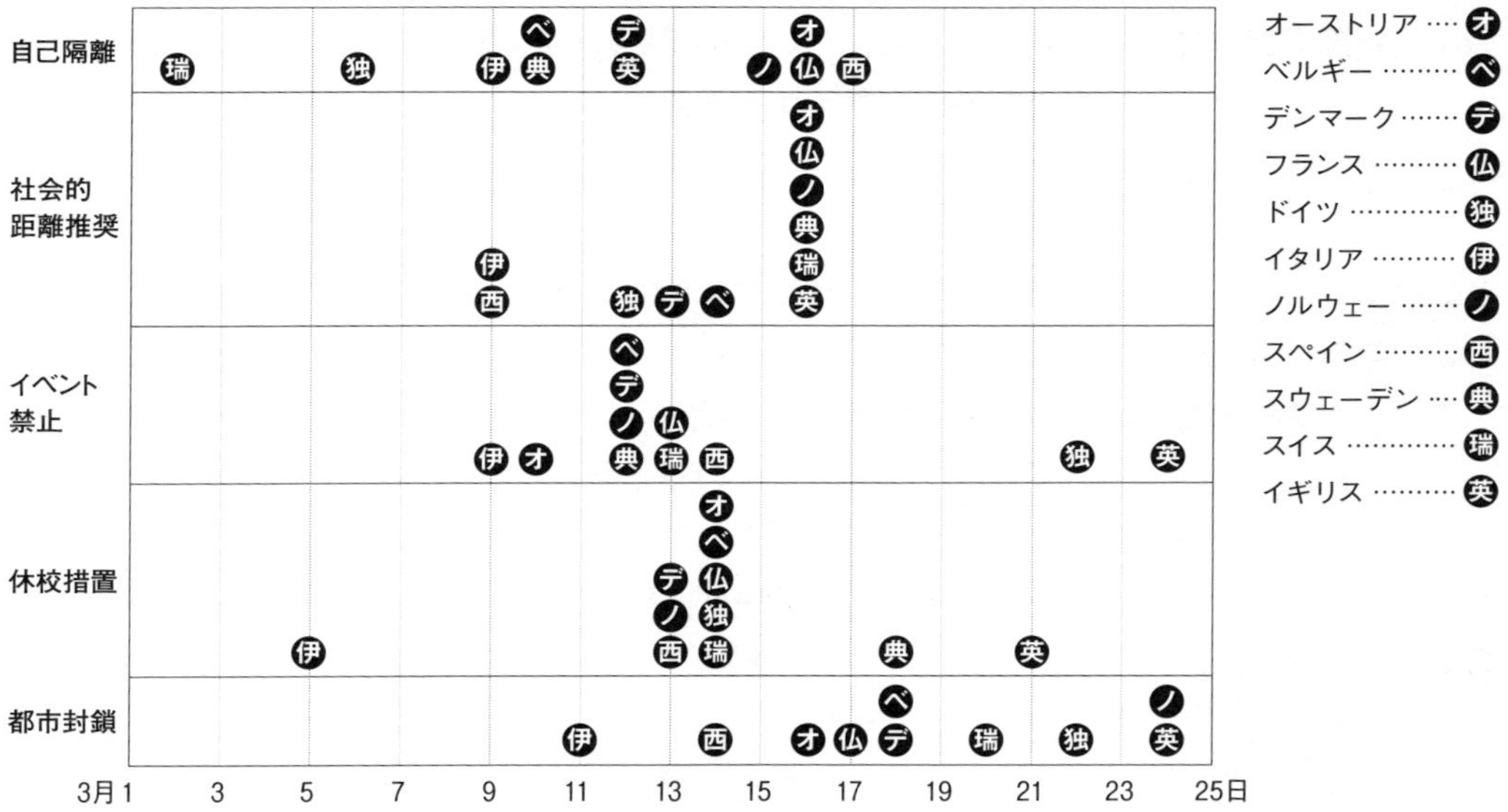

出典：インペリアル・カレッジ・ロンドン
https://www.imperial.ac.uk/news/196556/coronavirus-measures-have-already-averted-120000/

る論文もあるが、他の介入に比べると効果は低い。他の研究では、流行抑制の効果がないだけでなく、むしろその子どもの面倒を見るために医療従事者の親が仕事を休まなければならず、医療機関での人員不足を引き起こし、新型コロナ患者の死亡を増やす可能性も指摘されている。また、教育や社会交流の場を奪うことで、子どもの心身への負の影響もあるといわれている。

さらに、子どもは家族から感染することが多く、学校や保育施設で子どもが感染源となった集団感染はほとんど報告されていないとの指摘もある。

高齢者の保護は、感染拡大の抑制より、致命率の高い高齢者の死亡を防ぐことを目的としている。自宅などで家族との接触を減らし、社会的距離を保ち、ヘルパーや介護スタッフなどの手洗い・マスク使用を徹底すること、介護施設ではさらに面会を制限するなどの徹底した措置が必要だが、多くの国で感染者の出入りを防ぐことができず、防護具などの不足から自宅・介護施設などでの高齢者の感染・死亡が増大した。

299頁より、インペリアル・カレッジ・ロンドンなど世界中の研究グループが行った研究結果を基にナショナル ジオグラフィックがまとめたものを示したが、これをまとめると、感染者の隔離、社会的距離、学校閉鎖、公共イベントの禁止、ロックダウンなどの介入の組み合わせによって、ドイツで4980〜7071人（実効再生産数4・2から0・7）、スウェーデンで1980〜3099人（同2・3から1・1）、イタリアで2万4816〜3万3326人（同3・7から0・6）、イギリスで1万7646〜2万4872人（同3・9から0・6）、スペインで1万8851〜2万6170人（同4・5から0・6）の命が救われたといわれている（図58〜62）。

個々の介入が、いつの時期にどのように実施されたのか、国民がどれだけ遵守したのかなどによっても介入の効果は異なるため、単純に比較することはできないが、これらの図から学校閉鎖の効果はほとんどなく、公共イベントの禁止、ロックダウンの効果が高い可能性が示唆される。

社会的距離が確保できないようなイベントを中止し、バーやレストランなどの営業を停止し、さらには感染者隔離から様々な活動での社会的距離の確保、高齢者の保護などを全て一斉に行えるロックダウンは、公衆衛生的視点からは高い効果が期待された。

実際に、中国でのロックダウンを数理モデルで分析した研究によると、5日前倒ししてロックダウンを実施していれば、感染者は3分の1に抑えられ、5日遅れていれば、感染者は3倍に増えて30万人以上が感染した可能性があることが推測された。

しかしながら、社会保障やセーフティネットが確保されている国とそうでない国とでは、これらの介入よるインパクトも異なった。特に、貧困層が多く、インフォーマルセクターで働く人々が多い国では、ロックダウンによる負の影響の方が強く、公衆衛生学的なインパク

■図58　ドイツにおける新型コロナ対策の措置と開始時期とその効果

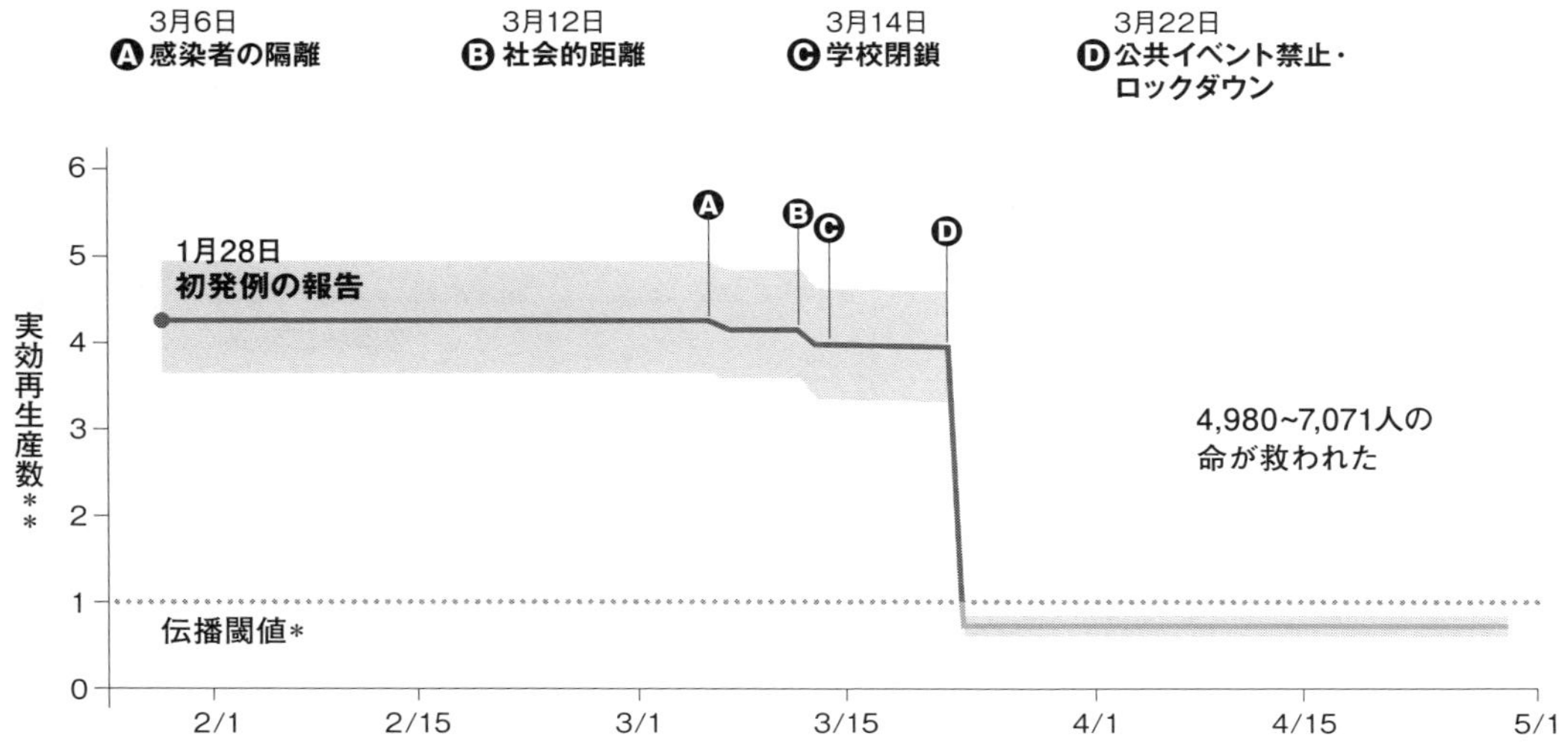

＊ 伝播閾値：1を超えると感染は拡大し、1未満であれば収束していく
＊＊ 実効再生産数とは、その時点で1人の感染者が平均何人に感染させるかを示した数

出典：ナショナル ジオグラフィック日本版ホームページ

■図59　スウェーデンにおける新型コロナ対策の措置と開始時期とその効果

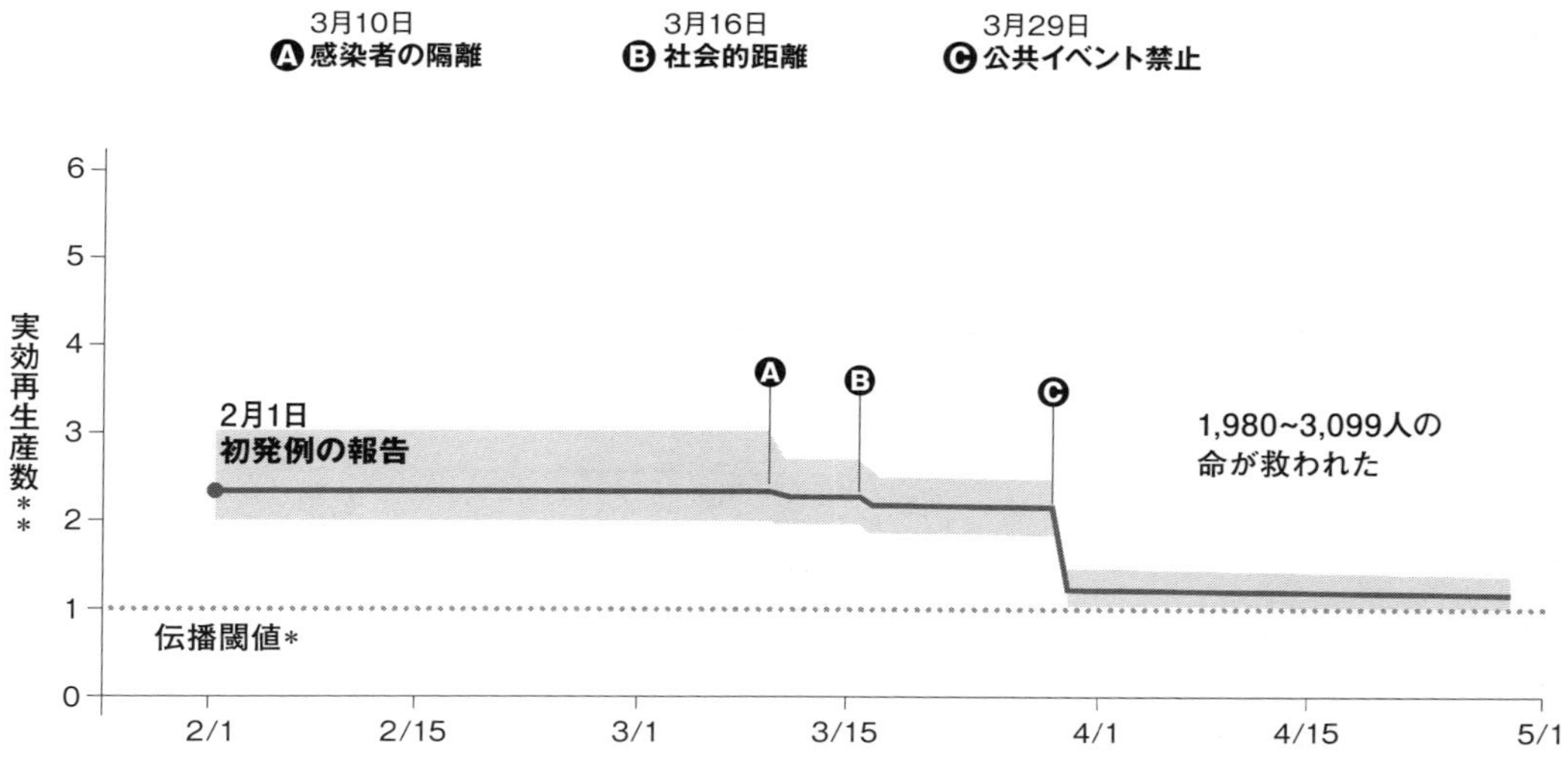

＊ 伝播閾値：1を超えると感染は拡大し、1未満であれば収束していく
＊＊ 実効再生産数とは、その時点で1人の感染者が平均何人に感染させるかを示した数

出典：ナショナル ジオグラフィック日本版ホームページ

■図60　イタリアにおける新型コロナ対策の措置と開始時期とその効果

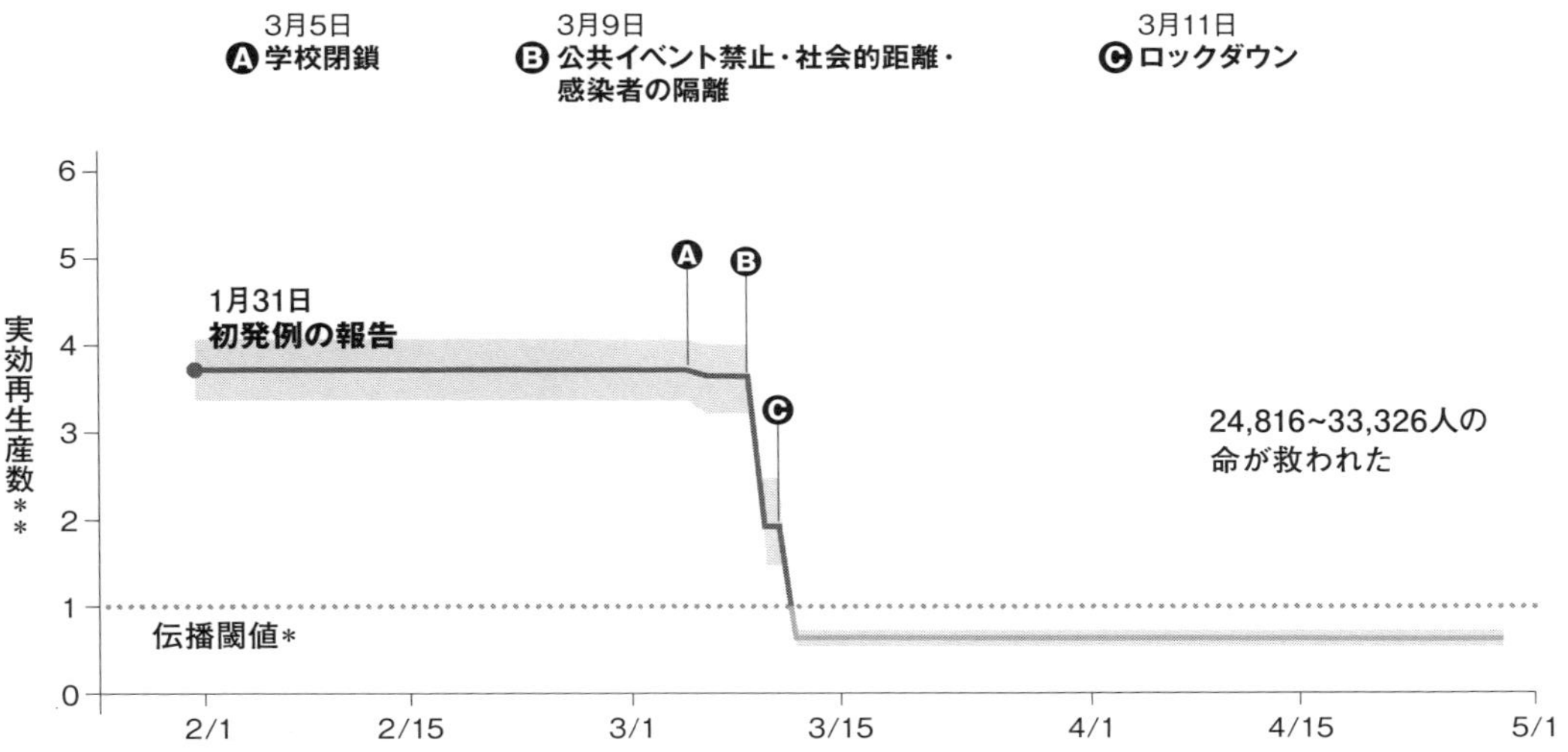

＊ 伝播閾値：1を超えると感染は拡大し、1未満であれば収束していく
＊＊ 実効再生産数とは、その時点で1人の感染者が平均何人に感染させるかを示した数

出典：ナショナル ジオグラフィック日本版ホームページ

■図61　イギリスにおける新型コロナ対策の措置と開始時期とその効果

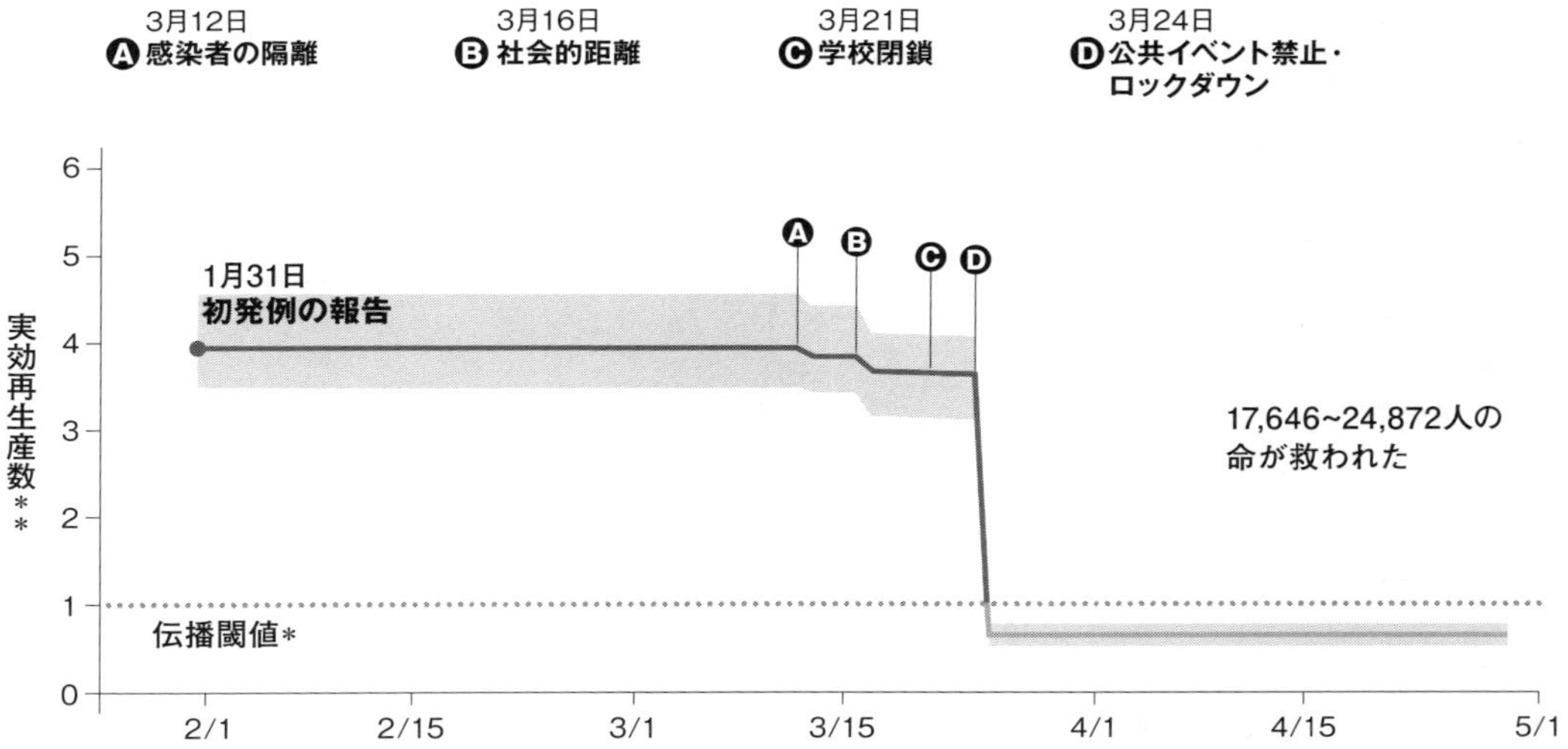

＊ 伝播閾値：1を超えると感染は拡大し、1未満であれば収束していく
＊＊ 実効再生産数とは、その時点で1人の感染者が平均何人に感染させるかを示した数

出典：ナショナル ジオグラフィック日本版ホームページ

■図62　スペインにおける新型コロナ対策の措置と開始時期とその効果

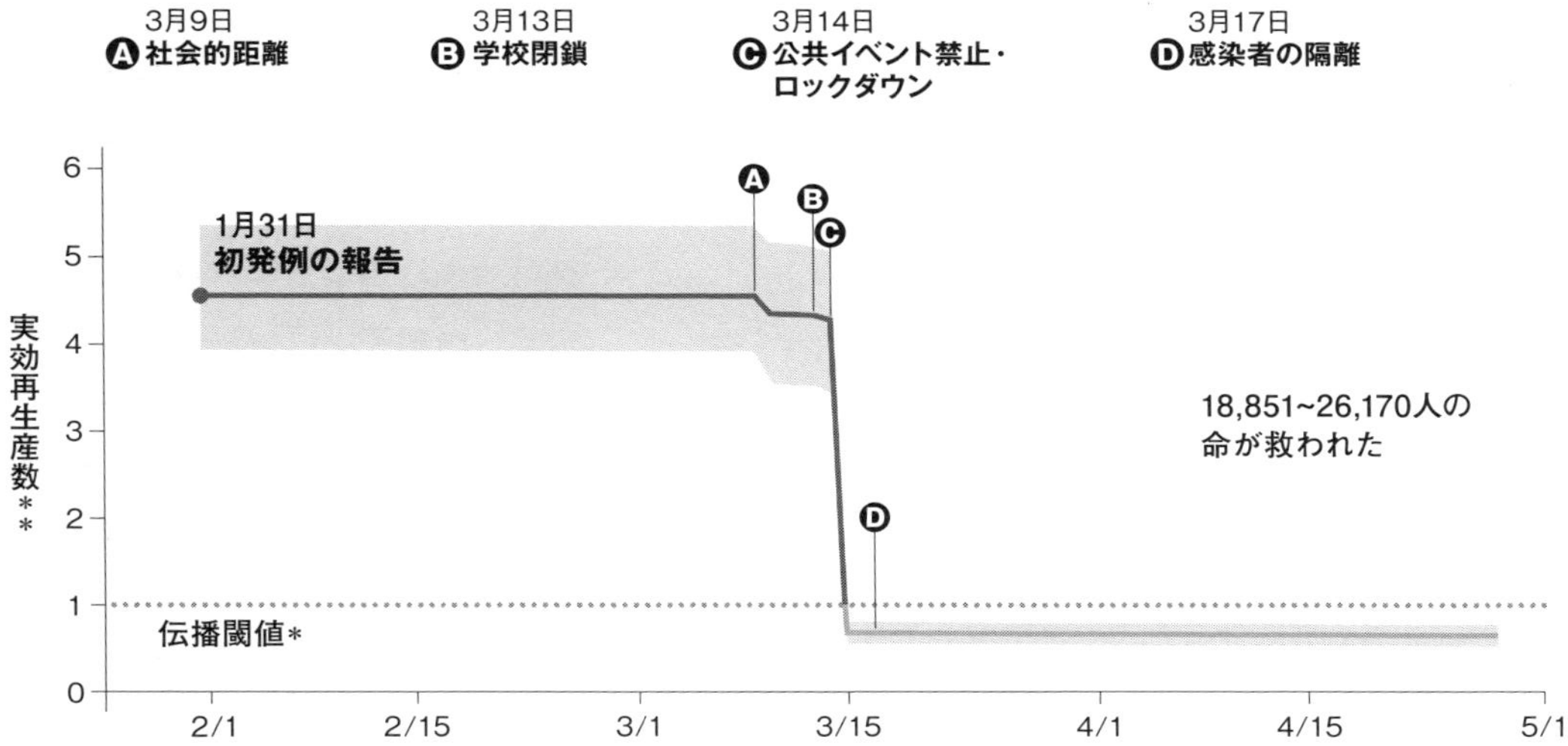

＊ 伝播閾値：1を超えると感染は拡大し、1未満であれば収束していく
＊＊ 実効再生産数とは、その時点で1人の感染者が平均何人に感染させるかを示した数
出典：ナショナル ジオグラフィック日本版ホームページ

ト、すなわち「感染抑制」だけの効果で介入を選択すべきでないことが示された。または、そのような強硬策を実施する場合には、負のインパクトを最小限に抑えるための措置も同時に必要であった。

今後、世界中で様々な介入や措置の公衆衛生学的効果、また経済社会的インパクトに関する研究がなされ、エビデンスが積まれることを期待している。

検査・隔離・接触者調査

新型コロナの検査拡大に関し、世界で様々な試みがなされ、多くの教訓が得られた。

前述した通り、ＰＣＲ検査には限界があり、少しずつ市場に出てきた抗原・抗体検査も必ずしも精度（感度・特異度）が高いとは限らない状況下では、やみくもに検査を行うのではなく、そこには戦略性が必要である。

教訓として挙げられるのは、戦略性もなくＰＣＲ検査を普及させることで、多くの感染者が医療機関を訪れて院内感染を増やした国、また無症状者や軽症者が入院することで医療機関に負担がかかり、重症者の治療ができなくなった国の例から学ぶ必要がある。ＰＣＲ検査の精度の問題があるにもかかわらず、検査を妄信し、感染しているのに陰性とされて安心し、隔離を怠り感染を広げることもあった。

一方で、検査キットの迅速な開発・導入を行い、ドライブスルー、ウォーキングスルー方式など、革新的な方法で検査体制を拡げ、ＩＴなどを使って感染者隔離、接触者調査を徹底し、感染拡大を抑制した国もある。官民連携、緊急使用承認制なども含め、そこから学ぶべきことは大きい。

また検査体制の強化には、相談、受診・検体採取、検査、結果通知・報告など多くのプロセスがあり、平時からそのどこに律速段階があるかを考え、その改善に向けて努力しておく必要がある。

そこには人材・技術、防護具や試薬、各種組織の連携協力など様々な課題もあるが、それらをあらかじめ把握し、平時から準備をしておくことが大切である。特に外部や民間への委託、ＩＴを使った効率化、民間企業、医師会、大学・研究機関など様々な関係団体との連携協力などは、これらの課題を克服する上で重要である。

医療体制

医療崩壊を起こした国とそうでない国との差は、まずは感染爆発を防げたか否かが大きいが、さらに、医療従事者をどれだけ感染から守れたか、急増する保健医療需要に対する医療機関などでの受け入れキャパを確保できたかなどにある。

新型コロナでは院内感染が頻発し、医療従事者が多く感染したが、それを最小限に抑える努力、特に防護具の供給、感染予防に関するスタッフのトレーニングなどが重要であった。

また、地域ごとに医療機関の患者収容能力、特にＩＣＵベッド数、人工呼吸器やＥＣＭＯなどの数、その占有率や感染者・重症者数などのデータをリアルタイムにモニタリングし、収容能力を超えた時の対処法を事前に準備しておくことも重要である。

また、新型コロナでは無症状や軽症の感染者も多く、自宅で家族に感染させる可能性を考えて、ホテルなどが隔離・療養施設として利用された。中国の方舟病院のような戦略的トリアージュも、将来の参考になるだろう。

また重症患者に対する仮設病院を建設したり、医学生や引退した医療従事者を募ったり、緊急措置が講じられたが、様々な国の事例を集め、日本の将来の危機管理のために検討しておく必要があるだろう。

政治的決断と専門的知見との融合

リーダーシップ

危機管理で最も大切なのはやはりリーダーシップだろう。危機を乗り切るため、人々に現状を理解してもらい、向かうべき方向を示し、なすべき措置・対策を決め、パニックを抑え、人々を動かす。リーダーの判断や決断、その対策の良し悪しにより、また国民がそれに従うか否かで、その国の明暗、運命が大きく分かれることもある。

「第二次世界大戦以来の最大の危機」といわれる今回のパンデミックでは、対策に確固たる答えがなく、各国のリーダーはそれぞれに頭を悩ませながら苦渋の選択を迫られた。

国家の危機においては政府の支持率は上がるという政治学の常識通り、ほとんどの国でリーダーへの支持率は上がっている。例外は日本とブラジルだけだった（図63）。

リーダーは断固とした強い決意と決断を国民に示し、それが最終的には結果として示されなければならない。今ある危機に真摯に向き合い、情報は隠さず、どこに問題があるのか、なぜそのような決断をするに至ったのかをきちんと説明することが大切である。後述するクライシス・コミュニケーションはリーダーにとって必須のスキルであろう。

この図には出ていないが、死亡率の低さなどから新型コロナ対策の成功国と呼ばれているのが、アイスランド、台湾、ドイツ、ニュージーランド、フィンランド、デンマークである。共通点は女性リーダーの存在で、ニューヨーク・タイムズ、ワシントン・ポスト、フォーブスなど多くの紙誌でそれについての論考が示されている。私はジェンダーの平等を強く支持するが、男性だから、女性だからというステレオタイプな議論自体は好まない。ただし、そこで示されたこれらのリーダーがもつ共通点には納得できる。その共通点とは、「迅速で果敢な決断」をし、それを「明確にわかりやすく国民に伝達」し、さらに「人々の悲しみや不安に寄り添う共感力」をもっていることである。

■図63　新型コロナ流行後の世界のリーダーの支持率の変化（カッコ内は実際の支持率）

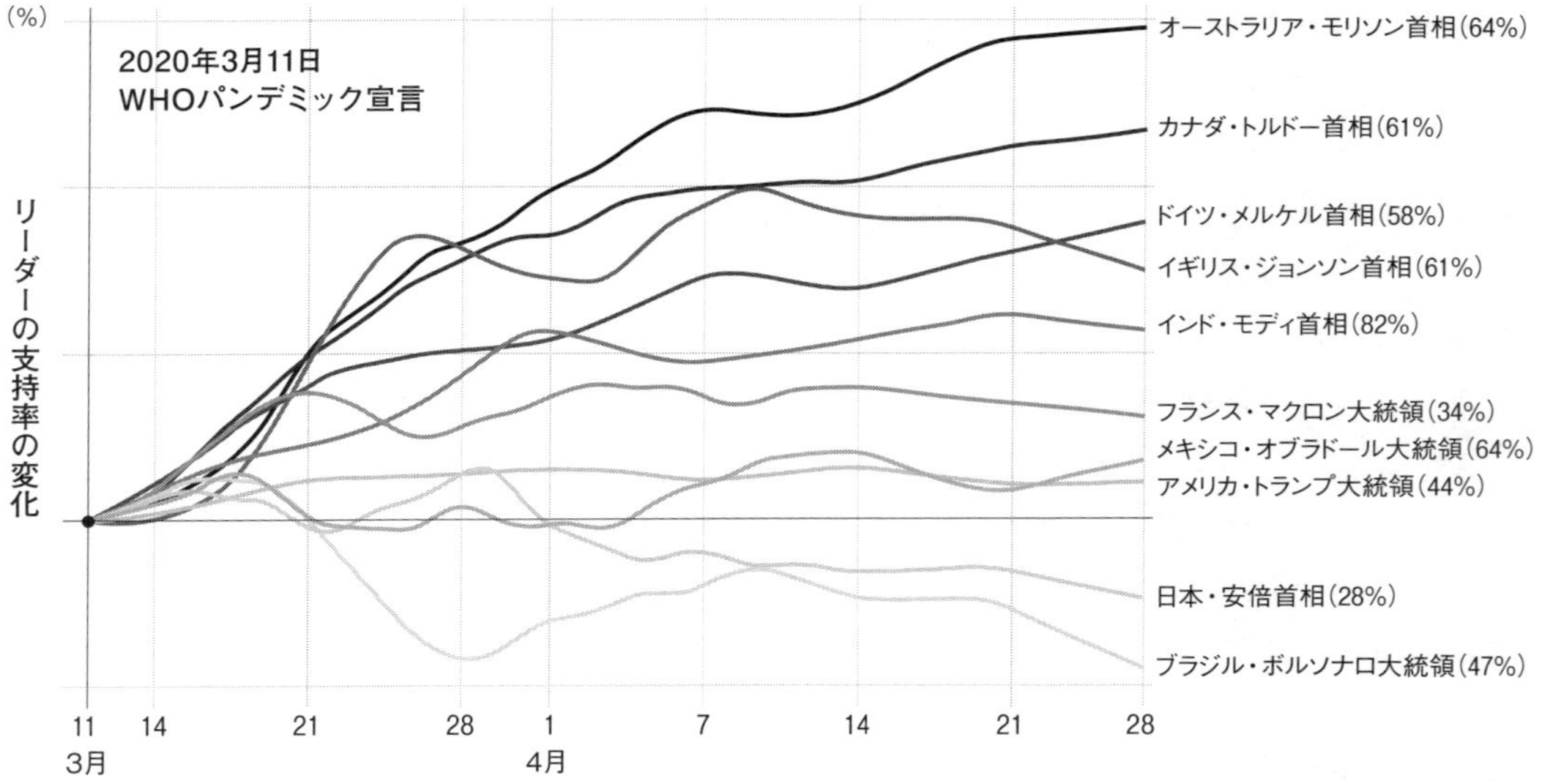

出典：The Economist
https://www.economist.com/graphic-detail/2020/05/09/covid-19-has-given-most-world-leaders-a-temporary-rise-in-popularity

専門家の役割

指導者がリーダーシップを発揮し、迅速かつ適切な政治的決断を下すためには、自説や側近の意見だけに固執せず、専門的知見を取り入れて政治的判断の材料にする必要がある。ただし、適切な専門家を選ぶことと、一人だけでなく異なった専門性や経験をもつ複数の専門家を政府の諮問機関としてもつことが大切だ。新型コロナ対策に成功した国々では、そのような専門家や専門チームの情報分析や助言に基づいて、政治的判断、そして決断がなされていた。

専門家といっても、全てがわかっている専門家などいない。新型コロナでいえば、患者を診察する臨床医、ウイルスの構造や感染の機序などを解明する基礎系の専門家、感染や死亡などのデータを収集・分析する疫学の専門家、そしてそれらを基に政策や戦略を練る行政官など様々である。さらに、経済やリスク・コミュニケーションなど、包括的な対策を行うために多分野の専門家・経験者が必要だ。

緊急事態にこれらの専門家を急いで探すのは困難なので、できるだけ平時に、国レベル、また地方自治体レベルで、適切な専門性をもった人材を探しておくことが重要である。

また、専門性とともに重要なのが人間性である。緊急事態、危機管理においては、批判や主張だけでなく、他の専門家や国民のニーズ、行政の立場などもきちんと理解した上で、建設的で前向きな助言ができる専門家を選ぶ必要がある。時に専門性を振りかざして非難や扇動をする人がいるが、それはメディア受けしても、多くの人を納得させ、動かしてオペレーションさせることは難しい。

特に緊急時には皆テンションが高くなる。また自分が正しいと思いこむ人々がなぜか増えてくる。「なぜこれができないんだ」、「あれができていない」などと現場や政府・自治体を非難する専門家が増えてくる。マスコミも喜んでそのような人を取り上げて、それを助長する。阪神・淡路大震災でも、東日本大震災でも、海外の災害支援でも同じように繰り返されてきた。

しかし、緊急時には理屈や正論はわかっていてもできないことがたくさんある。現場には多くの問題・課題が山積していて、またそれらが絡み合っている。ひとつひとつ解決しないと、または優先順位をつけて何かを犠牲にしながらやりくりしないと、前に進まないことが多い。

特に緊急時の問題解決に重要なのがロジスティクスである。専門家の中にはロジスティクスの大変さを知らない人が多い。自分でやったことがない、頭だけで考えている、などの理由のようだ。これでは緊急の現場のオペレーションは進まない。現場の人々の苦労や課題を一緒に考えながら、現場でまずはできることを進め、改善のために次の策を考える。専門知識以外に、交渉や説得を含むコミュニケーション、物資調達・搬送を含むロジスティクスなど多くの知識や経験が必要である。もちろん、全てをもつ必要はない。全てを知らなくとも、それらの重要性、難しさを考えながら、現場の人々の苦労に耳を傾け、他の専門家たちと協力しながら、少しでも状況を改善できる助言や支援をすることがこのような緊急時には必要とされる。

情報の収集・分析・発信

新型コロナの流行が始まった頃、この「見えない敵」の正体も、その闘い方も、パワーも、全く分からなかった。どの国も試行錯誤しながら答えを探し、学びながら前進していった。だからこそ、いかに迅速に的確なデータ・情報を収集し、それを分析して対策に使うか、またそれを世界に発信・共有し、他国の対策に応用してもらうかがとても重要だった。

早期警戒

新型コロナ流行の初期には、ProMED-mail（Program for Monitoring Emerging Diseases-mail）にいち早く情報が流れた。これは、世界各地で起きている感染症の最新情報を発信・共有・議論し合うために、1994年にアメリカの科学者らによって生まれたメーリングリストである。私も以前利用していた。SARS、MERS、ジカ熱の流行時も、現地での「原因不明の感染症の集団発生」の様子を世界で最も早く伝えた。今回の武漢の集団発生も2019年12月30日、まだ中国政府からWHOに正式に報告される前に情報が流れていた。

ただし、単なる噂や不確かな情報もあり、多くの情報の中から本物を、深刻なアウトブレイクにつながるものを選別しなければならず、それには別の方法やメカニズムと組み合わせる必要もある。今回、中国の現場の医師がSNSのチャットグループで現場の危機を伝えたが、今後このような情報をどのように拾っていくか、情報の信憑性をどのように確かめていくかなどの検討が必要だ。国際チームが介入しなくとも、国内の専門家がより迅速に検証し、それを世界の専門家が支援する方法、SNSなどで市民社会が情報公開を促進する方法など、今の時代、ITやシビックパワーなどを駆使すれば解決策はあるはずだ。

また、アウトブレイクの疑いやその初動段階で体系的に状況を把握し、早期に警報を鳴らすシステムとして、2000年にWHOによって立ち上げられたのが「地球規模感染症に対する警戒と対応ネットワーク（GOARN）」である。世界200か所以上の研究・援助機関などと協力し、世界の感染症流行への対策、調査、人材育成を推進している。日本でも、長崎大学などでトレーニングが開催されている。

オープンデータ、オープンソース、シビックテック

これまで述べてきたように、世界では新型コロナに関連するデータ・情報の収集・分析・

統合・共有が、これまでないほどの速さと規模で進んでおり、様々な国際連携・協力がなされている。

ここで重要なコンセプトとして述べておきたいのが、「オープンデータ」「オープンソース」「シビックテック」である。

オープンデータとは、自由に使えて再利用もでき、かつ誰でも再配布できるようなデータのこと。

オープンソースとは、ソフトウェアのソースコード（プログラミング言語で記述された文字列）を無償で公開し、誰でも自由に改良・再配布ができるようにしたソフトウェアのこと。

シビックテック（Civic Tech）とは、シビック（市民）とテック（テクノロジー）を合わせた造語で、市民や市民組織がテクノロジーを活用して、行政サービスの問題や社会課題を解決する取り組みをいう。

新型コロナ対策において様々な「オープン化」の試みがなされてきたので紹介したい。

ひとつは人工呼吸器。ハードウェアの設計図、組み込みソフトウェアのソースコード、試験方法などをオープン化（公開）した例である。人工呼吸器は世界的に不足したため、医師や大学教員、発明家などが人工呼吸器のオープン化に取り組み、あるメーカーが自社製品の製造に関わる情報をホームページで公開し、メーカー、エンジニア、新規参入者に生産を促した。実際に他のメーカーが参入した。

また、ある会社はマスク不足への対応として、自社で販売する3Dプリンタでマスクを出力するための設計情報をホームページで公開した。


今回のようなパンデミック時には、各国政府が感染者数や死者数などの統計を取り、WHOに報告し、そこで集計・分析されて世界に発信されるのが通常だ。しかし今回、WHOよりも詳細にデータを分析し、視覚化し、分かりやすく伝えるウェブサイトが複数出ている。

中でも注目を集めているのは、2020年1月にいち早く全世界の感染者情報を公開した米国ジョンズ・ホプキンス大学のシステム科学工学センター（CSSE）が作成・運用している「COVID-19 ダッシュボード」である。これには1日10億以上のアクセスがあり、世界の数多くの報道機関で引用されている。

2020年1月に中国で新型コロナの感染が拡大し始めたため、中国人の大学院生が別の感染症で使っていたアプリを使って数時間でダッシュボードを作成し、1月22日に公開したという。

データは、WHO、米国疾病管理予防センター、欧州疾病管理予防センター、そして各国の政府機関やメディアなど様々な機関から取得し、集計している。当初は手動で情報入力していたが、現在はウェブスクレイピングの技術を用いて自動的に収集が行われ、1時間ごとに自動更新されている。

これ以外にも、Worldometer、New York Times、HealthMap、US Centers for Disease Control and Preventionなどが独自の図や地図を作り、無料で公開している。また、これらのデータを用いてさらなる分析と見える化を行ったものが、オックスフォード大学のマックス・ローザー博士が創設した「Our World in Data」というオンラインサイトである。本書でも利用させてもらった。

日本でもCode for Japanが、東京都公式の新型コロナ感染症対策サイトの開発を支援し、データの公開、ソースコードの公開により、他の自治体と協力し合い、よりよいシステムを日本全体で使えるようにすることをサポートした。

また、国際的な協力により、新型コロナの変異の状況とその広がりもリアルタイムで見える化されている。前述の通り、世界から新型コロナの遺伝子情報を集め、その変異の状況を追っているGISAIDというデータベースがあるが、そのようないくつかのオープンデータを利用し、大学のシビックテックが主導し、系統樹のみならず、世界地図でウイルスの広がりを可視化する「ネクスト・ストレイン」というプロジェクトもある。

知の共有という点では、急ピッチで進む新型コロナに関する調査・研究の結果を迅速に公開することも必要である。ネイチャーやランセットといった欧米の主要大手学術出版社は多くの論文を短時間で査読し、無料で公開している。さらに、生命科学分野のプレプリントサーバーbioRχivでは、査読前の論文のプレプリントや研究データそのものを数多く公開・共有している。

このように研究成果やデータをオープンにして、誰もが必要な時に入手できるようにしようとの試みは、2014年のエボラ熱流行時からあった。今回はそれがより国際的、広範囲に実施され、前述のウェルカム・トラストが新型コロナに関する研究データ・研究成果を広範かつ迅速に共有しようとの声明を出したところ、2月13日時点で97団体・出版社等が署名した。

ただし、課題も残されている。査読前の論文を広く公開することで、十分な確証がないものをメディアなどが取り上げて、新たな科学的知見として一般に広まることである。そのため、bioRχivでは「(論文は)査読を受けていない段階にあり、結論が出たものと解釈したり、臨床に用いたり、ニュースメディア等で取り上げるべきではない」と注意喚起が表示されるようになっている。

コミュニケーション

私はユニセフやグローバルファンドなどの国際機関で働いてきたが、そこで感染症を含む保健医療の専門家と同等に重要視されるのが「コミュニケーション」の専門家である。特に、私の現在の同僚であるコミュニケーション部長は、元ニューヨーク・タイムズの記者でピューリッツァー賞受賞者だ。

ユニセフで働いていた時は、ポリオ、デング熱、コレラなどの感染症アウトブレイクや、サフラン革命、サイクロン、大旱魃、人質事件などの緊急事態が続いたので、平時からのリスク・コミュニケーションに加えて、危機が発生した際のクライシス・コミュニケーションの重要性は嫌というほど知らされた。

グローバルファンドでも、エイズ、結核、マラリアに関して、シリア、ベネズエラなどの緊急事態による感染拡大、薬剤耐性マラリア、多剤耐性結核の流行など、世界や関係国に注意を喚起し、組織の立場や役割、貢献を明確に示すコミュニケーションの役割はとても大きい。

今回、様々な国のリーダーの記者会見やSNSを見て、コミュニケーションの専門家を活用している、またはリーダー自身がそれを熟知している人と、そうでない人とで大きな違いがあると感じた。そのお手本として、ニュージーランドのアーダーン首相とドイツのメルケル首相の例は前述した。

リスク・コミュニケーションについては詳細を書くと長くなるので、知人である西澤真理子さんが記した『リスクコミュニケーション』（エネルギーフォーラム新書）などを参考にして欲しいが、以下にいくつか重要なポイントを挙げておく。

・緊急時のクライシス・コミュニケーションは平時におけるリスク・コミュニケーション以上に、迅速性と戦略性が必要になってくる
・伝えたい相手の立場になって、伝えたい、伝えるべき内容を明快に、簡潔に、繰り返し伝える
・情報を得たいと思う人が簡単に、迅速にアクセスできるようにする
・事実をきちんと伝え、隠さない。その事実をどのように解釈したらよいのか、受け手にわかりやすいように伝える
・「既知」と「未知」と「無知」を区別する。専門家にとって「既知」でも、一般人やメディアにとって「無知」であることがあり、それが「未知」としてニュースになることもある。それらの溝を把握し、埋めるための方法を検討する
・一般人やメディアにとって「無知」や「未知」であることに対して、憶測や風評などが流れ社会不安や懸念が広がることが多い。行政や企業は早急に記者会見や説明会などを行い、的確な情報を速やかに伝達する必要がある
・一般人の懸念を払拭するため、リスクがあるのに「絶対に安心」「問題なし」などのメッセージを伝えてはいけない。この世にはゼロリスクはほとんどなく、なんらかのリスクがあれば、それを正直に伝え、どの程度のリスクがどのくらいの頻度で発生し、それが人や社会にどのような影響を与えるのかなどを説明することが大切である

・わかっていること、わかっていないことを正直に伝える。わからないことはいつ、どうしたらわかるのか、またはより明確になるのかについて説明する

日本にはリスク・コミュニケーションの本物の専門家、または実践家が少ないと聞く。特に危機管理においては迅速に、人々に伝えたい内容をしっかり伝え、理解・納得してもらい、行動に移してもらうことが重要だ。行政などではこの分野の専門部署の創設や専門家の雇用なども検討する必要があるだろう。

ＩＴ技術の利用

前述したように、中国、韓国、台湾、シンガポールなどでは、新型コロナ対策においてＩＴ技術が大いに利活用された。その目的としては、①調査や個別通知、②統計情報の二次利用、③集計・公開の合理化、④接触追跡や警報（Bluetoothアプリ、ＧＰＳ位置情報その他）、⑤健康管理・報告のアプリ、などである。

これは欧米でも開発・導入が進み、日本でも現在、検討がなされているようである。ただし、公衆衛生上の利益を追求するあまり、個人情報の保護が犠牲にされていた部分もあり、これは今後改善すべきであろう。個人情報の取扱い・保護については、世界の地域や国でその厳しさが異なり、今後、各地域・国で議論がなされるであろう。

今やアフリカを含む途上国でもすごい勢いでＩＴ化が広がり、それによって感染症対策のみならず様々な分野でのイノベーションが起こっている。日本では官公庁、保健所などを含めてＩＴの導入が遅れているといわれ、この改善は急務と思われる。アナログの良さとデジタルの良さを組み合わせるイノベーションも求められる。

風評・フェイク、差別・偏見

「人間の本性が出る場面は2つある。困難に直面した時と、正義が自分側にある時の言動だ」。ツイッターの名言である。言い得て妙だが、コロナ禍の困難の中で人間の本性「差別」「偏見」が現れた。これは、17世紀のペスト流行でも、エイズでもエボラ熱でも、そして今回の新型コロナ流行でも、ウイルスとともに人心と社会に蔓延した。

今回、世界各地で中国人・アジア人、また新型コロナに感染した人々に対する偏見・差別、さらには迫害・暴行が広がった。例えば、欧米では中国人旅行者が唾を吐きかけられる、中国人留学生が「中国へ帰れ」と罵声を浴び、殴る蹴るの暴行が加えられるなどのケースが相次いだ。

パリ郊外の日本食レストランの店先には、「コロナウイルス、消え失せろ」とフランス語で落書きされた。中国人のみならずアジア人全体に偏見・差別は広がった。

アフリカでも、アジア人を見て「コロナ！」と叫んだりする者が続出したが、逆に中国でもアフリカ人差別が広がった。中国・広州市にあるナイジェリア人が多く住む地区で、新型コロナの集団感染が発生したため、中国人が逆にアフリカ人を差別し、強制的な退去・隔離をした。

感染すればさらに悪質な差別を受け、職を失ったりテロリストの烙印を押されたりし、家族にも多くの影響が及んだりする。世界共通の現象で、日本ももちろん例外でないことは、読者がよく知っているだろう。

新型コロナと最前線で闘い、疲弊しながらも長時間、まさに命がけで献身している医療関係者やその家族らも差別を受けている。これも世界共通のようだ。日本でも医師や看護師の子どもが登校自粛要請や登園拒否をされ、いじめを受けた。世界でも医療従事者が襲われ、殴打される事件も起きている。

しかしその一方で、第一線で闘っている人々を賞賛し励ます、優しい国々もある。欧州では夜の8時や9時など決まった時間に、外出禁止中の市民がベランダに出て、新型コロナと病院で闘い続けている医療従事者に感謝の拍手をしていた。私も時々参加したが、毎日同じ時間に町中が拍手や賞賛の叫びで溢れるのは感動ものだった。

グローバルファンドの私が統括する局には、コミュニティ・人権・ジェンダー部という部署があり、感染症に関わる差別・偏見や人権侵害に取り組んでいる。「偏見・差別をやめろ」といっても誰も聞かない。その根本にある原因や促進因子をひとつひとつ解決・解消していく努力が必要だ。

特に、誤った情報やフェイクが流布することをいかに防ぐか。どのように正しい情報の理解に到達させるか。悪質な差別や人権侵害を見過ごさず、罰則を含めていかにそれらを減らす方策を講じるか。そうした具体的な措置も考え、偏見・差別の拡大を抑える必要がある。

公衆衛生と経済対策のバランス

今後重要となるのが、公衆衛生対策と社会経済対策とのバランスである。

米国Well Being Trustのレポートは、大量失業に伴うかつてない経済的な失敗、義務付けられた数か月間の社会的隔離及び数年にわたって続く可能性のある隔離、新たなウイルスの突然の出現による先行きの不透明感といった、新型コロナによる3つの要素によって「絶望死」が深刻化していることを報告している。そして、必要な介入がなされなければ、今後10年で7万5000人が自殺やアルコール・薬物の乱用などによって命を落とす恐れがある、との推計が示されている。

日本でも、仮に感染の収束が1年だったとしても、向こう19年間で自殺者が累計約14万人増えるとの予測がある。コロナ禍による影響は、ウイルスによる直接死亡と、このような間接死亡の両方を考慮する必要がある。

現在は感染流行初期に比べて、「見えない敵」に関するデータが集まり、ウイルスの正体や闘い方が明らかになってきた。満員電車に乗ってもマスクを着用し大声でしゃべらなければ、またレストランやバーであっても隣の席と2メートルの間隔をとり換気に気をつければ、感染リスクは低いようだ。病院でも防護具の着用や手洗いなどの対策を着実に行えば、医療従事者への感染は防げる。

「ハンマーとダンス」戦略

これらを基に、公衆衛生対策と社会経済の復興を結び付けた「新しい生活様式」と「新しい社会生活の楽しみ方」を模索していく必要があるだろう。

新型コロナ流行を各国で収束させるには長期戦が想定されるため、「ハンマーとダンス」で闘っていこうとの提言もある。これは、急激な感染増加が発生した場合、ハンマーで叩くような強行措置を行い、感染者が減ってきたらウイルスとダンスを踊るようにうまく付き合いながら社会経済活動を再開していこうという戦略である。対策を緩めすぎたり、人々が油断しすぎたりして再流行が始まった場合には、またハンマーで叩き、収まったら再びダンスを始めるというように、「ハンマーとダンス」を繰り返す必要があることもある。

とはいえ、当然、国によって状況は異なるので、ハンマーやダンスの内容・程度・期間はその国に合わせて独自に用意すべきである。特に厳格なロックダウンは、アフリカや南アジアでその日暮らしの生活を送る貧しい人々に甚大な影響を与え、ウイルス感染以上の被害をもたらしてしまった。欧米でも、これまでと同じ程度のロックダウンをする経済的体力、精神的余裕は残されていないだろう。

今後はすべて禁止ではなく、リスクの大きさを考えながら、地域別、活動別、フェーズ別の具体的な戦略と対策を練っていく必要がある。リスクをモニターする尺度や閾値を決めて、地域別にリスクをモニターしながら、いくつかのレベルの措置を実施したり、解除したりするのである。すでに様々な国で「出口戦略」などとして紹介されている。

今後、効果的な治療薬やワクチンがない中で、命と経済の両方を守るには、リスクゼロ、感染者ゼロをめざすのではなく、ある程度の許容範囲をもち、その中で社会・経済活動を活性化していくことが必要だ。

ここでは自治体・地域ごとの努力・工夫も重要となる。地域の状況に合った具体策を作り実施するには、行政とともに、公衆衛生・医療、教育、観光、ビジネスなど様々なセクターの人々を交えて、建設的で前向きな計画と実施をすべきである。

私は、阪神・淡路大震災や東日本大震災の急性期、そして復興期に地域での様々な調整会議や検討会などに参加したが、たとえ国の政策・指針があっても、それを地域の状況に合わせて実施していくのはそう容易ではない。

首長のリーダーシップ、多セクター間の連携・調整、市民や地域の協力などによってうまくいくかどうかが決まる。日本国内でも、自治体の取り組み、その成功例・教訓をお互いに共有し、学び合いながら前進することが必要だろう。

産学官民連携・パートナーシップ

ＩＴ技術を用いた接触追跡、マスク管理などのアプリの開発と導入、人工呼吸器の増産、検査・治療薬・ワクチンの開発などで、産学官民の連携が進んだ。

ここで現在、重要なことは、どの分野でどのような形で連携すれば、どのような結果・成果が得られるのかをきちんと分析・把握し、将来につなげることである。

例えば、政府がデータ情報を公開するだけで、個人や企業などが自由にアプリを開発することもあれば、最もポテンシャルの高い民間企業や研究所・大学と政府が積極的に組むことで、治療薬・ワクチン、防護具などの供給、データ解析、システム開発などを進めることもできる。

緊急時にこれらを迅速に進めるには、それを遅らせる要因、例えば一般競争入札や承認などの手続きを省略・簡略化できる仕組みを平時に作っておく必要もある。また平時から、危機管理時に必要な分野について、産学官民連携のあり方やその具体的な例を探っておき、必要であればスタンバイ契約、すなわち、いざという時にすぐに稼働できる契約を作成しておくという方法もある。例えば、自治体レベルでは必要な人材（保健所・医療機関など）や物資（マスクなど）を平時から全て確保・備蓄しておくことは難しいため、緊急時に動員あるいは増産できるように市民団体や大学・企業などと対話や契約をしておくのである。

日本では民間側からの働きかけには慎重になりがちで、通常、政府や自治体の側から声がかかるのを待つことが多いようだが、平時から「自社にはこういった技術がある、このような活用ができる」といった提案を民間企業・市民組織・研究機関などが積極的にできる場を設け、そのような情報が共有できるようなデータベースをもつとよいかもしれない。

いずれにせよ、危機管理時には政府や自治体のリーダーシップが必須だが、産学民との連携・パートナーシップによって対策の効率・効果・成果を上げていくことは必要である。

国際協力

「まさかの友は真の友」というが、コロナ流行前には友好国と思っていた国も国境を閉ざし、防護具や人工呼吸器などの医療資源、果ては食料品まで自国優先で輸出制限をする国が少なくなかった。２０２０年初から医療物資の輸出を制限したのは、英仏など54の国・地域で、3月には世界で新たに70品目の輸出規制がなされた。

これらのことからＥＵ内の連携や信頼関係が揺らいでいるが、その他にもＷＨＯをめぐる米中をはじめとする各国の対応、中国の新型コロナの情報公開をめぐる責任問題など、国際的に様々な問題が投げかけられている。

これらの問題から得られた教訓は、今後予想される第2波、第3波に向けて、そして将来同じようなパンデミックが起こることを想定して、いかに各国で必要な物資の備蓄や国内供給を強化するか、あるいはいかに地域的・国際的な共同備蓄・供給システムを作っていくか、いかに国際的なサプライチェーンを停止させないためのメカニズムを作っていくか、などの議論とアクションが必要だ、ということである。

今後、世界が本気で連携・協力すべきものとして「世界健康安全保障」(Global Health Security)がある。

実は、新型コロナ流行以前から、世界の政治・経済・社会に重大な影響を及ぼし、安全保障を脅かすような重大な健康課題に対して、先進国政府や国際機関などが中心になって「世界健康安全保障」に対する取り組みがなされていた。

新型インフルエンザなどの感染症はもとより、化学剤(chemical)、生物剤(biological)、放射性物質(radiological)、核(nuclear)のいわゆるCBRNを地球規模の健康安全保障のリスクと考え、現在の問題点と将来への準備・対策が話し合われてきた。

地球規模の健康安全保障に影響を及ぼした出来事としては、1995年に東京で起きた地下鉄サリン事件、2001年に米国で起きた炭疽菌芽胞の郵送事件、2003年のSARS（重症急性呼吸器症候群）の発生、2009年の新型インフルエンザ（H1N1）の流行、および2011年に日本で起きた東京電力福島第一原子力発電所の事故などがあった。今回のコロナ禍は、まさにこのような健康危機は地球規模の課題であり、健康問題を飛び越えて、社会経済活動を麻痺させてしまうほどの脅威となりうることを明確に示した。

今後、「世界健康安全保障」の枠組みで新たな感染症の脅威に対する国際的な連携・協力が行われていくのか、現在、新型コロナとの闘いで稼働している国際機関や政府間のメカニズムで動かしていくのかは見えないが、強固な国際連携と戦略的な行動計画が必要なことは見えている。

ウィズコロナ、ポストコロナの時代

いつ終息するのか

新型コロナはいつ終息するのか、しないのか。世界の誰もが知りたいことであろう。しかし、誰もこれに対する確実な答えをもっていない。

これまでの人類の歴史と科学から、おそらく3つのパターンがありそうだ。

1つ目は、SARSのように地球上での感染者発生がゼロとなり、流行が完全に終息するパターン。SARSは人間の努力で封じ込めたといえないこともないが、なぜ終息したのかは実はよくわかっていない。

2つ目は、インフルエンザのように一度終息するが、その後も季節性インフルエンザのように小流行を繰り返す。スペイン・インフルエンザは世界全体で3つの波があり、2年で終息したが、数十年に一度パンデミックを、世界各地でほぼ毎年のように小流行を起こしている。

3つ目は、現存する多くの病原体のように、完全な終息はないがある国で流行は収束し、ある国では流行を続け、人類とウイルスが共存していく。

このいずれになるかは、新型コロナが今後どのような変異をしていくのか、それによって病原性が強くなるのか弱くなるのか、感染によってヒトがどのような免疫を獲得するのか、それがどのくらい持続するのか、さらに、有効なワクチンや治療薬、より迅速で精度の高い検査方法が開発できるのか、などにかかっている。

ちなみに、感染症対策を行う上で、根絶（eradication）と排除（elimination）と制圧（control）という言葉は区別して使っている。根絶は世界の全ての国で感染者をゼロにし、病原体の伝播を完全になくすこと。排除はどこかの国での流行はあるが、多くの地域や国で感染者をゼロにすること。制圧とは、感染者をゼロにすることはできないが、社会全体として脅威とは感じない程度の数に抑えること、である。

私が現在従事している三大感染症の国際目標は、持続可能な開発目標（SDGs）の目標3「すべての人に健康と福祉を」の小目標のひとつで、「2030年までに、エイズ、結核、マラリアおよび顧みられない熱帯病といった伝染病の流行を終息させるとともに肝炎、水系感染症およびその他の感染症に対処する」に含まれる。

ただし、この「流行を終息させる」（end the epidemics）とは、完全な「根絶」ではなく、感染症ごとに「2015年の値に比べて、2030年までに年間発症者数を90％減少させる」などの具体的な目標を決め、世界の多くの国で脅威とは感じない程度に感染を抑えることを目指している。日本にもいまだに様々な感染症の新規患者が発生し、小流行することもあるが、国民全体を脅かすほどの感染拡大は稀である。今、感染症が蔓延して、多くの人々の健康と命を奪っている国で、できるだけその感染を抑えていこうとの試みである。

将来への準備

将来の新たな健康危機に向けて、日本も世界も準備を始める必要がある。

今回のような危機が起こった時に必ず出てくるのが、日本にもＣＤＣを創るべきだとの議論だ。これは私が日本にいた20年以上も前からいわれ続けてきたことだが、日本ではなかなか進まず、その間に海外、例えばタイや中国、最近ではアフリカでCDCと名の付く組織が創設され、人材も育って現地で大きな役割を果たしている。

CDC（Centers for Disease Control and Prevention）とは米国アトランタに本部をもつ米国疾病管理予防センターだが、感染症対策以外にも慢性疾患予防・健康増進、出生異常・発達障害など様々な保健分野をカバーし、10以上の研究所・センターをもつ。予算は800０億円を超え、日本の国立感染症研究所の200倍以上。職員も1万5000人以上で、国立感染症研究所の約50倍である。世界中の国に事務所をもち、低中所得国の感染症対策の支援も行っている。

CDCの実力として驚くべきことは、データ情報の収集・分析力、いつでもどこでも現場に駆けつけて対策を行う機動力、大規模な調査・実践・人材育成に費やせる資金力である。人材育成では世界的に有名なEIS（Epidemic Intelligence Services）という2年間の専門家養成コースがあり、これまでに3000名以上を育てた。

今回、CDCがありながら、アメリカは残念ながら感染拡大を抑えることができなかった。これは先述した通り、政治の問題、政府の初動が遅れたなど様々な理由があるが、その後のCDCの活躍を見るとやはり目覚ましいものがある。日本の感染症危機管理の体制を見るとまだ十分とはいえず、CDC創設を望む声が上がり、小池百合子東京都知事が都知事選で、東京都にCDCのような機関を創設することを公約として挙げた理由も理解できる。

ただ私は、日本はこの際、感染症のみならず、より広い視野で「命に関わる緊急事態」にいかに備えるか、「健康危機管理」をいかに強化するかについてもう一度見直し、将来設計をすべきだと思っている。

この「命に関わる緊急事態」には、今回のような感染症流行以外に、生物・化学テロ、放射性物質・核などいわゆるCBRNといわれる脅威がある。1995年の地下鉄サリン事件でCDCはいち早く専門家を東京に派遣し、情報を収集・分析し、CDC内にバイオテロ対策部門を設置している。CDCは感染症だけでなく健康危機となるすべてのリスクに対応しているのだ。CDC以外にも、米国には陸軍感染症研究所（USAMRIID）、ウォルター・リード陸軍医療センター（WRAMC）、陸軍兵士生物学化学コマンド（USASBCCOM）、陸軍化学防衛医学研究所（USAMRICD）など、他の健康危機に対処する機関・組織もあり、それらの情報収集・分析、研究、資機材開発、人材育成などを行っている。

新たな感染症の出現に比べ、他の健康危機が発生する可能性は決して低くない。例えば、炭疽菌の胞子900キロを弾頭に充填すれば、ミサイル1発で広島型原爆以上の範囲で人々を感染させることができ、その致命率は25～100％といわれている。

サリン、福島原発、新型コロナなど大事件が起こると、テロ、放射線、感染症などその課題にだけ注目が集まり、その対策を考えようとするが、根本的な課題はほぼ同じである。

平時にリスクをどう捉え、把握し、準備・計画するか。特に、人材、物資、情報をいかに備えるか。クライシス（危機）が発生した時に、どのように迅速なアセスメント、その後のリアルタイム・モニタリングを行い、指揮命令系統を整え、緊急対応すべき資源を動員し、効率的・効果的にオペレーションをするか。

もし、日本の国家予算が十分にあるのなら、ＣＤＣに相当する機関を創設し、感染症を含む健康危機管理を包括的に実施することはよい考えだと思う。ここには、平時からの情報収集・分析、研究開発、人材育成、危機が発生した際のアセスメント、検査・診断、対策・措置、自治体などへの技術協力などが含まれる。

しかし、そこまでの予算を確保し、インフラ、人材を整えることは、現実には困難だろう。可能なのは、国立感染症研究所、国立国際医療研究センター、国立保健医療科学院などの国立の関連組織・施設に加えて、長崎大学熱帯医学研究所などの大学・研究機関、保健所などの行政組織、そして企業がもつ資金力・技術・人材などを有機的かつ戦略的につなげることだと思う。さらに、強調しておきたいのが自衛隊との連携・協力である。

この「有機的かつ戦略的に」というのは、健康危機管理において必要な全てのものを、どこかの組織・機関が必ずカバーしており、それを補完しあいながら、また連携協力しながら促進していくということである。それぞれの機関はすでに研究開発、情報収集・分析、患者の治療、人材の育成などで大きな役割を果たし、今回の新型コロナ対策でも大きな貢献をしている。先述の通り、自衛隊も大きな役割を果たしている。

しかし、それで十分かというと、それぞれの機関・組織で活躍している友人・知人たちからは「全く不十分」との答えが返ってくる。ある部分ではそれぞれの組織がもつ能力・人材が十分に生かされておらず、ある部分ではそれぞれの容量が十分でないため期待される結果が十分に出せないということのようだ。

私は、CDCを創設するという「形」だけの議論ではなく、現在、そして将来、どのような健康危機が起こるリスクがあるのか、それに対して日本はどのような体制を作る必要があるのか、そのためには今ある資源、組織・機関の役割・機能で十分なのか、十分でなければどのようにそのギャップを埋めていくのかという「中身」の議論と計画もすべきだと考える。

中でも、最も重要なのが人材だと私は思っている。感染症危機管理に限っても、必要な人材は患者を診る臨床医だけではない。感染機序の解明、検査キットの開発、治療薬・ワクチンの開発などを行う基礎系の専門家、データの収集・分析などの疫学、政策、行動変容、医療経済、リスク・コミュニケーションなどの専門家に加え、個別の専門機能を統合した危機管理オペレーションの一体的な運用方法を知る危機管理の専門家が必要だ。

実地疫学専門家養成コース（FETP）や感染症危機管理専門家（IDES）養成プログラムなどの養成コースも増えてきたが、現任訓練（OJT）も含め、より多様な、また高度な知識・技術をもつ人材を育てる必要がある。

欧米諸国は、世界の様々な健康危機に対して、専門家や軍を派遣して現場の支援をしながら自らの人材を育て、情報を収集し、将来の自国の危機に備えている。近年では、中国もアフリカのエボラ熱対策に医療従事者を２００人以上派遣し、現場で支援しながら自国の人材を育てている。

日本も世界の様々な健康危機に対して国際支援を行ってきたものの、資金援助が中心で、人的貢献は限定的である。今後、国際貢献とともに自国の人材を育てる手立てを考えていってほしい。その際、「日本政府としてどのように専門家を派遣するか」と考えると、国際緊急援助隊やJICAの専門家などに限られてしまうので、日本の大学・研究機関・民間企業・ＮＧＯを通じた派遣、欧米の政府機関やシンクタンク、ＮＧＯなどとの人事交流の中での現地派遣など、様々な方法を活用するとよいだろう。

健康危機管理における効果的な人材育成とは、やはりその「危機」の中に身を置き、その管理・対策に関わることである。現在の新型コロナはまさにその「危機」であり、その危機管理の中に、できるだけ若い人たちを含めて「学ぶ機会」を与えてほしい。もちろん、長老の知恵は必要だが、これから数年後、10年後の危機に活躍できる人材を作るのも「今」である。

世界には新型コロナ以外にも多くの「危機」が存在し、また発生している。日本の将来のためにも、世界に飛び出て、今ある危機に立ち向かい、考え、行動する若い人がどんどん出てきてくれることを望んでいる。

新たな未来を構想する好機

コロナ禍は国家的、そして世界的な「危機」であり、この難局を各国が、また世界が一丸となって乗り越えなければならない。

と同時に、現在、この「危機」によって世界が生まれ変わる、またとない「好機」でもあると、私は思っている。

「見えない敵」と闘っているあいだに、私たちはいままで「見えなかったもの」が見えるようになった。大気汚染でいつも霞がかかっていたニューデリーなど大都市の青空、インド北部でしばらく見えなかったヒマラヤの山々、水の都ヴェネツィアの運河、そして水が澱んでいたガンジス河の魚たち。

働き方改革といいながらなかなか進まなかった企業で、それが可能だということ。長い時間、満員電車に乗ってオフィスに行かなくとも、同じだけの、いやむしろより生産性の高い仕事がテレワークで可能であること。医師と患者が対面し、目で見て触らなければ診療はできないといわれていたが、遠隔医療も進展した。

ビフォーコロナでは、こうすべき、ああすべき、との「あるべき姿」や「ありたい姿」を議論してもなかなか実行されなかったことが、危機に立って必要に迫られることで一気に進んだ。いま、多くの人たちが、「やればできる」ことを実感し、そこで見える世界や価値に新たな発見を見出しているような気がする。

いま、感染症の専門家、政治家、経営者、経済学者だけでなく、歴史学者や哲学者など、さまざまな識者がアフターコロナやポストコロナの世界を議論し、提言している。デジタルトランスフォーメーションを通じて都市集中から地方分散へ、大量生産から小規模の地産地消へ、成長社会から成熟社会、そしてサステイナブル社会へ、などだ。

私はこの議論をどんどんすべきだと思っている。家庭のあり方、職場のあり方、地域のあり方、社会のあり方、国のあり方をしっかり考え、どんな未来を創っていきたいのか、将来の「あるべき姿」「ありたい姿」を、個人、家族、地域、国、そして世界レベルで真剣に議論する。そして、それをベースに新たな未来を構想する。新型コロナ禍は、そうしたグランドデザインを具体的に描いていくまたとない「好機」なのだと思う。

「危機」を「好機」に。できるかどうかは、我々ひとりひとりにかかっている。

あとがき

今回のコロナ禍は、病原体や発生の違いはあれ、1994年に出版されたリチャード・プレストンのノンフィクション小説『ホット・ゾーン』、そして1995年制作の映画『アウトブレイク』を彷彿とさせ、小説そして映画の世界がそのまま現実化したようだった。

この小説はエボラ熱について書かれ、映画もそれをモチーフにして創られているが、エボラ熱の凄まじい伝染力と致死力に比べ、新型コロナは静かに目立たず蔓延し、気づいた時には2014年のエボラ熱流行の30倍以上の感染者と死者を世界で生んでいった。

新型コロナはもちろん恐ろしい感染症だが、他の感染症との違いを一言でいうならば、「すべての先進国を巻き込んだこと」であろう。

もし、この感染症による感染者数と死者数が同じでも、それが欧米や日本ではなく、アフリカやその他の開発途上国だけで発生していたならば、正直なところ、世界はどんな反応をしていただろう。これほどまでにメディアは騒いだろうか。ワクチンや治療薬開発のために、これほど多くの研究者、大学、民間企業が動いただろうか。資金が集まっただろうか。そこにはまったく違った世界があるように感じる。

実際、アフリカを含む開発途上国を中心に、現在2500万人以上が感染しているHIV、毎日60万人以上が感染しているマラリア、年間100万人以上が死亡している結核などには、世界の関心はなかなか集まらない。世界には、新型コロナ以上の恐ろしい「見えない」敵と毎日闘い、多くの人々の健康と命が奪われている国や地域があるのだが、先進国で生活する我々にはなかなか「見えない」、そして、自分事として「感じられない」のだ。

今回、新型コロナに関して、世界中の研究者が競うようにワクチンや治療薬の開発を急いでいる。そこには政府・民間などから莫大な資金が集まっている。

しかし、途上国で蔓延する感染症のワクチン・治療薬の研究開発には、情熱を注ぐ研究者が極めて少なく、資金も集まらない。儲からないため、製薬企業もそのような研究開発から手を引いているのが現状だ。

この本を読んで下さった方々には、そのような世界の感染症の状況、開発途上国の問題にも、今後関心をもっていただけると嬉しい。国会議員、政府、民間企業の方々には、関心だけでなく、感染症対策における国際支援もお願いしたい。感染症を含め、地球規模課題の解決に日本が支援をすることは、そのまま日本への世界の脅威を減らしていくことにもなる。

今はこのコロナ禍に対して、世界全体で一致団結して乗り切らなければならない。本書が日本国内での新型コロナの収束、または共存のため、少しでもお役に立てれば嬉しい。

今後の日本の未来創りに、私も微力ながら貢献していきたいと思っている。

この本は「ご縁」で書かせていただいた。

私は母国日本を離れて14年、合計17年以上、海外で生活をしているが、その初めのきっかけを作ってくれたのが、ニューズウィーク日本版（CCCメディアハウス）編集部にお勤めの編集者、小暮聡子さんのお父様、小暮義雄さんだ。以前、栃木県衛生環境部医務課に勤務され、私の母校、自治医科大学の卒業生を僻地などに派遣する窓口をされていた。

私は日本の僻地医療も好きだったが、それ以上にアフリカで仕事がしたかった。まだ卒業して間もない青二才の若造の夢に耳を傾けながら、「やりたい夢は実現したらいい」と一緒にその方法を考えてくれた。最終的に、栃木県から国立国際医療センター（現・国立国際医療研究センター）に出向という形で、アフリカを含む国際医療協力へ第一歩を歩むことができた。私にとっては恩人のような人である。

小暮さんはよく飲みに連れて行ってくれたが、ある日、ご自宅にも呼んでくれた。その時に会ったのが、まだ14歳だった娘さんの小暮聡子さん。私の海外の話を聞いて、海外留学への想いを強くし、最終的に留学、そしてニューヨーク駐在を経て現在、ニューズウィーク日本版の編集者として活躍している。

私が東日本大震災の支援ボランティアのためアフリカから一時日本に戻り、東北で活動していた時に再会し、当時の我々ユニセフの支援活動も記事にしてくれた。

小暮聡子さんから9年ぶりに連絡をもらい、依頼を受けたのが、週刊誌ニューズウィーク日本版への寄稿だった。さらに別冊ムックの監修とこの本の緊急出版。熱い編集者魂が東京からジュネーブにも伝わってきた。

正直言うと、この緊急出版の企画は私の能力を超えていた。年間数冊の本を出版する友人・知人もいるが、私の執筆速度は遅く、頭の回転も遅い。新型コロナの影響で自宅勤務となったが、三大感染症対策に新型コロナ対策が加わり、平日は朝から晩までひっきりなしのビデオ会議。土日も仕事で埋まることもあり、依頼のあった2か月間での緊急出版に全く自信はなかった。

果たして締め切りを守ることはできず、さらに1か月を要してしまった。が、最終的にこうやって完成させることができたのは、編集者をはじめ周りの励ましや支援のおかげだ。決して100点満点の出来ではなく、また書きながら世界の状況が毎週のように変化するため、何度も加筆修正しなければならなかった。最新情報を届けるため、最後の最後まで数字などを更新してきたが、読者の手元に届く頃には多くの数字も変わっていることだろう。

ただし、この本は過去の記録としてのデータ・情報を詰め込み、世界各国がとった判断・決断とその結果、そしてそこから得られる教訓などをできるだけ客観的に、時に私の経験や知識からの感想や私見も交えて記してみた。

読者の方々には、日本から見るのとは違った角度からこのパンデミックを理解し、世界を俯瞰していただければ幸いである。

読後の感想やコメント、また本文中に私の誤解や誤認があれば、私のホームページ(https://www.osamukunii.com/)を通じてご連絡いただけるとありがたい。今後の学びや参考にさせていただきたい。


最後に、ご助言やコメントを下さった齋藤智也さん、宮川絢子さん、田村格さん、西澤真理子さん、福家伸夫さん、稲岡恵美さん、阿部圭史さん、伊藤聡子さん、この機会を与えて下さった小暮聡子さん、国際協力への夢を支えて下さった小暮義雄さん、そして、粘り強く原稿を待って下さり、丁寧に編集して下さったCCCメディアハウスの鶴田寛之さんに心より御礼を申し上げたい。

また、私を育ててくれた父と母、ずっと支えてくれている妹と弟、そして家族に心から感謝したい。

特に、今年、高校を卒業して巣立った、愛娘のリサにこの本を捧げたい。

2020年7月　　國井 修

Published May 10, 2020. Accessed May 20, 2020. http://nkbp.jp/3eec9vf

- BBC News. Coronavirus pandemic: Tracking the global outbreak. Accessed July 5, 2020. https://bbc.in/3flByot
- New York Times. The Coronavirus Outbreak. Accessed June 25, 2020. https://www.nytimes.com/news-event/coronavirus
- HealthMap COVID-19. Accessed July 5, 2020. https://www.healthmap.org/covid-19/
- US Centers for Disease Control and Prevention. COVID-19. Accessed July 5, 2020. https://bit.ly/38hPoVR
- Our World in Data. Coronavirus Pandemic. Accessed July 5, 2020. https://ourworldindata.org/coronavirus
- Nextstrain. Real-time tracking of pathogen evolution. Accessed July 1, 2020. https://nextstrain.org/
- Cold Spring Harbor Laboratory. bioRxiv:Preprint sercer for biology. Accessed July 1, 2020. https://www.biorxiv.org/
- Nextstrain team. Genomic epidemiology of novel coronavirus - Global subsampling. Accessed July 5, 2020. https://nextstrain.org/ncov
- 西澤真理子『リスクコミュニケーション』エネルギーフォーラム新書、2013年
- Well Being Trust. Projected deaths of despair from COVID-19. Accessed July 5, 2020. https://bit.ly/3dJ4t44
- Pueyo T. Coronavirus: The Hammer and the Dance: What the Next 18 months can look like, if leaders buy us time. *matrix*. Published March 23, 2020. Accessed July 5, 2020. https://matrixni.org/faq-items/hammer-dance/
- US Centers for Disease Control and Prevention. Epidemic Intelligence Services. Accessed July 5, 2020. https://www.cdc.gov/eis/index.html
- Binkley CE, et al.. Bacillus anthracis as an agent of bioterrorism: a review emphasizing surgical treatment. *Annals of Surgery*. 2002;236(1):9-16.
- Covid-19 has given most world leaders a temporary rise in popularity. *The Economist*. Published May 9, 2020. https://econ.st/3f7rfEn
- Gilbert D., Lowe Y. Revealed: The real Covid-19 death toll across Europe. *The Telegraph*. Published May 23, 2020. Accessed June 25, 2020. https://bit.ly/2AC2Szs
- Well Being Trust. The COVID Pandemic Could Lead to 75,000 Additional Deaths from Alcohol and Drug Misuse and Suicide. Projected Deaths of Despair During COVID-19. Accessed June 25, 2020. https://bit.ly/3gvxrpG

ly/3e9Qcxv

- Ruger JP, Yach D. The Global Role of the World Health Organization. *Glob Health Gov.* 2009;2(2):1-11.
- Hatton C. Jack Ma: The billionaire trying to stop coronavirus (and fix China's reputation). *BBC News*. April 26, 2020. Accessed June 15, 2020. https://bbc.in/2Dkd0On

第8章　新型コロナ流行から得た教訓と未来

- 押谷仁「感染症対策「森を見る」思考を」「外交」2020; 61(May/Jun): 6-11.
- Iwasaki A, Grubaugh ND. Why does Japan have so few cases of COVID-19? *EMBO Molecular Medicine.* 2020;12(5):e12481.
- 山崎幸二「「未知なる脅威」から国民を守る」「Voice」2020; 511: 18-25.
- Flaxman, S., et al. Estimating the effects of non-pharmaceutical interventions on COVID-19 in Europe. *Nature.* Published June 8, 2020. doi.org/10.1038/s41586-020-2405-7
- Thiessen T. Paris Is France's Coronavirus capital: Here are the tough new lockdown rules. *Forbes.* Published March 24, 2020. Accessed May 5, 2020. https://bit.ly/38i0U3w
- Oxford COVID-19 Government Response Tracker. Accessed July 5, 2020. https://covidtracker.bsg.ox.ac.uk/
- Viner RM, et al. School closure and management practices during coronavirus outbreaks including COVID-19: a rapid systematic review. *Lancet Child Adolesc Health.* 2020;4:397-404.
- Akpan N. How to measure your nation's response to coronavirus. *National Geographic.* Published May 10, 2020. Accessed July 5, 2020. https://on.natgeo.com/2VCG3Tx
- Yang Z, et al. Modified SEIR and AI prediction of the epidemics trend of COVID-19 in China under public health interventions. *The Journal of Thoracic Disease.* 2020;12:165-174.
- Taub A. Are Women-Led Nations Doing Better With Covid-19? *The New York Times.* Published May 15, 2020. Accessed June 20, 2020. https://nyti.ms/2VWPkGd
- International Society for Infectious Diseases. *ProMED.* Accessed June 20, 2020. https://promedmail.org/
- WHO. Global Outbreak Alert and Response Network (GOARN) Accessed July 5, 2020. https://extranet.who.int/goarn/
- Johns Hopkins University COVID-19 Dashboard. Accessed July 5, 2020. https://coronavirus.jhu.edu/map.html
- Worldometer. COVID-19 Coronavirus Pandemic. Accessed July 5, 2020. https://www.worldometers.info/coronavirus/
- Akpan N.「世界各国の新型コロナ対策、明暗分かれた原因は？」ナショナル・ジオグラフィック.

第6章　アフリカ・紛争国 ―― 懸念が残る地域

- Africa news. Africa COVID-10 Stats. Accessed July 3, 2020. https://bit.ly/38GGLED
- Mwai P, Giles C. Coronavirus: How fast is it spreading in Africa? *BBC Reality Check*. Accessed July 5, 2020. https://bbc.in/2BLKXHb
- WHO. COVID-19 in the WHO African Region. Accessed July 5, 2020. https://www.afro.who.int/health-topics/coronavirus-covid-19
- Massinga Loembé, M., et al. COVID-19 in Africa: the spread and response. *Nature Medicine*. Published June 11, 2020. Accessed July 5, 2020. doi.org/10.1038/s41591-020-0961-x
- Nordling L. HIV and TB increase death risk from COVID-19, study finds – but not by much. *Science*. Published June 15, 2020. Accessed June 25, 2020. doi:10.1126/science.abd3406
- BBC. Coronavirus: Five reasons why it is so bad in Yemen. Published June 21, 2020. https://bbc.in/31OeFGa
- Kermani S. Coronavirus overwhelms hospitals in war-ravaged Afghanistan. *BBC News*. Accessed June 30, 2020. https://bbc.in/3eeG3zP
- Iraq: 600% rise in COVID-19 cases through June means urgent action is needed to slow the spread of the disease. *Reliefweb*. Published July 3, 2020. Accessed July 5, 2020. https://bit.ly/2Z9bHdI

第7章 国際社会はどう動いたか

- European Council. G7 leaders'Statement on COVID-19. Published March 16, 2020. Accessed June 15, 2020. https://bit.ly/38AHyXR
- G20 Leaders' Statement Extraordinary. G20 Leaders'Summit Statement on COVID-19. Accessed June 30, 2020. https://bit.ly/2ZEebQ0
- United Nations Office for the Coordination of Humanitarian Affairs. Global Humanitarian Response Plan for COVID-19. Published March 28, 2020. Accessed June 15, 2020. https://bit.ly/2ACYVdP
- The Global Fund. COVID-19. Accessed July 3, 2020. https://bit.ly/2O0cxTy
- Loeffelholz MJ, Alland D, Butler-Wu SM, et al. Multicenter Evaluation of the Cepheid Xpert Xpress SARS-CoV-2 Test. *Journal of Clinical Microbiology*. 2020;JCM.00926-20. doi:10.1128/JCM.00926-20
- Abbott. Abbott Releases Interim Clinical Study Data on ID NOW COVID-19 rapid test showing strong agreement to lab-based molecular PCR tests. Published May 21, 2020. Accessed June 15, 2020. https://bit.ly/2ZIMm9y
- The Global Fund. Access to COVID-19 Tools Accelerator. Accessed July 5, 2020. https://bit.

30, 2020. https://www.imperial.ac.uk/about/covid-19/

- Gallagher J. Coronavirus: UK changes course amid death toll fears. *BBC*. Published March 17, 2020. Accessed May 30, 2020. https://www.bbc.com/news/health-51915302
- Our World in Data. Emerging COVID-19 success story: Germany's strong enabling environment. Accessed July 1, 2020. https://ourworldindata.org/covid-exemplar-germany
- Habib H. Has Sweden's controversial covid-19 strategy been successful? *BMJ*. 2020;369:m2376.
- Yamey G., Wenham C. The U.S. and U.K. Were the Two Best Prepared Nations to Tackle a Pandemic—What Went Wrong? *Time*. Published July 1, 2020. Accessed July 5, 2020. https://time.com/5861697/us-uk-failed-coronavirus-response/

第５章　新興国・中所得国の感染流行と対応

- Behravesh M. The Untold Story of How Iran Botched the Coronavirus Pandemic. *Foreign Policy*. Published March 24 2020. Accessed July 5, 2020. https://bit.ly/2Z6hqRr
- Elections, ties with China shaped Iran's coronavirus response. *Reuters*. Published April 2, 2020. Accessed July 5, 2020. https://reut.rs/3f8VrPp
- Roache M. How Russia's Coronavirus Outbreak Became One of the World's Worst. *Time*. Accessed July 5, 2020. https://time.com/5836890/russia-coronavirus/
- Litvinova D, Isachenkov V. Russia's low virus death toll still raises questions in West. *Associated Press*. Publish 14 June 2020. Accessed July 3, 2020. https://bit.ly/38Ci1gA
- Nearly 500 health workers die from COVID-19 in Russia. *Euronews*. Published June 18, 2020. Accessed July 10, 2020. https://bit.ly/3gM6r5B
- Coronavirus: How Delhi 'wasted' lockdown to become India's biggest hotspot. *BBC*. Published June 28, 2020. Accessed July 5, 2020. https://bbc.in/2BKbxjO
- Sharma R. The rich love India's lockdown. For the poor it's another story. *The New York Times*. Published May 30, 2020. Accessed June 20, 2020. https://nyti.ms/38BAb2o
- Coronavirus: Brazil becomes second country to pass 50,000 deaths. *BBC News*. Published June 22, 2020. Accessed July 5, 2020. https://bbc.in/3gARCTe
- The Brazilian Report. COVID-19 Tracker. Accessed June 20, 2020. https://brazilian.report/coronavirus-brazil-live-blog/
- UNICEF. COVID-19: One third of youth in Latin America and the Caribbean believe they are not at risk from disease. Press release. Published June 5, 2020. Accessed June 30, 2020. https://uni.cf/3gST7MV

Journal. Published March 10, 2020. Accessed May 20, 2020. https://on.wsj.com/2ZBhS96

- Our World in Data. Emerging COVID-19 success story: South Korea learned the lessons of MERS. Published June 30, 2020. Accessed May 20, 2020. https://ourworldindata.org/covid-exemplar-south-korea.
- 鈴木エイト「韓国の新興宗教で新型コロナの集団感染が相次ぐ本当の理由」ダイヤモンドオンライン Published April 1, 2020. Accessed May 20, 2020. https://diamond.jp/articles/-/233353
- 藤重太「台湾のコロナ対策が爆速である根本理由」President Online 2020/04/04 https://president.jp/articles/-/34226
- 伊豆陸, NRI台湾コンサルタントチーム「SARSの経験を土台にデジタル活用で先手を打つ台湾の新型コロナウイルス対策」NRI. Accessed May 1, 2020. https://www.nri.com/jp/keyword/proposal/20200414
- Bhandare N. Singapore's Coronavirus Success Story Hits a Snag. *Foreign Policy*. Published April 21, 2020. Accessed May 20, 2020. https://foreignpolicy.com/2020/04/21/singapore-coronavirus-response-snag/
- Parker RW. Lessons From New Zealand's COVID-19 Success. *The Regulatory Review*. Published June 9, 2020. Accessed June 20, 2020. https://bit.ly/2Z7SHfB
- Pannett R, Wright S.「コロナ抑制した豪とNZ、経済的代償が異なる訳」*The Wall Street Journal*. Published May 1, 2020. Accessed May 20, 2020. https://on.wsj.com/3iyHI6p

第４章　欧米諸国の感染流行と対応

- Mandavilli A. Actual Coronavirus Infections Vastly Undercounted, C.D.C. Data Shows. *New York Times*. Published June 27, 2020. Accessed June 30, 2020. https://nyti.ms/2O3Hh6b
- Kelland K. Italy sewage study suggests COVID-19 was there in December 2019. *Reuters*. Published June 19, 2020. Accessed June 30, 2020. https://reut.rs/3gxYQHL
- BBC. Coronavirus: France case blood tested positive in December. Published May 5,2020. Accessed June 10, 2020. https://www.bbc.com/news/world-europe-52526554
- McMurtry A. Zampano G. COVID-19: What went wrong in Italy and Spain? *Anadolu Agency*. Published April 8, 2020. Accessed June 30, 2020. https://www.aa.com.tr/en/europe/covid-19-what-went-wrong-in-italy-and-spain/1797461
- Pisano GP, et al. Lessons from Italy's Response to Coronavirus. *Harvard Business Review*. March 27, 2020. Accessed May 30, 2020. https://hbr.org/2020/03/lessons-from-italys-response-to-coronavirus
- Mossong J, et al. Social contacts and mixing patterns relevant to the spread of infectious diseases. *PLoS Medicine*. 2008;5(3):e74.
- Imperial College London. Coronavirus (COVID-19) – updates and guidance. Accessed May

第2章　パンデミックの全体像と世界の比較

- WHO. Timeline of WHO's response to COVID-19. Accessed July 5, 2020. https://www.who.int/news-room/detail/29-06-2020-covidtimeline
- Business Insider. A complete timeline of the coronavirus pandemic. Accessed July 5, 2020. https://bit.ly/2O5Rxe2
- Taylor DB. A Timeline of the Coronavirus Pandemic. *New York Times*. Accessed July 5, 2020. https://nyti.ms/3e4NSaX
- Worldometer. COVID-19 Coronavirus Pandemic. Accessed July 5, 2020. https://www.worldometers.info/coronavirus/
- Our World in Data. COVID-19 Dataset. Coronavirus Pandemic (COVID-19). Accessed July 5, 2020. https://ourworldindata.org/coronavirus

第3章　アジア諸国の感染流行と対応

- 「なぜ中国は新型コロナ初動対策に失敗したのか：末端が動かない組織の限界を露呈——宮本雄二・元中国大使が解説」ニッポンドットコム Accessed July 5, 2020. https://www.nippon.com/ja/in-depth/d00550/
- 林毅「笛をくばる人」(翻訳)(辺境通信) Accessed June 5, 2020. https://bit.ly/3e3OoWI
- Huang C, et al. Clinical features of patients infected with 2019 novel coronavirus in Wuhan, China. *Lancet*. 2020;395(10223):497-506.
- Zhu N, et al. A Novel Coronavirus from Patients with Pneumonia in China, 2019. *The New England Journal of Medicine*. 2020;382(8):727-733.
- Kissler SM, et al. Projecting the transmission dynamics of SARS-CoV-2 through the postpandemic period. *Science*. 2020;368(6493):860-868.
- Chen S, et al. Fangcang shelter hospitals: a novel concept for responding to public health emergencies. *Lancet*. 2020;395(10232):1305-1314.
- 比嘉清太「昨年末ウイルス確認、中国政府が「非公表」指示か」読売新聞オンライン　Published February 28, 2020. Accessed May 20, 2020. https://www.yomiuri.co.jp/world/20200228-OYT1T50336/
- 財新編集部「新型肺炎を武漢で真っ先に告発した医師の悲運」東洋経済オンライン Published February 07, 2020. Accessed March 10, 2020. https://toyokeizai.net/articles/-/329129
- 川上尚志「鍾南山さん　中国のコロナ対策 率いるSARSの「英雄」再登板」日本経済新聞. Accessed May 20, 2020. https://r.nikkei.com/article/DGKKZO58633900Q0A430C2EAC000?s=1
- Lin L. How China Slowed Coronavirus: Lockdowns, Surveillance, Enforcers. *The Wall Street*

［主な参考文献］

第1章　新型コロナウイルスとは

- WHO. Naming the coronavirus disease (COVID-19) and the virus that causes it. Accessed June 10, 2020. https://bit.ly/3eKiFuK
- Peteranderl C, et al. Human Influenza Virus Infections. *Seminars in Respiratory and Critical Care Medicine*. 2016;37(4):487-500.
- Zhang T, et al. Probable Pangolin Origin of SARS-CoV-2 Associated with the COVID-19 Outbreak. *Current Biology*. 2020;30(7):1346-1351.e2.
- Ahn DG, et al. Current Status of Epidemiology, Diagnosis, Therapeutics, and Vaccines for Novel Coronavirus Disease 2019 (COVID-19). *Journal of Microbiology and Biotechnology*. 2020;30(3):313-324.
- Livingston E, Bucher K. Coronavirus Disease 2019 (COVID-19) in Italy. *The Journal of the American Medical Association*. 2020;323(14):1335.
- Setti L, et al. Airborne Transmission Route of COVID-19: Why 2 Meters/6 Feet of Inter-Personal Distance Could Not Be Enough. *International Journal of Environmental Research and Public Health*. 2020;17(8):2932.
- Prem K, et al. The effect of control strategies to reduce social mixing on outcomes of the COVID-19 epidemic in Wuhan, China: a modelling study. *Lancet Public Health*. 2020;5(5):e261-e270.
- Yao M, et al. Exhaled breath is a significant source of SARS-CoV-2 emission. *medRxiv*. doi.org/10.1101/2020.05.31.20115154
- Catanzaro M, et al. Immune response in COVID-19: addressing a pharmacological challenge by targeting pathways triggered by SARS-CoV-2. *Signal Transduction and Targeted Therapy*. 2020;5(1):84.
- Xiaolu Tang, et al. On the origin and continuing evolution of SARS-CoV-2, *National Science Review*. 2020;7(6):1012–1023.
- GISAID. Accessed June 29, 2020. https://www.gisaid.org/
- Carey B. et al. Mutation Allows Coronavirus to Infect More Cells, Study Finds. *New York Times*. Accessed June 20, 2020. https://nyti.ms/3eZvSjI
- WHO. R&D Blueprint and COVID-19. Accessed June 20, 2020. https://www.who.int/teams/blueprint/covid-19

［著者略歴］

國井 修 くにい・おさむ

グローバルファンド（世界エイズ・結核・マラリア対策基金）戦略・投資・効果局長。

1962年10月20日、栃木県大田原市生。学生時代にインドに留学し伝統医学とヨガを学ぶ。1988年、自治医科大学卒業。公衆衛生学修士（ハーバード大学）、医学博士（東京大学）。内科医として病院や奥日光の山間僻地で診療するかたわらNGOを立ち上げ、国際緊急援助や在日外国人医療に従事。1995年、青年版国民栄誉賞である「人間力大賞（TOYP）」外務大臣賞とグランプリを受賞。国立国際医療センター、東京大学、外務省などを経て、2004年、長崎大学熱帯医学研究所教授。2006年より国連児童基金（ユニセフ）に入り、ニューヨーク本部、ミャンマーでの活動を経て、2010年より内戦中のソマリアで子どもの死亡低減のための保健・栄養・水衛生事業を統括。2013年2月より現職。これまで110か国以上で人道支援、地域保健、母子保健、感染症対策、保健政策の実践・研究・人材育成などに従事してきた。グローバルファンドは世界で最も多くの人命を救っている国際機関のひとつで、2002年の創設よりこれまでに3400万人の人命を救ってきた。

人類《じんるい》vs感染症《かんせんしょう》

新型《しんがた》コロナウイルス
世界《せかい》はどう闘《たたか》っているのか

2020年8月7日　初版発行

著　　者　國井 修

発 行 者　小林圭太

発 行 所　株式会社CCCメディアハウス

〒141-8205
東京都品川区上大崎3丁目1番1号
☎03-5436-5721（販売）
☎03-5436-5735（編集）
http://books.cccmh.co.jp

カバー写真　photo/gettyimages

ブックデザイン　轡田昭彦＋坪井朋子

校　　閲　竹内輝夫

印刷・製本　株式会社新藤慶昌堂

ISBN978-4-484-20220-4